Erkenntnistheoretische und systemische Aspekte
in der modernen Diabetologie

Marcus Siebolds · Alexander Risse

Erkenntnistheoretische und systemische Aspekte in der modernen Diabetologie

Unter Mitarbeit von Wolfgang Heffels

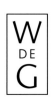

Walter de Gruyter
Berlin · New York 2002

Professor Dr. Marcus Siebolds Dipl. Pflegewiss. Wolfgang Heffels
Kath. Fachhochschule NRW Kath. Fachhochschule NRW
Bereich Gesundheitswesen Bereich Gesundheitswesen
Wörthstraße 10 Wörthstraße 10
50668 Köln 50668 Köln

Dr. Alexander Risse
Städt. Kliniken Dortmund
Diabetes-Schwerpunktstation MN4
Münsterstraße 240
44145 Dortmund

Die Deutsche Bibliothek – CIP-Einheitsaufnahme

Siebolds, Marcus:
Erkenntnistheoretische und systemische Aspekte in der modernen Diabetologie /
Marcus Siebolds ; Alexander Risse. Unter Mitarb. von Wolfgang Heffels. –
Berlin ; New York : de Gruyter, 2002
ISBN 3-11-017347-6

© Copyright 2001 by Walter de Gruyter GmbH & Co. KG, 10785 Berlin.
Dieses Werk einschließlich aller seiner Teile ist urheberrechtlich geschützt. Jede Verwertung außerhalb der engen Grenzen des Urheberrechtsgesetzes ist ohne Zustimmung des Verlages unzulässig und strafbar. Das gilt insbesondere für Vervielfältigungen, Übersetzungen, Mikroverfilmungen und die Einspeicherung und Verarbeitung in elektronischen Systemen.
Der Verlag hat für die Wiedergabe aller in diesem Buch enthaltenen Informationen (Programme, Verfahren, Mengen, Dosierungen, Applikationen etc.) mit Autoren und Herausgebern große Mühe darauf verwandt, diese Angaben genau entsprechend dem Wissensstand bei Fertigstellung des Werkes abzudrucken. Trotz sorgfältiger Manuskriptherstellung und Korrektur des Satzes können Fehler nicht ganz ausgeschlossen werden. Autoren bzw. Herausgeber und Verlag übernehmen infolgedessen keine Verantwortung und keine daraus folgende oder sonstige Haftung, die auf irgendeine Art aus der Benutzung der in dem Werk enthaltenen Informationen oder aus Teilen davon entsteht.
Die Wiedergabe von Gebrauchsnamen, Handelsnamen, Warenbezeichnungen und dergleichen in diesem Buch berechtigt nicht zu der Annahme, dass solche Namen ohne weiteres von jedermann benutzt werden dürfen. Vielmehr handelt es sich häufig um gesetzlich geschützte, eingetragene Warenzeichen, auch wenn sie nicht eigens als solche gekennzeichnet sind.
Textkonvertierung: Ingrid Ullrich, Berlin – Druck: Gerike GmbH, Berlin – Buchbinderische Verarbeitung: Lüderitz & Bauer GmbH, Berlin – Umschlagentwurf: Rudolf Hübler, Berlin
Printed in Germany

Vorwort

Dieses Buch ist entstanden aus einem Seminar, das wir seit 1995 auf Anregung von Erwin Muth, Lilly Deutschland, bundesweit mit diabetologischen Teams aus Kliniken und Praxen durchgeführt haben.

Neben der Erfahrung, dass die meisten Teams in Deutschland unter organisatorisch ungeschützten, z. T. katastrophalen Bedingungen arbeiten müssen, hat uns deren Engagement, trotz aller Widerstände weiter zu machen, stark beeindruckt.

Das Buch ist gedacht als Begleittext zu diesen Seminaren. Es soll den Teilnehmern Gelegenheit geben, Inhalte, die diskutiert wurden, noch einmal theoretisch aufgearbeitet zu wiederholen und ihnen gleichzeitig die Möglichkeit geben, den theoretischen Hintergrund ihrer eigenen Arbeit besser zu verstehen. Neben der philosophischen Grundlegung ärztlichen Handelns bei chronischen Erkrankungen, hier Diabetes mellitus, haben wir eine Darstellung des philosophischen Hintergrundes von Erkenntnis überhaupt angefügt. Diese ist unserer Meinung nach wichtig wenn man die erhitzte Diskussion innerhalb der diabetologischen Fachgesellschaft verstehen will, und sie soll dazu dienen, eine abgesicherte Position des eigenen Tuns zu finden. Das Schwergewicht dieses Buches liegt jedoch auf den praktischen Aspekten, die wir aus unseren Diskussionen mit den Seminarteilnehmern und unserer eigenen Arbeit als klinischer Praktiker (Risse) oder Berater von klinisch-praktischen Teams (Siebolds, Heffels) gewonnen haben.

Wir erhoffen uns durch unsere Tätigkeit und durch die vorliegenden Texte eine Ausweitung der Diskussion über praktische Diabetologie und sind für Anregungen jederzeit dankbar.

Unser Dank gilt vor allen Erwin Muth und der Firma Lilly, die in Zeiten finanziell knapper werdender Ressourcen und des immer größer werdenden Drucks auf schnelle Verkaufsergebnisse, dieses Projekt, das nur durch „langen Atem" seinen Sinn erhält, trotzdem (oder gerade deshalb) gefördert hat.

Köln und Dortmund, im November 2001
                                          Marcus Siebolds
                                          Alexander Risse
                                          Wolfgang Heffels

Inhalt

Teil A
Interaktive Grundlagen der Diabetologie
Alexander Risse

1	Horizontbeschreibungen	3
1.1	Diabetologie in Forschung und Praxis	3
1.2	Besinnung	4
1.3	Sollbruchstellen der Diabetologie	5
1.4	Praktische Diabetologie	7
2	Wissenschaft und Praxis in der Diabetologie: Grundlegende Begrifflichkeiten zur Erkenntnistheorie	12
2.1	Wissen – Wissenschaft	14
2.2	Methoden der Wissenschaft	14
2.2.1	Nomothetische und idiographische Methoden	14
2.2.2	Das Induktionsproblem	15
2.2.3	Panmathematismus (Wuchern des Berechnungs- und Vermessungsgeistes)	15
2.2.4	Reduktionismus	17
2.2.5	Terminologie: Die Sprache der Wissenschaften	18
2.3	Ontologie: Ereignisontologie – Dingontologie	20
2.4	Anthropologie: der anthropologische Dualismus	22
2.5	Erkenntnistheorie	22
2.5.1	Erkenntnis	23
2.5.2	Sachverhalte	23
2.5.3	Tatsachen	23
2.5.4	Wahrheit	24
2.5.5	Evidenz – „evidence" – „self-evidence"	25
2.6	Der Wissenschaftsbetrieb	27
2.6.1	Paradigma	27
2.6.2	Denkstil – Denkstilgemeinschaft (Denkkollektiv) – denkstilgebunde Wahrnehmungsverarmung	27
2.6.3	Self-fulfilling prophecy	29
2.7	Zusammenfassung	30
3	Vollere Realität und verarmte Wirklichkeit: über das Verhältnis von (Natur-) Wissenschaften zu klinischer Praxis Oder: Die Welt, in der wir leben, ist nicht die Welt, mit der wir rechnen	32

4	Psychopathologie als Hilfswissenschaft der Diabetologie: das chronische, hirnorganische Psychosyndrom	36
4.1	Therapieziele in der Diabetologie	36
4.2	Diabetes mellitus und chronisches, hirnorganisches Psychosyndrom	37
4.3	Psychopathologie	38
4.4	Der psychopathologische Befund	39
4.5	Das chronische, hirnorganische Psychosyndrom (Demenz)	41
4.6	Kommentare zu den psychopathologischen Symptomen	42
4.6.1	Merkfähigkeitsstörungen (Störungen des Kurzzeitgedächtnisses)	42
4.6.2	Affektlabilität	42
4.6.3	Verlust des Eigenantriebes bei erhaltener Fremdanregbarkeit	43
4.6.4	Intoleranz gegen simultane, sensorische Stimuli	43
4.6.5	Umständlicher Gedankengang	43
4.6.6	Auffassungsstörungen	44
4.6.7	Rigidität der Verhaltensweisen	44
4.6.8	Bewusstseinswachheit	45
4.6.9	Erhaltene Fassade	45
4.7	Verlauf	45
4.8	Schlussfolgerungen	46
5	Sprache und therapeutische Wirklichkeit	48
5.1	Medizinischer Denkstil	48
5.2	Chronische und akute Erkrankungen	48
5.3	Sprachliche Hinweise auf benutzte Denkstile	50
5.3.1	Sprachliche Hinweise auf diabetologische Inkompetenz	50
5.3.2	Sprachliche Hinweise auf ärztlichen Führungsanspruch	51
5.4	Moralischer Vorwurf als durchgängiges Merkmal bei Therapieversagen	52
6	Einführung in die Phänomenologie des Leibes: das diabetische Fuß-Syndrom	54
6.1	Einleitung	54
6.2	Der „Leib" und die Kategorialanalyse der Leiblichkeit	55
6.3	Leiblichkeit	55
6.4	Aufweise der Leiblichkeit an Phantomgliederlebnissen	56
6.5	Die Inselstruktur des Leibes	57
6.6	„Leib" und „Körperschema"	58
6.7	Ausgangspunkte: Polyneuropathie, Leibesinselschwund und therapeutische Situation	59
6.8	Konstanter Leibesinselschwund als Ursache des Therapieversagens auf der Ebene des Ortsraumes	60
6.9	Konstitution und Selbstverständnis des Subjekts durch Leibesinseln	60
6.10	„Leibesinselschwund" durch diabetische Polyneuropathie	60
6.11	Verlust der Warnfunktion des Schmerzes mit entsprechendem Ausbleiben personaler Regression durch Schmerz	61

6.12	Änderung der leiblichen Ökonomie durch konstanten Leibesinselschwund bei diabetischer Polyneuropathie	62
6.13	Das Missverständnis zwischen Arzt und DFS-Patient durch unterschiedliche leibliche Ökonomie	62
6.14	Annäherung an die Patienten: der neo-phänomenologische Zugang	63
6.15	Die Ebenen der Interpretation von Patientenbeschwerden	65
6.16	Konsequenzen	66
6.17	Schlussfolgerungen: Anthropologische Dimensionen	67
6.18	Therapeutische Optionen?	67
6.19	Zusammenfassung und Interpretation	68
6.20	„Naturwissenschaftliche" Medizin: Primat der Körpermaschine gegenüber dem Leib	69
6.21	Das diabetische, symmetrische, sensible Polyneuropathie – Syndrom in neo-phänomenologischer Sicht	70
	Literatur	

Teil B
Systemische Grundlagen und Techniken der Diabetestherapie
Marcus Siebolds

1	Zur Entstehung therapeutischer Wirklichkeiten	75
1.1	Wie entstehen therapeutische Wirklichkeiten?	76
1.1.1	Reflexion der wissenschaftstheoretischen Grundlagen, die das Denken und damit auch das Handeln von Ärzten und Therapeuten bestimmen	77
1.1.2	„Platonisch-aristotelisch" grundgelegte Wissenschaft	79
1.1.3	Naturwissenschaft als Professionalitätsproblem	85
1.1.4	Das Fallmodell David Sacketts als Modell der Therapie akut erkrankter Patienten	85
1.1.5	Konstruktivismus und hermeneutisches und systemisches Fallverstehen als Modell der Therapie chronisch Kranker	86
1.2	Die therapeutische Wirklichkeit und ihre beiden grundlegenden Formen	93
1.2.1	Wie entsteht therapeutische Wirklichkeit?	93
1.2.2	Die konstruktivistisch-systemische Wirklichkeit	94
1.2.3	Wann ist die Wirklichkeit eine Wirklichkeit?	96
1.2.3.1	Stabile therapeutische Wirklichkeiten	96
1.2.3.2	Instabile therapeutische Wirklichkeiten	97
1.3	Ist der Patient wissenschaftlich?	99
1.4	Sprache und Tragödien der real-therapeutischen Welt	99
1.4.1	Von der Idee des pädagogischen Paradoxes	99
1.4.2	Von der Idee der doppelseitigen Fixierung	101
1.5	Insulinpumpentherapie – Mythos und Tragödien in der realpraktischen Insulintherapie	102
1.6	Synopsis	104

2	Theorie einer lösungsorientierten Therapie – damit die Problemlösung nicht selbst zum Problem wird	105
2.1	Die fünf Kriterien professioneller hermeneutischer Fallarbeit (nach Oevermann und Weidner)	105
2.2	Zum grundlegenden Problem	111
2.2.1	Akute Erkrankung	111
2.2.2	Chronische Erkrankung	112
2.2.3	Der chronisch Kranke als dauernder Grenzgänger	113
2.3	Was bedeutet dieser Diskurs für die lösungsorientierte Therapie?	114
2.3.1	Akute Erkrankungen	114
2.3.2	Chronische Erkrankungen	115
3	Das Assessmentverfahren in der Diabetologie – Vom nicht mehr können als Maß der (Therapie-) Dinge	119
3.1	Problemhintergrund	119
3.2	Assessmentverfahren für ältere Typ-II-Diabetiker	120
3.3	Durchführung der einzelnen Assessment-Schritte	122
3.3.1	Sensomotorische Prüfung	122
3.3.1.1	Essbeobachtung	122
3.3.1.2	Beobachtung einer Fußpflege	123
3.3.1.3	Beobachtung von Insulininjektion und Stoffwechselkontrolle	123
3.3.2	Prüfung des sozialen Umfeldes	124
3.3.2.1	Essanamnese	124
3.3.2.2	Fragen zur sozialen Versorgung	124
3.3.3	Frühdemenz (HOPS)	125
4	Auftragsklärung in der Diabetologie „Herr Doktor, bitte reparieren sie mich!"	127
4.1	Themenhintergrund	127
4.2	Wie werden in der Diabetologie Therapieaufträge geklärt?	127
4.2.1	Der Therapieauftragsbegriff	129
4.2.2	Wie gehen Ärzte oder Schulungsteams mit Patienten in ihrem aktuellen Auftragsstatus um?	130
4.2.3	Die Rolle des Assessment	134
4.3	Der Auftragsklärungsprozess	135
4.3.1	Palliative Diabetologie bei hochbetagten, pflegebedürftigen Patienten	135
4.3.1.1	Vier Grundelemente der palliativen Diabetologie	136
4.3.2	Kurative Diabetologie:	139
5	Das interprofessionelle Diabetesschulungsteam – auf dem Weg zum Schulungsteam zwischen Wunschdenken und bitterer Realität	147
5.1	Themenhintergrund	147
5.1.1	Qualitätsrichtlinien der DDG	147

5.1.2	Der Teammythos der Therapeuten	148
5.2	Empirische Teamforschung: Bericht über ein Projekt	148
5.2.1	Die Teamwirklichkeit von Schulenden	149
5.2.2	Ergebnisse der quantitativen Befragung	151
5.2.3	Bewertung der Ergebnisse	151
5.3	Die Grundprobleme der Entwicklung eines multiprofessionellen Schulungsteams	153
5.3.1	Begriffsdefinitionen	153
5.3.2	Die wichtigsten Teamprobleme	154
5.4	Teamaufbau und -entwicklung	157
5.4.1	Die Settingkonferenz	158
5.4.2	Umsetzung der Setting-Konferenz: Supervision oder Teamcoaching	163
5.4.3	Teamweiterbildung	164
5.5	Checkliste „Settingkonferenz"	165
5.5.1	Funktion der Checkliste	165
5.5.2	Die Arbeit mit der Checkliste	165
5.5.2.1	Erster Arbeitsschritt: Wie muss die Settingkonferenz vorbereitet werden?	165
5.5.2.2	Zweiter Arbeitsschritt: Wie soll die Settingkonferenz moderiert werden?	167
	Literatur	172

Teil C
Pädagogische Grundlagen und Techniken in der Diabeteschulung
Wolfgang Heffels

1	Didaktische Überlegungen zur Gestaltung einer Diabetiker-Schulungsstunde	177
1.1	Sinnhaftigkeit von Diabetikerschulungen	178
1.2	Vorbereitung einer Schulungsstunde	180
1.2.1	Wass will ich in der Schulungsstunde erreichen?	181
1.2.2	Methodenorganisationsgestaltung	183
1.3	Schlussbetrachtung	187
	Literatur	187
2	Das Curriculum zur Diabetikerschulung im Spannungsfeld zwischen administrativer Notwendigkeit und Schulungsprozess fördernder Bedeutsamkeit	189
2.1	Was beinhalten die Qualitätsrichtlinien der DDG?	189
2.2	Welche Schulungsverständnisse zur Schulung von Diabetikern können voneinander unterschieden werden?	191
2.2.1	Das normative Schulungsverständnis	191
2.2.2	Das Schulungsverständnis von der klientenorientierten Selbstbestimmtheit	193
2.2.3	Das Kontingenz-Kompetenz-Schulungsverständnis	194

2.3	Was ist ein Curriculum und welche Funktion hat es im Schulungsprozess?	196
2.4	Wer sollte an der Curriculumentwicklung beteiligt werden?	197
2.5	Wie erstellt man ein Curriculum?	198
2.6	Was erfolgt, nachdem das Curriculum erstellt worden ist?	201
2.7	Resümee	202
	Literatur	203

Teil A
Interaktive Grundlagen der Diabetologie

Alexander Risse

1 Horizontbeschreibungen

1.1 Diabetologie in Forschung und Praxis

Wenn Diabetologie ausschließlich in der Anwendung naturwissenschaftlicher Methoden bestünde, gäbe es keine Probleme: Der Forschungs- und Kenntnisstand ist hoch, die therapeutischen Prinzipien sind ausgereift, die Anwender sind hervorragend ausgebildet und im Gegensatz zu anderen Ländern der Welt wäre bis auf wenige Bundesländer sogar eine flächendeckende Spezialversorgung möglich: Diabetologen könnten stolz sein auf ihr Fachgebiet.

Dennoch ergeben sich in der Umsetzung der wissenschaftlichen Erkenntnisse in den therapeutischen Alltag allerwegen Probleme, die zum Teil unlösbar anmuten:

1. Immer dort, wo neben den reinen Stoffwechselproblemen der Patient ins Gesichtsfeld gerät („praktische Diabetologie"), bleiben die realen Ergebnisse therapeutischen Bemühens hinter den wissenschaftlich möglichen zurück:

- Die industrialisierte Menschheit wird – gegen die unermüdlichen Mahnungen der Ernährungs- und Adipositasforscher – unaufhaltsam dicker.
- Patienten haben schlechte HbA1c-Werte trotz Anwendung von ICT und Pumpentherapie.
- Ärzte und Patienten fühlen sich gegenseitig missverstanden mit der Folge von Resignation, Entwertung und einseitiger Schuldzuweisung („schlechte Compliance").

2. Trotz ausreichender finanzieller und logistischer Ressourcen ist eine flächendeckende Versorgung nicht erreicht. Diabetologen in Kliniken und Schwerpunktpraxen sind untereinander hoffnungslos zerstritten und sind sich allenfalls darin einig, dass die Allgemein- und praktischen Ärzte für die Misere der Diabetestherapie verantwortlich sind. Die Sachdiskussion ist dauerhaft unterlegt von einem unüberhörbaren Hintergrundrauschen des Kampfes um das Versorgungsprimat und die Vergütung.

3. Eine tiefe Kluft besteht zwischen den Forschern an den wenigen diabetologischen Lehrstühlen in Deutschland und der breiten Anwenderbasis in Kliniken und Praxen. Protagonisten der Grundlagenforschung fühlen sich in ihrem Bemühen und ihren Leistungen missverstanden, praktische Therapeuten fühlen sich durch Lehrstuhlinhaber bevormundet. Es besteht anhaltender Streit darüber, wie sich die Deutsche Diabetes Gesellschaft verstehen soll: als Gesellschaft mit dem Anspruch praktischer klinischer Versorgung oder als Gesellschaft mit primär wissenschaftlichen Zielsetzungen. Der seit Jahren bestehende Konflikt, ob Diabetesberater/-innen als Vollmitglieder der DDG anzuerkennen seien, spiegelt diese ungelöste Fragestellung wider.

4. Die akademische Ausbildung ist auch im Bereich der Diabetologie mangelhaft und patientenferne Ärzte haben nicht gelernt, den Patienten zuzuhören, ihre Bedürfnisse zu erkennen und ihre wissenschaftlichen Kenntnisse mit den Lebensentwürfen der Patienten in Einklang zu bringen. Das bereits oben geschilderte Missverständnis zwischen Arzt und Patient findet seinen Ursprung in dieser mangelhaften Ausbildung, offenes Symptom einer über Jahrzehnte fehlgeleiteten Hochschulpolitik.

5. Diabetologie – wie die übrige medizinische Versorgung auch – ist darüber hinaus gekennzeichnet durch einen krassen Gegensatz zwischen offiziellem medizinischen Anspruch und realer Praxis in den Institutionen. So werden auch anerkannte medizinische Prinzipien nicht angewandt, weil sie im organisatorischen Chaos der Kliniken versinken oder im politischen Streit der Budgetierung von Praxen nicht mehr finanzierbar sind (Goodwin, 1999).

6. Trotz der von allen gesehenen und beschriebenen demographischen Entwicklungen in den Industrienationen ist die praktische Therapie für die alten und ganz alten Patienten nahezu ohne jegliche theoretische und akademische Begründung, ganz zu schweigen von einer ethischen. Das wissenschaftliche Instrumentarium versagt hier völlig (Goodwin, 1999). Im Bereich gerontologischer Diabetologie bestehen durch alle Versorgungsebenen hindurch eine babylonische Sprachverwirrung und Konzeptionslosigkeit, die ein zielgerichtetes Handeln momentan als aussichtslos erscheinen lassen.

Bei allen geschilderten Schwierigkeiten wäre ein Innehalten im blinden wissenschaftlichen und politischen Aktionismus dringend angeraten. Ganz im Gegensatz hierzu beschwören aber alle betroffenen Parteien eine weitere Beschleunigung der ihnen eigenen Methodik, sei es nun die Einforderung weiterer, größerer Massenintervensionsstudien oder die Ausweitung eines speziellen Versorgungssegmentes: *Diabetologie ist zwar bei Bewusstsein, aber gleichzeitig besinnungslos.*

1.2 Besinnung

Anstatt die bisher erreichten Erfolge der wissenschaftlichen und naturwissenschaftlichen Diabetologie erneut zu schildern (s. hierzu die anerkannten somatologisch orientierten Lehrbücher), soll versucht werden, die Bruchstellen der Diabetologie aufzusuchen, um die hier bestehenden Fragen in möglicherweise adäquate Ansätze bei der realen Versorgung von Patienten mit Diabetes zu überführen. Bei diesem Versuch sollen „fachfremde" Wissenschaften als Hilfe dienen, insbesondere Psychopathologie, Systemische Therapie, Philosophie mit den Disziplinen des Konstruktivismus (s. die Beiträge von Siebolds) und der Neophänomenologie (Beiträge von Risse). Wir gehen davon aus, dass Erkenntnistheorie und Wissenschaftskritik gerade zum jetzigen Zeitpunkt dringend notwendig sind, um die aktuellen Probleme zu lösen. Hierzu ist es aber notwendig, Diabetologie „von außen" zu betrachten. Die immer wiederkehrende Auffassung älterer naturwissenschaftlicher Hardliner: „Über Wissenschaft diskutieren sollen die, die auch Wissenschaft betreiben und nicht die, die nur darüber reden" (Federlin, 1997), teilen wir nicht. Dies hieße, dem Hamster im

Laufstall die Reflexion darüber aufzuerlegen, ob die Richtung seines Laufes richtig ist. Wir bedürfen der philosophischen und sozialpsychiatrischen Reflexion. Auch wenn der Philosoph nicht in der Lage ist, die Chromatographiesäule zu bedienen, ist er möglicherweise hilfreich, übergeordnete Strukturen des diabetologischen Diskurses zu erkennen, begrifflich zu fassen und damit für den praktischen Anwender verstehbar zu machen.

1.3 Sollbruchstellen der Diabetologie

Meinungsverschiedenheiten und erhitzte Diskussionen entstehen dort, wo begriffliche Schärfe fehlt, oder dort, wo ganze Problemfelder technisch nicht beherrscht sind. Hier finden sich die Sollbruchstellen in der Diabetologie:

1. Der Umfang (natur-) wissenschaftlicher Aussagen ist nicht geklärt.

2. Es ist überhaupt nicht geklärt, was denn „Wissenschaft" im Kontext der Diabetologie überhaupt meint.

3. Die Schnittmenge von „Wissenschaft" und Praxis ist unscharf.

4. Der Wahrheitsbegriff ist unter den Diabetologen verschwommen.

5. Die Schnittmenge von „Wahrheit" und „Tatsächlichkeit" einerseits und normativer Kraft des Faktischen (des alltäglichen Vollzuges ohne Rücksicht auf Tatsächlichkeit) andererseits ist in der Diabetologie nicht definiert.

6. Der gesellschaftliche Auftrag der Medizin/Diabetologie ist ungeklärt: Sind wir z.B. beauftragt „Volksgesundheit" herzustellen wie die Ärzte im III. Reich oder erhalten wir individuelle, möglicherweise unteroptimale Aufträge von einzelnen Patienten.

7. Der individuelle ärztliche Auftrag, Leiden zu lindern versagt vor dem Gegenstandsgebiet chronischer Erkrankungen oder gar vor Alterationen laborchemischer Parameter mit potentiellem Krankheitswert („Proto-illness"; Goodwin, 1999). Die Definition des ärztlichen Auftrages in diesem Problemkreis ist gänzlich ungeklärt.

8. Die Sprache, mit der konkrete Therapie beschrieben wird, ist ungeregelt im Gegensatz zu der hochgeregelten, verknappten Sprache der Naturwissenschaften: Während z.B. statistische Methoden einer unermüdlichen Energie der Definitionsfindung unter den Teilnehmern des klinisch-naturwissenschaftlichen Diskurses unterliegt, die Definition und Klassifikation der Erkrankung immer wieder kritisch hinterfragt wird und Gegenstand vieler Publikationen ist, die Standardmethodik der Stoffwechselbeurteilung, Hb-A1c, unendlich kritisch diskutiert wird usw., werden ebenso relevante Begrifflichkeiten wie z.B. Demenz, Betroffensein, Psychopathie etc. mit der reziprok zum vorigen Aufwand stehenden Schlampigkeit benutzt.

9. Es existiert kein „Leitbild" diabetologischer Medizin (i.e. kein Leitbild der Therapie chronischer Erkrankungen überhaupt), im Gegensatz zur Akut- und Notfallmedizin mit fest etablierter Tradition im akademischen Denkstil.

10. Der Humanmedizin generell fehlt die ontologische und erkenntnistheoretische Basis. Dieser Mangel betrifft konsekutiv auch die Diabetologie.

11. Es fehlt die wissenschaftliche (<u>nicht</u> naturwissenschaftliche) Basis des praktischen, therapeutischen Prozesses. Dies gilt für alle Bereiche chronischer Erkrankungen. Außer wenigen platten, pädagogischen Anleitungen („Curriculum", „Rhetorik") wird auch in der Diabetologie dieser Bereich komplett negiert und dem subjektiven, damit zufälligen Belieben des einzelnen Therapeuten überlassen („nach Art des Hauses").

12. Der Diabetologie fehlt (wie allen medizinischen Disziplinen) die anthropologische Basis: Außer dem Anspruch der geschmeidigen, technisch gesteuerten Beherrschung der Körpermaschine (im psychischen Bereich der Körpermaschine Gehirn) hat es die Humanmedizin versäumt, sich mit den Problemen des Menschenbildes auseinander zu setzen.

13. Ethische Fragestellungen kommen im offiziellen diabetologischen Diskurs nur selten vor. Allenfalls die bekannten spektakulären Fragestellungen (Gentechnologie, Organtransplantation etc.) sind unter den Beteiligten bekannt. Eine grundlegende Diskussion über die allgegenwärtigen Schwachformen ethischer Problemstellungen (darf ich den Patienten „führen", darf ich ihn „disziplinieren" (z. B. Mehnert et al., 1994) ist nicht in Sicht. So ist der offizielle Diskurs unterlegt mit vorsprachlichen, unbewussten und daher um so wirksameren ethischen, moralischen und ästhetischen Grundhaltungen Einzelner, die die vermeintlich rationale Diskussion über Sachfragen (orale Antidiabetika, Reduktionsdiät, „evidence" based medicine etc.) dauerhaft verzerren.

14. Anthropologische und ethische Fragen führen zum Gebiet psychosozialer Fragestellungen. Auch hier versagt die Diabetologie mangels theoretischer Durchdringung: An keiner Stelle findet sich ein Zeichen des Bemühens, den Transfer biomechanistisch individuierter Ergebnisse in den psychosozialen Kontext systematisch zu erfassen und für die Praxis nutzbar zu machen. Die Folge ist auch hier eine dauerhafte Kontamination vermeintlich rationaler Diskussion mit Wertefragen.

15. Das für die ärztliche Tätigkeit notwendige psychiatrische (psychopathologische) Hilfsinstrumentarium fehlt. Hierdurch kommt es zu großen Unschärfen und Konflikten in den Diskussionen über Therapieziele gerade bei älteren Patienten (Gerontodiabetologie): Dem Vorwurf des therapeutischen Nihilismus stehen überzogene Therapieziele der Stoffwechselnormalisierung unversöhnlich gegenüber und werden durch eine irrational geführte Diskussion über Qualitätssicherung, „Behandlungskorridore" und sog. „Schnittstellen" noch verschärft.

Die Ursache für das Fehlen der psychiatrischen Kompetenz der meisten Therapeuten liegt in einer konsequenten Überbetonung somatologischer und mechanistischer Disziplinen während der gesamten Zeit der akademischen Ausbildung und der Überbetonung reduktionistisch-biomathematischer Kompetenz als Grundlage für soziale Karrieren der am Diskurs beteiligten Therapeuten.

Die meisten der hier aufgeführten Punkte bergen eine radikale Gesellschaftskritik in sich, die vielleicht nicht so gewollt ist, sicher aber interessante Ansatzpunkte einer diskursiven Erörterung bietet. Dies bezieht sich auf die gesamte Gesellschaft (oder zumindest große Teile). Ich erwähne das deshalb, weil ich – unabhängig von jeder Pointierung – die Frage stellen würde: Warum sollen die Diabetologen (und Hausärzte?) besser sein als der Rest der Bevölkerung, in der von irgendeinem Diskurs nun wirklich nicht die Rede sein kann?

Die hier geschilderten Sollbruchstellen der Diabetologie sollen Anlass bieten über die Fragenkomplexe nachzudenken und Lösungsansätze zu beschreiben. Die Autoren werden dies aus pädagogischer (Heffels), systemtherapeutisch – konstruktivistischer (Siebolds) und psychopathologischer sowie neophänomenologischer Sicht versuchen. Die hier in Bezug auf Diabetologie zu Wort kommenden Wissensgebiete sind:

1.   Psychiatrie/Psychopathologie   (Risse)
2.   Systemische Therapie   (Siebolds)
3.   Pädagogik   (Heffels)
4.   Philosophie
4.1   Radikaler Konstruktivismus   (Siebolds)
4.2   Neo-Phänomenologie   (Risse)

1.4 Praktische Diabetologie

Anders als Diabetologen, die forschend an Universitäten tätig sind und wenig oder gar keinen Kontakt zu Patienten haben („Papierdiabetologie"), sind praktische Diabetologen in Klinik und Praxis („Realdiabetologie") längere Zeiten, z. T. lebenslang, mit Patienten zusammen und entwickeln Beziehungen zu ihnen. Hierdurch müssen sie die aus der Grundlagenforschung gewonnenen Ergebnisse täglich mit den Lebensbezügen der Patienten abgleichen. Konsekutiv ändert sich der Gesichtswinkel der Therapeuten: Die Welt der Forschung spricht eine andere Sprache als die Welt der Praxis. Spannungen in der Diskussion zwischen beiden Sprachen sind vorprogrammiert.

Um bei dieser Diskussion zu rationalen Handlungsstrategien im Bereich der Realdiabetologie zu gelangen, sind vordringlich folgende Fragen zu beantworten:

1. Worauf soll ich meine Therapie stützen?
   (Was ist die wissenschaftliche, was die praktische Wahrheit?)
   (Ontologie/Erkenntnistheorie)

2. Was ist mein Behandlungsauftrag?
   (Was soll ich tun?/ Kant; Ethik)

3. Wie stehe ich zu meinem Behandlungsauftrag?
   (Klärung der inneren Haltung)

4. Was kann der Patient eigentlich?
   (Assessment/ Psychopathologie)

5. Was will der Patient eigentlich?
(Behandlungsauftrag/Systemische Therapie)

Diese Fragen werden im Weiteren aus unterschiedlicher Sicht des Konstruktivismus, der Pädagogik und der Neophänomenologie bearbeitet.

Beispiele

Bei der Eingrenzung der Problemfelder fallen verschiedene im offiziellen diabetologischen Diskurs, z. B. auf den Tagungen der DDG, nicht behandelte Fragestellungen auf:

1. Innere Haltung

Die innere Haltung bestimmt wesentlich den Umgang des Arztes/Therapeuten zu seinen Patienten. Üblicherweise wird diese innere Haltung aber nicht kritisch hinterfragt und somit dem Zufall überlassen. Sind die Grundeinstellungen des Arztes im Bereich der Notfallmedizin mit dem Primat der Technik eher unbedeutend, werden sie mit zunehmender Chronizität der Erkrankung immer entscheidender für die Therapie, insbesondere dann, wenn die Patienten z. B. bei Diabetes mellitus den Spielraum der Handlungsmöglichkeiten wesentlich bestimmen.

„Manche Haltungen, die aus bestimmten Wesenszügen hervorgehen, können fast dauernd die innere Haltung und damit das Handeln eines Menschen bestimmen: so Aufrichtigkeit, Stolz, Liebenswürdigkeit, Bedächtigkeit. Aus diesen Grundhaltungen heraus entwickeln sich die Nuancen von Einzelhaltungen wie z. B. Entgegenkommen, Abweisen, Begrüßen, Verabschieden. An jeder Haltung ist nämlich eine innere Haltung beteiligt und aus dem Zusammenwirken zwischen dem Einfluss anderer Menschen und dem, der „dauernd von unserem konstitutionell gegebenen Wesen auf die innere Haltung ausgeübt wird", entwickelt sich eine ‚innere Habitualhaltung', eine ‚Grundhaltung' (Schmitz, 1994, S. 202).

Neben den hier geschilderten Wesenszügen des Therapeuten beeinflussen seine (ebenfalls unhinterfragten) Überzeugungen zum eigenen Auftrag und zur eigenen Wertschätzung das Milieu, in dem Beratung und Therapie stattfinden.

Im klassischen Setting ist der Arzt korrektu gekleidet (Krawatte, Kittel, ordentliches Hemd), trägt verschiedene Symbole ärztlicher Kompetenz bei sich (Stethoskop, Reflexhammer etc.) und versucht in Mimik und Gestik, dem Patienten Vertrauen in seine Führungskraft zu vermitteln. Noch vor zwei Jahren hat sich der Präsident der Bundesärztekammer öffentlich ernsthafte Gedanken darüber gemacht, ob Ärzte zum Tragen von Kitteln verpflichtet sein sollen, um die Würde des Arztes auch nach außen zu dokumentieren. Wenn diese Art der inneren Haltung und äußeren Präsenz u. U. in akuten Situationen sinnvoll ist oder ob der weiße Kittel in Tätigkeitsfeldern, in denen Blut fließt womöglich auch Hygienemaßnahmen entsprechen könnte, ist ein solches Erscheinungsbild im Rahmen von Diabetestherapie und Beratung zunächst nicht angebracht. Weder zwingen hygienische Maßnahmen zu derartigem Aufzug, noch ist es einer Beratungssituation, in der Arzt und Patient möglichst gleichwertig zusammen arbeiten, angemessen.

Es ist schwer vorstellbar, dass Patienten dem klassischen (not-)ärztlichen Prägnanztyp intime Probleme, wie z. B. Suizidalität oder erektile Dysfunktion schildern werden. Wohl aber ist denkbar, dass in dieser Rolle „Patientenführung" erleichtert ist. Allerdings besteht dann hier die Gefahr, dass der Druck der sozialen Situation den Patienten zur Einwilligung in Therapien (z. B. Reduktionsdiät) nötigt, die er in seinem eigenen sozialen Umfeld dann nicht durchhalten kann.

Ein anderes Rollenverständnis, das des Arztes als Berater, verzichtet auf die äußeren Merkmale des seriösen Patientenführers, hinter dem ggf. in seinen einsamen Entscheidungen zum Patientenwohl nur der Herrgott zu stehen in der Lage ist. Wesentlich für den Patienten könnte hier sein, dass der ärztliche Berater offen mit seinem eigenen Risikoverhalten umgeht und dem Patienten hiermit signalisiert, dass auch dieser offen mit ihm reden kann. Als erstes äußeres Zeichen gilt hier der Verzicht auf den weißen Kittel. Während sich diese Art des ärztlichen Rollenverhaltens für Beratungssituationen eignet, ist natürlich auch offenkundig, dass es in einer ärztlichen Notfallsituation (z. B. Reanimation, Operation) unangemessen wäre.

Die innere Haltung des Arztes, der sich überwiegend als ärztlicher Leiter in medizinischen Notfallsituationen sieht, muss wiederum umgekehrt automatisch zu Verzerrungen und Schwierigkeiten in der Beratung und Betreuung von Patienten mit chronischen Erkrankungen führen.

2. Wissenschaftliche „Tatsachen"

Was eine wissenschaftliche Tatsache ist, ist den Beteiligten des diabetologischen Diskurses offenbar nicht so klar, wie die Vertreter der universitären Diabetologie immer behaupten. Sonst wären die anhaltenden Streitigkeiten unter ihnen nicht verständlich. Diese Streitigkeiten, die überwiegend die unterschiedlichen Charakterorganisationen (-pathologien) der Streitenden spiegeln, beziehen sich immer auf „wissenschaftliche Ergebnisse", ohne deren eigentliche Grundlage und den Umfang ihrer Aussagekraft zu benennen. Weil es sich hier um tief greifende, z. T. komplexe Fragen handelt, werden diesem Problemkreis in diesem Buch mehrere längere Ausführungen gewidmet.

Als Ergebnis dieser Ausführungen kann für den praktischen Anwender aber schon jetzt festgehalten werden: Wissenschaftliche Tatsachen sind Ausdruck einer Übereinkunft in „Denkstilgemeinschaften", daher einem stetigen Wandel unterworfen und somit relativ. Wissenschaftliche und methodologische Reinheit bedeutet keinesfalls automatisch auch Bedeutsamkeit für die Praxis.

3. Kommunikation

Immer dort, wo Patienten nicht bewusstlos sind, muss der Therapeut mit ihnen sprechen. Möglicherweise ist das für verschiedene Persönlichkeiten problematisch, weshalb sie sich im Spektrum ärztlicher Tätigkeit solche Berufsfelder ausgesucht haben, in denen das Gespräch mit dem Patienten ausgeschlossen (Anatom, Pathologe, Mikrobiologe), selten (Anästhesist, Notarzt) oder nicht der primäre Grund der Tätigkeit ist (Chirurg). Für Therapeuten, die sich zum Umgang mit chronisch Kranken entschlossen haben, ist die Sprache aber ein bedeutsames Instrumentarium der Therapie. Bis auf sog. „Rhetorikkurse" und in der Ausbildung der Diabetesberater/innen und Diabetesassistenten/innen wird die Frage, wie wir mit Patienten sprechen, an keiner Stelle diskutiert oder gelehrt. Die gesamte universitäre Ausbildung der Ärzte ist frei von solchen Erwägungen, als würden auf den Universitäten ausschließlich Pathologen und Notärzte, maximal noch Chirurgen ausgebildet. Während die Definition von naturwissenschaftlichen Begriffen und Messgrößen (i. e. Hb-A1c) anhaltende Bemühungen sowohl im Studium als auch auf Kongressen hervorruft („geregelte Sprache", s. u.), ist die Sprache im konkreten klinischen Alltag völliger Beliebigkeit anheim gestellt. So sagen z. B. alle Ärzte: „Der Patient ist ansprechbar", fragen aber nicht, ob er geantwortet hat. Den gleichen Schleifungen unterliegt die Zostererkrankung, die von allen „Herpes Zoster" genannt wird. Würde man jedoch von einem blassen Patienten behaupten, er habe „dünnes Blut" oder vielleicht „Unterblut" und versuchen, anschließend zum Tagesgeschäft überzugehen, so würden alle stutzen und nach der genaueren Definition des Gesagten fragen, ggf. sogar einen Laborwert (z. B. Hämoglobinbestimmung) für die gemachte Aussage fordern.

Das Problem der geregelten und verknappten Sprache der Wissenschaft wird in verschiedenen Kapiteln näher erörtert, das Problem der Sprache (und ihrer Bedeutung) im Umgang mit Patienten im Kapitel über die „Sprache und therapeutische Wirklichkeit" näher beleuchtet.

4. „Psyche", „Compliance", „psychologische Probleme"

Wenn Therapien scheitern (Gewichtabnahme, normaler Hb-A1c etc.), wird die Schuld entweder einseitig an den Patienten verwiesen („schlechte Compliance") oder auf noch fehlende naturwissenschaftliche Ergebnisse zurückgeführt. Ein besonders deutliches Beispiel liefert hier der Umgang mit der Adipositas (s. a. Risse, 1998)

Zumeist sind aber die Behandlungsaufträge zwischen Arzt und Patient gar nicht geklärt und beide Seiten haben (unausgesprochen) völlig unterschiedliche Erwartungen aneinander. Ggf. ist die vom Arzt verordnete Therapie dem Patienten völlig inadäquat (z. B. Gehtraining bei Polyneuropathie, Gewichtabnahme bei Übergewicht durch Borderline-Charakterorganisation etc.). Diesem Problemkreis sind die Kapitel Siebolds` über das Patientenassessment und die Auftragsklärung gewidmet. Ein weiteres Kapitel beschäftigt sich mit den psychopathologischen Veränderungen im Alter: Das chronische, hirnorganische Psychosyndrom („Demenz"), eine seit ca. 100 Jahren bekannte psychiatrische Entität, ist in der offiziellen Diabetologie nicht bekannt, obwohl seine Beeinflussung die Stellgröße der diabetologischen Bemühungen bei älteren und alten Patienten ist. Kap. 4 stellt die Arbeitsweise der Psychopathologie dar und zeigt einen einfachen Algorithmus zur Erkennung der Demenz. Siebolds beschreibt aus Sicht des systemischen Therapeuten die Auswirkungen der Demenz auf den Umgang mit Patienten.

5. Anthropologie und Diabetologie

Je nachdem, wie wir uns den Menschen (Patienten) vorstellen, erwarten wir unterschiedliche Reaktionen auf eine Therapie. Ein krasses Beispiel nicht erfüllter medizinischer Erwartungen stellt das diabetische Fuß-Syndrom dar: Trotz ausgefeilter Technik kommt es weiterhin zu mehr als 20000 unnötigen, hohen Amputationen im Jahr. Patienten scheinen die Ratschläge der Therapeuten nicht zu beachten, Ärzte scheinen das bestehende Wissen nicht in ihre therapeutischen Strategien zu übernehmen. Die hier möglicherweise zugrunde liegende Problematik eines durch Platon und Aristoteles, also weit vor unserer Zeit aufgestellten Menschenbildes wird eingehender besprochen: Es wird sich zeigen, dass durch unsere gewöhnliche Auffassung, der Mensch sei zusammengesetzt aus einer „Seele" (modern: „Bewusstsein") und einer Körpermaschine (an der wir messen können) – „anthropologischer Dualismus" – ein großes, wesentliches Phänomengebiet, das des „Leibes" verloren gegangen ist. Diesen „Leib" (Schmitz, 1965, 1987) wieder zu entdecken und für die klinische Diabetologie nutzbar zu machen, wird ein Versuch in den verschiedenen Texten des Buches sein.

Literatur

Federlein, K.: DDG 2000: Die neue Struktur der Deutschen Diabetes-Gesellschaft; Tagung von Mitgliedern der DDG: Wiesbaden, 9.4.1997
Goodwin, J. S.: Geriatrics and the Limits of Modern Medicine; NEJM (1999) 340: 1283–1285
Mehnert, H., S. 172 und 179, in: Mehnert, H.; K. Schöffling, E. Standl, K.-H. Usadel: Diabetologie in Klinik und Praxis; Thieme, Stuttgart 1994
Risse, A.: Adiposologie; in: Risse, A.: Phänomenologische und psychopathologische Aspekte in der Diabetologie; de Gruyter, Berlin 1998
Schmitz, H.: Der Leib, System der Philosophie, Bd. 2, Tl.1; Bouvier, Bonn 1965
Schmitz, H.: Der Leib im Spiegel der Kunst, System der Philosophie, Bd. 2,2; 2. Aufl., Bonn 1987

2 Wissenschaft und Praxis in der Diabetologie: Grundlegende Begrifflichkeiten zur Erkenntnistheorie

Auf welche Grundlagen stützen wir uns, wenn wir Patienten eine Therapie empfehlen oder sogar im Rahmen von „Patientenführung", Patienten zu irgendeiner Maßnahme bringen (d. h. manipulieren) wollen? Welches sind die diabetologischen Erkenntnisse, die uns zu solchen Empfehlungen (z. B. im Rahmen von sog. „Leitlinien") berechtigen können?

Üblicherweise werden wir antworten, dass wir uns in unserer Therapie auf das anerkannte Wissen der Medizin, hier der Diabetologie, formuliert durch unsere Fachgesellschaft, stützen. Wie bereits oben geschildert, scheint aber dieses Wissen nicht überall gleichermaßen anerkannt zu sein, sonst gäbe es die anhaltenden Streitigkeiten unter den Wissenschaftlern nicht. Zusätzlich scheinen sich die verschiedenen Leitlinien und Empfehlungen in verschiedenen Gruppierungen zu konzentrieren:

Beispiele

Die Empfehlung, Thioctsäure bei Polyneuropathie zu benutzen konzentriert sich um die Gruppe des Diabetes-Forschungs-Institutes (DFI) und ihre Meinungsbildner, bzw. diejenigen Therapeuten, die diese Gruppe für wissenschaftlich oder weltanschaulich glaubwürdig hält. Hier besteht die Meinung, dass es ausreichende, wissenschaftlich gesicherte Argumente gibt, diese Substanz anzuwenden. Die wissenschaftlichen Protagonisten gruppieren sich um Persönlichkeiten wie Prof. Griese, den ehemaligen Direktor des DFI, oder Prof. Mehnert, den pensionierten Direktor des Schwabinger Diabetes-Forschungsinstitutes.

Auf der anderen Seite der Meinungsbildung stehen solche Forscher, die von einer Anwendung der Thioctsäure abraten, weil nach ihrer Auffassung die wissenschaftliche Grundlage für eine solche Therapieempfehlung fehlt. Hier finden sich Forscher und die große Gruppe der klinisch orientierten Anwender, die die wissenschaftlichen und weltanschaulichen Auffassungen der Düsseldorfer Arbeitsgruppe um Prof. M. Berger für glaubwürdiger erachten.

Im Austausch wissenschaftlicher Argumente pro und contra kommt es zwischen beiden Arbeitsgruppen z. T. zu heftigen Streitigkeiten um die Relevanz der mathematischen Methoden und die statistische Signifikanz der Aussagen. Diese Art der Auseinandersetzung empfinden die klinischen Praktiker allerdings als irrelevant für die praktische Anwendung. So nannte ein Schwerpunktdiabetologe die gesamte Diskussion „akademisches Gehopse" (Diskussionsbemerkung eines niedergelassenen Arztes auf einer Diskussion zwischen Prof. M. Berger und Prof. D. Ziegler, Gut Höhne 1998).

Bereits an diesem einfachen Beispiel der Therapie wird deutlich, dass weder „wissenschaftliche Wahrheit" einheitlich vorgefunden werden kann noch eine solche „Wahrheit", wenn sie denn vorhanden wäre, automatisch auch relevant für die klinische Praxis sein muss: Statistische Signifikanz bedeutet nicht klinische Relevanz.

Eine Fülle von Beispielen sowohl aus dem Bereich der Therapie als auch der Grundlagenforschung gibt Anlass, über den Wert wissenschaftlicher Aussagen nachzudenken. Dieses Nachdenken führt automatisch zur Reflexion über unsere klinische Praxis und deren Begründbarkeit. Ganz allgemein gesprochen, handelt es sich um ein Nachdenken über den Zusammenhang von Theorie und Praxis. Noch allgemeiner gefasst, handelt es sich um das Problem, was wir denn als „Wahrheit" gelten lassen, d. h. wann wir einem „Sachverhalt" den Rang einer „Tatsache" zusprechen. Die zuletzt formulierten Probleme fallen in den Bereich der Erkenntnistheorie.

Erkenntnistheoretische und wissenschaftsphilosophische Grundlagen der Diabetologie

Ähnlich wie in der Medizin, in der wir pathophysiologische oder pharmakologische Grundkenntnisse benötigen, um daraus Therapien abzuleiten, bedarf es in der Erkenntnistheorie und Wissenschaftstheorie bestimmter Grundkenntnisse, um daraus Interpretationen des diabetologischen Wissenschaftsbetriebes ableiten zu können. Diese notwendigen Grundkenntnisse wurden von uns bereits an anderer Stelle ausführlich beschrieben (Risse, 1998). Eine über diese Beschreibungen hinausgehende Beschäftigung mit erkenntnistheoretischen Fragestellungen ermöglicht z. B. die Lektüre der relevanten Originalliteratur: eine Auswahl (Fleck, 1980; Kuhn, 1976; Merton, 1965; Popper, 1974, 1979a, 1979b; Schmitz, 1990, 1994) findet sich für den interessierten Laien in der Literatursammlung. An dieser Stelle wollen wir uns auf wenige für das vorliegende Thema wichtige Grundbegriffe beschränken.

- Anthropologischer Dualismus
- Denkstil
- Denkstilgebunde Wahrnehmungsverarmung
- Denkstilgemeinschaft
- Erkenntnis
- Evidenz – „evidence"
- Leib – Körper(maschine)
- Naturwissenschaft:
- Nomothetische und idiographische Methoden
- Ontologie: Dingontologie, Ereignisontologie
- Panmathematismus
- Paradigma
- Reduktionismus und Introjektion
- Sachverhalt
- Self-fulfilling prophecy
- Tatsache (Tatsächlichkeit)
- Terminologie: Die Sprache der Wissenschaften
- Wahrheit
- Wissen – Wissenschaft

2.1 Wissen – Wissenschaft

Wissenschaft ist gekennzeichnet durch die „Beschäftigung mit fixierbaren Objekten in methodisch geregelter Weise" (Schmitz, 1981, S. 16 f.).

Während Technik, Praxis und Alltagsbewusstsein zunächst auf ausreichende Funktion Wert legen, stellt Wissenschaft zusätzlich einen Wahrheitsanspruch: „Denn *Wissenschaft ist Wissen*; und Wissen impliziert *Sicherheit* und *Rechtfertigung*; eine empirische oder eine rationale *Begründbarkeit*" (Popper, 1979a, S. XVIII). Dieser Wahrheitsanspruch ist es, der unkritische Wissenschaftler (Angestellte der „normalen Wissenschaften" s. Kuhn, 1976) zu Größenphantasien stimuliert und die Diskussion mit der Anwenderbasis erschwert (s. Griese, Federlein[1]). Gleichzeitig ist es dieser Wahrheitsanspruch, der seit Jahrhunderten kritisch hinterfragt wird. Im Weiteren wird sich zeigen, dass der Wahrheitsanspruch auch der Naturwissenschaften, „objektive" Erkenntnisse über eine reale Außenwelt (hier: bes. die Körpermaschine des Patienten) zu besitzen, ganz aufgegeben werden muss. Dies hätte natürlich weitreichende Konsequenzen für das Verhältnis von Wissenschaft und Praxis.

2.2 Methoden der Wissenschaft

2.2.1 Nomothetische und idiographische Methoden

Das Begriffspaar „nomothetisch/idiographisch" dient der Klassifizierung von Wissenschaften und geht auf die Straßburger Rektoratsrede „Geschichte der Naturwissenschaft" des Philosophen W. Windelband von 1894 zurück: „Im Rahmen einer sich primär als Methodologie verstehenden Logik (Wissenschaftstheorie) unterscheidet er die rationalen Wissenschaften (Mathematik, Philosophie) von den Erfahrungswissenschaften. Die Erfahrungswissenschaften werden nach dem formalen Charakter ihrer Erkenntnisziele klassifiziert. Das Erkenntnisziel der ‚idiographischen' Wissenschaften ([Geisteswissenschaften/Anm. Ri.; „Kulturwissenschaften" (Schmitz)]; Ereigniswissenschaften) ist das Besondere in seiner geschichtlich bestimmten Gestalt, ist das, was einmal war. Die logische Form der Sätze der idiographischen Wissenschaften ist der singulare, assertorische Satz. Das Erkenntnisziel der nomothetischen Wissenschaften (Naturwissenschaft/Anm. Ri.; Gesetzeswissenschaften) ist das Allgemeine in Form eines allgemeinen Gesetzes, ist das, was immer ist" (Veraart, 1995, S. 197 f.).

Diese Unterscheidung „wirft Licht auf die prekäre Stellung des Arztes zwischen Naturwissenschaft, die ihm die wissenschaftliche Kompetenz liefert (hier verstanden als Inbegriff der physiologischen und der klinisch-statistischen Forschung) und dem Menschen, den er als seinen Patienten behandelt: Der Arzt hat eine nomothetische Methodik in eine idiographische zu überführen. Damit gleicht er dem Richter, der die allgemeinen Gesetze auf

---

1 Griese: „Unsere Aufgabe ist die wissenschaftliche Wahrheitsfindung"; Federlein: „Über Wissenschaft diskutieren sollen die, die Wissenschaft betreiben und nicht die, die nur darüber reden." In: DG 2000: Die neue Struktur der Deutschen Diabetes-Gesellschaft; Wiesbaden, 9.4.1997

die Entscheidung des einzelnen Rechtsfalles anzuwenden hat." (Schmitz, 1999). Die den großen vernunftrechtlichen Gesetzbüchern der Aufklärung zu Grunde liegende „Anmaßung des Gesetzgebers, alle erdenklichen Verhältnisse ein für allemal vorregeln zu können" (Schmitz, 1999), würde für den Arzt dem Anspruch der naturwissenschaftlichen Methoden entsprechen, für alle Behandlungsprobleme die richtigen Entscheidungen vorzuzeichnen. „Der Übergang von der nomothetischen zur idiographischen Arbeitsweise ist für den Arzt aber eine viel schwerere Aufgabe als für den Juristen" (Schmitz, 1999). Während die juristische Wissenschaft und Praxis aber der Problematik von Einzelfall und Gesetz durch Prozesse bzw. Einzelfalldiskussionen Rechnung trägt, nimmt die Medizin auf diese Problematik keinerlei Rücksicht, ja es ist geradezu verpönt, Einzelfallstudien auf wissenschaftlichen Kongressen zur Diskussion zu stellen. Hier sind es große Massenstudien, die den bewunderten Goldstandard des Wissenserwerbs darstellen.

2.2.2 Das Induktionsproblem

Neben dem Wechsel von Nomothetik zu Idiographik in der ärztlichen Praxis, stellt sich für die Grundlagenwissenschaften ein weiteres Problem, das zu Bescheidenheit Anlass gibt und von K. R. Popper so beschrieben wird: *„Wir können immer nur bestimmte Ereignisse beobachten und immer nur eine beschränkte Anzahl von Ereignissen. Dennoch stellen die empirischen Wissenschaften allgemeine Sätze auf, zum Beispiel die Naturgesetze; Sätze also, die für eine unbeschränkte Anzahl von Ereignissen gelten sollen. Mit welchem Recht können solche Sätze aufgestellt werden? Was meint man eigentlich mit diesen Sätzen? Diese Fragen deuten die Umrisse des Induktionsproblems an: Als ‚Induktionsproblem' wird hier die Frage nach der Geltung oder nach der Begründung der allgemeinen Sätze der empirischen Wissenschaften bezeichnet. In anderer Ausdrucksweise: Können Wirklichkeitsaussagen, die sich auf Erfahrung gründen, allgemeingültig sein (Oder beiläufig gesprochen: Kann man mehr wissen als man weiß?)"* (Popper, 1979b, S. 3).

2.2.3 Panmathematismus
(Wuchern des Berechnungs- und Vermessungsgeistes)

„Panmathematismus" bezeichnet den Glauben, irgendwann einmal alle Phänomene auch des Verhaltens und des Geistes in Begriffen der Mathematik und Physik beschreiben zu können. Dieser Grundauffassung der Naturwissenschaften, die in vergröberter, weil nicht reflektierter Form auch in der Humanmedizin etabliert ist, entspricht die Überbetonung quantifizierender und operationalisierender Forschung auch auf Gebieten, in denen das Patientenerleben die wesentliche Rolle spielt (z. B: Strukturierte Therapie, Diabetisches Fuß–Syndrom, Polyneuropathie). Dort, wo Quantifizierungen nicht möglich sind, werden die Problemgebiete auf medizinischen, wissenschaftlichen Kongressen einfach ausgelassen. Andere Gebiete, wie z. B. das Thema „Lebensqualität", führen aufgrund der Schwierigkeiten, operationale Messmethoden auf das Patientenerleben zu übertragen, eine Randexistenz ohne breite Akzeptanz. Immer dann, wenn Studienergebnisse nicht den gewünschten Erfolg belegen oder aber die Interpretation der Ergebnisse strittig ist, wird, anstatt ggf. die Ebene der Diskussion zu ändern, sthenisch nach einer Ausweitung der mathematischen Methode gerufen: „We need more studies ...".

Panmathematismus entsteht auf dem Boden des ontologischen Missverständnisses, die Welt (einschließlich der Körpermaschine des Patienten) bestehe aus lauter, wenn auch sehr kleinen Einzelteilen, die bei nur genügend genauer Messmethode auch erfasst werden könnten. Es gibt aber Zustände, in denen die mathematische Methode völlig unangebracht ist, weil sog. nichtzahlfähige Mannigfaltigkeit („chaotische Mannigfaltigkeit") vorliegt. Und diese Zustände sind leider häufiger als die ontologisch ungeschulten Diabetologen anzunehmen gewillt sind, insbesondere dann, wenn das Patientenbewusstsein ins Spiel kommt, aber immer auch dann, wenn Einflussgrößen in Betracht kommen, die der operationalen Forschung entgehen müssen (z. B. der Placebo-Effekt).

Einige grundsätzliche Anmerkungen des Neophänomenologen auch zur generellen Zahlfähigkeit von Mengen seien hier erlaubt, da sie im offiziellen diabetologischen Diskurs und in der generellen medizinischen Ausbildung nur selten diskutiert werden:

„Gemäß üblichem Sprachgebrauch ist eine Menge *zählbar*, wenn sie eine endliche Kardinalzahl besitzt. Unendliche Mengen werden nicht als zählbar bezeichnet. (...) Eine Menge M ist also dann und nur dann kardinalzahlfähig, wenn es irgend eine Menge gibt, die die Eignung besitzt, umkehrbar eindeutig auf M abgebildet zu werden" (Schmitz, 1981, S. 395). „Hat jedoch eine Menge M Elemente, die zueinander in chaotischem Verhältnis stehen, ist eine Operation der umgekehrt eindeutigen Abbildung nicht mehr sinnvoll durchführbar, d. h.: **Weder Kardinalzahl noch Zahlfähigkeit [bei Mengen von Elementen mit identischer Mannigfaltigkeit] sind selbstverständliche Eigenschaften von Mengen.** Mengen sind seit Cantor stets hinsichtlich ihrer Elemente eindeutig bestimmt. Dies gilt nicht für chaotisch mannigfaltige Mengen. (...) Die Grenzen der Mathematik sind an die Zahlfähigkeit des Mannigfaltigen gebunden. (...) Dem Arithmetiker gelten die Anzahlen nur als Glieder einer gleichförmigen aufsteigenden Reihe, unter denen sich keines von den anderen abhebt. Vom arithmetischen Standpunkt aus sind daher der Nimbus und der auffallende Qualitätsunterschied mancher Zahlen unbegreiflich [Zahlenmagie, Zahlensymbolik], der im außerwissenschaftlichen Denken und Trachten der Menschheit tief verwurzelt ist. Dieser Nimbus ist nur zu verstehen, wenn man berücksichtigt, wie die Zahlen ins Bewusstsein der Menschheit getreten sind: als Marken von Stufen des Platzgewinns für Individualität und Zahlfähigkeit im Meer des chaotischen Mannigfaltigen" (Schmitz, 1981, S. 398).

Die letzteren Ausführungen zeigen zusätzlich, dass es sehr wohl reale Phänomene geben kann, zumindest Phänomene, mit denen wir als Ärzte rechnen müssen, die mathematisch nicht beherrschbar oder auch nur erklärbar sind.

Zurück zur Grundlage nichtzählbarer Mannigfaltigkeit: Die Forderung nach umkehrbar eindeutiger Abbildung ist nicht erfüllt, wenn nicht entschieden ist, ob Eindeutigkeit oder Verschiedenheit der Elemente vorliegt, d. h., wenn die Elemente der Menge in chaotischem Verhältnis zueinander stehen: „Chaotisches Mannigfaltiges ist also nicht kardinalzahlfähig, selbst wenn es eine Menge ist" (Schmitz, 1981, S. 399). Es kann auch nicht entschieden werden, welches Maß an oder welche Anzahl von identischer Mannigfaltigkeit erreicht werden, denn „erst in der Individuation entscheidet sich der Grad des Reichtums auch in dieser Hinsicht, und dadurch wird Individuation interessant. „Chaotisches Mannigfaltiges besitzt auch keine Anzahl identischer Mannigfaltigkeit: **Chaotisches Mannigfaltiges ist nicht zahlfähig**" (Schmitz, 1981, S. 400).

Das heißt, schon aus prinzipiellen Erwägungen verbietet sich der Versuch, nicht zahlfähiges, also chaotisches Mannigfaltiges zu messen. Umgekehrt setzt eine sinnvolle Diskussion über Studienergebnisse immer zunächst die Untersuchung voraus, ob zahlfähiges Mannigfaltiges überhaupt vorgelegen hat. Diese vorauslaufende Diskussion wird aber an keiner Stelle geführt.

2.2.4 Reduktionismus

„Reduktionismus" bezeichnet diejenige Methode der Wissenschaften, aus der gegebenen Welt einen bestimmten Bereich herauszuschneiden und als real anzuerkennen: den Bereich, der einer bestimmten, möglicherweise sogar nur zufälligerweise vorhandenen Messmethode zugänglich ist (siehe hierzu auch Kap. 3: „Vollere Realität und verarmte Wirklichkeit"). Als Grundvorstellung dient hier ein Modell, nach dem sich die Welt aufbaut aus festen Körpern, auch wenn diese ganz klein sind (z. B. Atome). Diese festen Körper haben bestimmte Eigenschaften („Qualitäten") und treten in Beziehung zueinander („Relationen"). Diese einfach aufgebaute Welt ist durchgängig messbar (vorausgesetzt, man besitzt ein ausreichend genaues Messinstrument). Der nicht-messbare Rest wird Gegenstand metaphysischer Spekulation oder aber dem einzelnen als privaten Seelenzustand ohne Realitätsgehalt zugeschrieben:

„Die Außenwelt schlechthin ist dann der Durchschnitt der Außenwelten aller Bewusstheber, also das, was nach Abzug aller Innenwelten übrig bleibt. Sie wird auf **wenige Klassen standardisierter Merkmale**, die leicht identifizierbar, quantifizierbar und manipulierbar sind, eingeschränkt, in erster Linie auf die primären Sinnesqualitäten, zu deren Stütze oft (...) **tragende Substanzen** unterstellt werden; das ist der Reduktionismus. (...) Der Abfall dieser Reduktion wird als ‚bloß subjektiv' in die Innenwelten abgeschoben, wo das Subjekt [der Bewusstheber] als Herr im eigenen Haus Regie über die unwillkürlichen Regungen zu führen hat; das ist die Introjektion" (Schmitz, 1994a, S. 10 f.).

Diese ca. 2000 Jahre alte Konstruktion der Welt hat ungeheure Auswirkungen auch noch auf unser Selbstverständnis und gleichzeitig Auswirkungen auf das, was wir von der Welt wahrnehmen können:

„Der **physiologistisch legitimierte Reduktionismus** reinigt die Außenwelt von Atmosphären, Situationen und vielsagenden Eindrücken, die in die Seele oder anders benannte private Innenwelt verwiesen werden, dort aber nur in einer bis fast zur Unkenntlichkeit entstellten Gestalt – als **Seelenzustände**, etwa Gefühle, konfuse Vorstellungen, Ahnungen oder dergleichen – ein unklar bestimmtes Asyldasein führen und im Übrigen den Dichtern zur theoretisch nicht ernst genommenen Erbauung dienen. In der **objektiven Außenwelt** bleiben, nachdem auch noch die spezifischen Sinnesqualitäten den Atmosphären und Situationen hinterher geworfen worden sind, wenige standardisierte Klassen primärer Qualitäten übrig, die noch heute in der von Demokrit und Aristoteles angegebenen Fassung die einzigen Parameter sind, auf deren Beobachtung die Begriffsbildung der Physik aufbaut. Es handelt sich um Gestaltmerkmale, die an der Oberfläche fester Körper optisch abgelesen werden können, z. B. Striche mit bestimmter Größe, Form, Zahl, Lage, Anordnung, Bewegung oder Ruhe. Die Begriffsbildung wird daher durch das **Leitbild fester Körper im zentralen Gesichtsfeld** bestimmt. Feste Körper, wie sie in leiblicher Kommunikation bei unbefangener Wahrnehmung und in unverkünsteltem Umgang mit ihnen begegnen, sind allerdings viel reicher als das, was im Leitbild des Reduktionismus von ihnen übrig bleibt, nicht nur durch einen ‚Hof' der Bedeutsamkeit, beladen u. a. mit Programmen [der Anziehung und Abstoßung, der Verführung, des Prestiges, der Schicklichkeit, der Brauchbarkeit usw.] und Problemen, sondern auch durch drastisch sinnfällige Merkmale, die in der normalen Wahrnehmung maßgeblich im Vordergrund stehen, in der Theorie aber von den alten Griechen an bis zur heutigen Psychologie gar nicht erst zur Kenntnis genommen worden sind. Ich denke an die (...) Gestaltverläufe, die Bewegungssuggestionen, (...) ferner an synästhetische Charaktere. (...) Maßgeblich für die normale, ungekünstelte Wahrnehmung sind die Gestaltverläufe und synästhetischen Charaktere hauptsächlich als Brücken der leiblichen Kommunikation, da sie ebenso gesehen, gehört und getastet wie am eigenen Leib ohne Beistand dieser spezifischen Sinnesleistungen gespürt werden können. (...) Mit den reduktionistisch zersetzten und in private Innenwelten ausgeschiedenen Massen erlebter Wirklichkeit geht den als objektiv real in der Außenwelt zurückgelassenen Merkmalen die natürliche Einbettung verloren; sie erhalten einen Ersatz durch die Anlehnung an Träger, zu denen die reduktionistisch verarmten Körper im Sinne des Festkörpermodells der Begriffsbildung stilisiert werden, und so kommt es zur Gliederung der Welt in Substanzen mit ihnen anhaftenden oder inhärierenden Eigenschaften [Akzidentien]" (Schmitz, 1994, S. 18 ff.).

2.2.5 Terminologie: Die Sprache der Wissenschaften

Neben der Dominanz von Instrumenten und Messwerten (Böhme, 1994, S. 54) und der Dominanz dieser Daten, die eine hochselektive und regelgeleitete Auffassung von Natur spiegeln (ebd. S. 60), sprechen Wissenschaftler auf eine bestimmte Art und Weise über diese Daten: Sie benutzen eine wissenschaftliche, hier medizinische, Terminologie mit dem Ziel, dass sich die einzelnen Teilnehmer des Diskurses besser und schneller untereinander verständigen können. Die Definition und instrumentelle Stützung der benutzten Begriffe wird dauerhaft verbessert, solange es sich um naturwissenschaftliche Daten handelt. Es entsteht eine geregelte, reichlich genaue Sprache naturwissenschaftlicher Medizin. Dieser steht eine ungeregelte und verschwommene Sprache über alle übrigen Lebensbereiche, die Patienten und Therapeuten betreffen, gegenüber.

Die geregelte Sprache naturwissenschaftlicher Medizin kann nach Böhme wie folgt beschrieben werden:

1. **Bildung von Größenbegriffen** („Quantifizierung")

Quantifizierungen sind „Operationen oder instrumentelle Veranstaltungen mit dem Ziel, einen Phänomenbereich so zu präsentieren, dass sich Relationen in ihm identifizieren lassen

(Böhme, 1994, S. 85)", d. h. dass an ihm Messungen vorgenommen und Korrelationen erstellt werden können.

2. **Terminologisierung der Sprache mit Essentialisierung** (Böhme, 1994, S. 101)

Die Terminologisierung und Essentialisierung führt konsekutiv zur Einschränkung der Äußerungsformen (Böhme, 1994, S. 103) der Wissenschaftler: „*Die Art und Weise, wie wir über Gegenstände sprechen bedingt, was diese Gegenstände für uns überhaupt bedeuten*" (Böhme, 1994, S. 116), d. h. „Wahrnehmungsverarmung" (H. Schmitz). So sprechen Ärzte z. B. von „Pallhypästhesie", um ein Symptom der diabetischen Polyneuropathie zu beschreiben. Was und wie Patienten dieses Symptom erleben, ist bereits durch die Subsumption unter diesen Begriff verloren gegangen. Gleichzeitig erhält das Symptom für die ärztlichen Therapeuten die Bedeutung einer elektrophysiologischen Störung, die ggf. pharmakologisch zu therapieren ist: Ein weiterer Schritt vom Erleben des Patienten weg.

Ein anderes Beispiel zeigt die großen Schwierigkeiten, die entstehen wenn der entsprechenden Diskursgemeinschaft Begriffe nicht zur Verfügung stehen: so ist bis heute das eigentliche Therapieziel bei Typ-2-Diabetes nicht ausreichend evaluiert, weil in der Diabetologie der Begriff des hirnorganischen Psychosyndroms fehlt. Psychopathologische Veränderungen bei Typ-2-Diabetes werden ungeregelt und verschwommen beschrieben, so dass keine Stringenz in den Therapiekonzepten bestehen kann.

3. **Etablierung von Diskursgemeinschaften** (Böhme, 1994, S. 116)

Diabetologen bilden eine Sprachgemeinschaft, in der die diabetologische Wissenschaftssprache gleichzeitig als Erkenntnismedium fungiert. Die diabetologische Sprache unterscheidet sich z. B. von der chirurgischen oder angiologischen. Über die Sprachgemeinschaft hinaus bildet die Deutsche Diabetes-Gesellschaft eine „Interpretationsgemeinschaft", in der bestimmte Begriffe mit bestimmten Inhalten gefüllt werden. So hat sich in den letzten 10 Jahren in der diabetologischen Interpretationsgemeinschaft der Begriff „Diabetisches Fuß-Syndrom (DFS)" (Reike) anstelle des Begriffes „Der diabetische Fuß" in der angiologischen und chirurgischen Sprachgemeinschaft durchgesetzt. Allein die Etablierung dieser Begriffsbildung hat zu einer differenzierteren Sicht des Problems geführt: Der Begriff deutet an, dass nicht eine einzige Ursache das DFS verursacht, sondern dass immer mehrere Ursachen berücksichtigt werden müssen. Hierdurch konnte in der Flächenversorgung unter den Diabetologen die Aufmerksamkeit auf die Polyneuropathie gelenkt werden. Weiterhin wurde der Begriff mit dem Inhalt der „nichtokklusiven Mikroangiopathie" gefüllt, während in der chirurgischen und angiologischen Sprachgemeinschaft der Begriff reflexartig mit einer okklusiven Mikroangiopathie assoziiert wird: Beide Änderungen im semantischen Feld hatten und haben weitreichende Konsequenzen für den Umgang mit den Patienten und für die Häufigkeit durchgeführter hoher Amputationen.

4. **Prinzip der Verknappung des Sagbaren** als Schranke diskursiver Wahrnehmungsfähigkeit (Böhme, 1994, S. 123)

Wie unter 3. geschildert führt die spezifische Terminologie zwar zu einer Erleichterung der Kommunikation einerseits, andererseits werden aber weite Bereiche der therapeutischen Realität allein durch diese Terminologie nicht mehr wahrgenommen: „*Der Fachmann nimmt im allgemeinen Probleme nicht als für seinen Diskurs relevant wahr, wenn sie nicht in der zugehörigen Fachsprache formuliert sind"* (Böhme, 1994, S. 144). Ein weit verbreitetes Beispiel ist auch hier wieder der „Placebo-Effekt", der einen Phänomenbereich beschreibt, der in der diabetologischen Terminologie nicht fassbar ist und daher weiterhin als wissenschaftlich nicht relevant anerkannt wird.

Trotz aller Schwierigkeiten der somatologischen Terminologie und den hier geschilderten Einschränkungen der Wahrnehmung besteht zumindest eine Sprache, mit der sich Grundlagenforscher und klinische Forscher unterhalten können. Im ambulanten Bereich (Allgemeinärzte, Schwerpunktdiabetologen), wo der Gegenstand therapeutischen Bemühens noch nicht geklärt ist, fehlt eine geregelte Sprache völlig. Dies macht die Überlegenheit der Forschung gegenüber der Praxis in den Diskussionen aus.

2.3 Ontologie: Ereignisontologie – Dingontologie

Neben den oben geschilderten Problemen der von den Wissenschaften benutzten Methoden ist es für die Diskussion von entscheidender Bedeutung, wie die Diskussionsteilnehmer sich den Aufbau der Welt vorstellen. Diese Frage ist Gegenstand des Arbeitsgebietes der Ontologie.

Dingontologie, ein Erklärungsmodell der Welt, das wir auch im Alltag verwenden, ist dreischichtig und geht davon aus, dass die Welt aus festen Körpern aufgebaut ist, die eine dreidimensionale Ausdehnung haben und sich über die Zeit nicht ändern. Diese Körper haben eine zweite Schicht von inneren Eigenschaften, oder „Qualitäten". Die dritte Schicht bezeichnet die Beziehungen zwischen den festen Körpern (Schmitz, 1999). Diese Ontologie geht auf Aristoteles zurück und wurde in der Neuzeit durch Leibniz und Locke in ihre endgültige Form gebracht.

Daneben hat „sie aber als Konkurrenten eine andere, einfachere Ontologie, die seit Mach und Einstein die Physik beherrscht. Diese Ontologie kommt mit zwei Schichten aus, nämlich Ereignissen und räumlich-zeitlichen Beziehungen. Ereignisse in diesem Sinn sind mit Messpunkten belegte Raumzeitpunkte oder schmale Raum-Zeit-Gebiete. Die Naturwissenschaft des Arztes, namentlich die statistische klinische Forschung mit kontrollierten und randomisierten Studien, bedient sich hauptsächlich dieser Ontologie, wobei als Ereignisse Einspritzungen und Todesfälle [naturwissenschaftlich aufgegliedert in Messereignisse am Kopf (Gehirn), an der Brust (Herz) usw. mit der Folge von Toterklärungen] in Betracht kommen. Dieses statistische und physiologische Material, dem der Arzt seinen wissenschaftlichen Durchblick verdankt, kann er, wenn er einen Menschen behandelt, nicht verwenden, ohne aus der Ereignisontologie in die Dingontologie hinüber zu springen; denn nun hat er es nicht mehr mit Folgen von Raumzeitpunkten zu tun, sondern z. B. mit Menschen, Betten, Krankenhäusern, Fieberthermometern, Spritzen und Messern. Während es für den Übergang von der nomothetischen zur idiographischen Betrachtung z. B. in der juristischen Lehre von der Auslegung der Gesetze überreiche Literatur gibt, bietet niemand dem Arzt für seine zusätzliche Übersetzungsaufgabe, zwei Ontologien zu tauschen, irgend welche Anleitung. Das ungesicherte und teilweise polemische Verhältnis zwischen Theorie („Papierdiabetologie"/Anm. Ri.) und Praxis („Realdiabetologie"/Anm. Ri.), abstrakt-allgemeiner [physiologisch oder statistisch abgesicherter] Regelmäßigkeit und individueller ärztlicher Erfahrung [„klinischer Blick"] hat in der Ungeklärtheit dieses Übersetzungsproblems eine seiner Wurzeln" (Schmitz, 1999).

Diese unscharfe Vermischung von Dingontologie und Ereignisontologie betrifft nicht nur die Diabetologie oder Medizin, sondern ist kennzeichnend für alle Wissenschaften: „Inzwischen hat Humes Verkürzung des ontologischen Kategorienschemas von Leibniz, Locke und Kant sich teilweise durchgesetzt, nämlich in der theoretischen Denkweise der **exakten Naturwissenschaft**, die statt Substanzen nur noch mehrdimensionale Anordnungen von Ereignissen berücksichtigt, mit definitivem Abschied von der klassischen Substanzvorstellung beim Bruch der Relativitätstheorie mit der Ätherhypothese, die bis in unser Jahrhundert aus rein ontologischen Gründen von den Physikern zäh festgehalten wurde. (...) Ein Pionier des Bruchs mit dieser Tradition in Philosophie, Physik und Psychologie war damals **Ernst Mach,** der wie Hume die Subjekt-Substanz, **das Ich**, durch ein Bündel von Elementen ersetzt, zudem aber, konsequenter als Hume, auch noch die **Introjektion** und die Grenzen der Innenwelt aufhebt, so dass ihm ‚die Welt samt meinem Ich als *eine* zusammenhängende Masse von Empfindungen, nur im Ich stärker zusammenhängend' erscheint. Nur teilweise ist dieser Sieg von Hume und Mach über Locke, Leibniz und Kant, dessen Ontologie Mach ausdrücklich fallen lässt, insofern, als die praktische, experimentelle Arbeit auch des **exaktesten Naturwissenschaftlers** ebenso wie die Theorie der ‚weicheren' Naturwissenschaften und deren Anwendung, *gleich dem Denken der Menschen im Alltag immer noch mit dauernden Dingen rechnet, an denen und durch die [kausal] sich Ereignisse abspielen,* und damit das ältere Schema bevorzugt. (...) Auch diese gleichsam in Fleisch und Blut des **gesunden Menschenverstandes** übergegangene Denkweise *ist aber reduktionistisch, den klassischen Vorurteilen der Erkenntnistheorie und Ontologie verpflichtet*" (Schmitz, 1994, S. 25 ff.).

Dingontologie und Ereignisontologie sind ebenfalls artifiziell oder gar dem eigentlichen Dasein nicht angemessen und ggf. durch eine neue Ontologie und Erkenntnistheorie zu ersetzen. Diese Weiterungen würden jedoch den Umfang des Buches sprengen, so dass wir uns mit einem kurzen Ausblick begnügen wollen:

„Denkt man an den Raum, so stellt man sich etwas vor, worin sich feste, von Randflächen begrenzte Körper lang, breit und dick an Orten ausdehnen können, die miteinander durch Lagen und Abstände in einem den ganzen Raum überspannenden Netz verbunden sind, beliebig zentrierbaren Koordinatensystem. Diese Raumvorstellung ist vom Sehen fester Körper im zentralen Gesichtsfeld abgeleitet; in einer Welt aus lauter zäh oder leicht flüssigen oder nebelhaften Gebilden, in der wir selbst mit einem Körper nach Art einer Wolke oder einer Öllache herumglitten, wäre sie auch optisch nicht möglich. (...) Die Orientierung am Sehen fester Körper im zentralen Gesichtsfeld dient der neutralisierenden Objektivierung und Verfügbarkeit des Begegnenden, weil man dabei in Gedanken alles hübsch ordentlich neben und hintereinander vor sich aufreihen und sich selbst draußen halten kann, da Sehen ein Fernsinn ist, der nur über eine Distanz zum Auge funktioniert. (...) Jedoch wird sich zeigen, dass diese Raumvorstellung, die ihr gutes Recht und großen Nutzen hat und von der die öffentliche Meinung beherrschenden Naturwissenschaft ganz allein zur Kenntnis genommen wird, ein hochstufiges Endprodukt der Entfremdung des Raumes vom Leib ist und tiefere Schichten ursprünglicher Räumlichkeit, ohne die sie sogar logisch [den Begriffen nach] nicht auskommt, als unentbehrliche Grundlage voraussetzt" (Schmitz, 1998, S. 50).

2.4 Anthropologie: der anthropologische Dualismus

Anthropologischer Dualismus bezeichnet „die Aufspaltung des ganzen Menschen in einen Körper und eine Seele" (Schmitz, 1965, S. XIII) und besteht somit in der Behauptung, „dass der Mensch aus den beiden verschiedenen und verschiedenartigen Bestandteilen Körper und Seele zusammengesetzt sei" (Schmitz, 1965, S. 55). In der modernen Humanmedizin wird dabei die Seele als „Bewusstsein" bezeichnet und der „Körper" als „Körpermaschine" (de La Mettrie, 1990) aufgefasst. Diese Körpermaschine ist Gegenstandsgebiet der modernen, technisch orientierten Medizin, die versucht, mit Hilfe immer neuer Methoden dieser Körpermaschine eine ungestörte Funktion zu erhalten. Die Erweiterung einer rein auf Körperfunktionen ausgerichteten Medizin, besteht in der „Psychosomatik", die aber bereits in ihrem Titel den Dualismus zwischen Bewusstsein und Körper beibehält, wiewohl sie von einer weitreichenden gegenseitigen Beeinflussung beider Bereiche ausgeht.

Die Konzeption des anthropologischen Dualismus, die ebenfalls auf Platon zurückgeht, hatte großen Einfluss z. B. auf die stringente Körperfeindlichkeit ganzer Generationen von Ärzten und deren Betonung einer durch das Bewusstsein disziplinierten Lebensweise. Neben diesen historisch interessanten Wurzeln der modernen Diättherapie und dem Dogma der „Patientenführung", ist jedoch noch wichtiger, dass ein großes, in anderen Kulturen habituell berücksichtigtes menschliches Daseinsgebiet völlig in Vergessenheit geraten ist: der „Leib". Menschliches Dasein ist primär „leiblich" und nicht „seelisch" oder „körperlich". Hieraus entstehen erhebliche Missverständnisse in Therapien. Am Beispiel des diabetischen Fuß-Syndroms werden wir versuchen, dies deutlich zu machen. Auch Kommunikation ist primär leiblich und nicht durch Sinneskanäle in das Bewusstsein vermittelt. Auch hier entstehen erhebliche Schwierigkeiten, die bisher von der Wissenschaft nicht berücksichtigt wurden, obwohl sie den realen Kontakt zwischen Patient und Therapeut wesentlich bestimmen.

2.5 Erkenntnistheorie

Was könnte der anerkannte diabetologische Wissenschaftler Prof. Griese (Diabetes-Forschungs-Institut) meinen, wenn er behauptet: „Unsere Aufgabe ist die wissenschaftliche Wahrheitsfindung"? Welcher Anspruch wird aus dieser Aufgabe abgeleitet? Gibt es neben der wissenschaftlichen auch eine andere „Wahrheit", z. B. die des Patienten oder die des praktisch tätigen Arztes? Sind diese Wahrheiten womöglich voneinander verschieden? Fragen dieser Art verweisen auf das Gebiet der Erkenntnistheorie.

2.5.1 Erkenntnis

„Erkenntnis ist Gewinn von Wissen. Der Gegenstand der Erkenntnistheorie hängt also davon ab, was unter ‚Wissen' verstanden wird" (Schmitz, 1994, S. 205).

„Nach einer heute fast herrschenden, besonders von englischen Philosophen verbreiteten (...) Meinung gehört zum Wissen eine Behauptung des Wissenden, die drei Merkmale besitzt:
1. Sie ist wahr,
2. der Wissende ist von ihrer Wahrheit überzeugt,
3. und er kann sie vernünftig begründen.

Was Überzeugung und was Wahrheit [dem bloßen Begriff, nicht dem Inhalt der Überzeugungen nach] ist, darf als invariant gegen den Wechsel der Kulturen und Zeitalter gelten, nicht aber der Standard der Vernünftigkeit einer Begründung.(...) Ich lasse daher das dritte Merkmal fallen und verstehe **Wissen im Sinne der Erkenntnistheorie** als die Überzeugung von der Wahrheit einer wahren Behauptung, oder besser: von der Tatsächlichkeit eines tatsächlichen Sachverhalts" (Schmitz, 1994, S. 205 f.).

2.5.2 Sachverhalte

Der Begriff „Sachverhalte" bezeichnet zunächst alles was uns begegnet. Sachverhalte müssen keine Tatsachen sein, „sonst dürfte es keine Zwecke, Wünsche und Sorgen geben, denn zum Zweck gehört der bezweckte, zum Wunsch der erwünschte, zur Sorge der ge- oder ersorgte Sachverhalt nur so lange, wie es sich noch nicht um eine Tatsache handelt" (Schmitz, 1994, S. 251).

Sachverhalte bezeichnen somit alles, was uns zu Bewusstsein kommt, alles, über das wir nachdenken, aber auch alles, was uns vorsprachlich bewegt: „Sachverhalte sind keiner Anlehnung an die Sprache bedürftig" (Schmitz, 1994, S. 58). „(Durch einen) Sachverhalt (wird) etwas von der Wirklichkeit so abgehoben und exponiert, dass es sich als Angriffspunkt für den Rückgang auf Wirklichkeit in möglichen Fragen darbietet. So meine ich die Definition: **Sachverhalte sind Abhebungen von der Wirklichkeit**" (Schmitz, 1994, S. 65). Sachverhalte können also Anlass zu Fragen geben. Zum Beispiel auch zu Fragen, ob etwas „wirklich" ist. So kann z. B. der Sachverhalt eines Studienergebnisse Anlass zu der Frage geben, ob dieses Ergebnis relevant ist für die therapeutische Wirklichkeit, oder ob es sich ausschließlich um ein mathematisch „wahres" Ergebnis handelt (siehe z. B. diese Frage in Bezug auf die ALADIN-Studie).

Sachverhalte können unter günstigen Umständen „Tatsachen" sein.

2.5.3 Tatsachen

„Ein Sachverhalt ist eine Tatsache, wenn die Wirklichkeit eine Disposition besitzt oder ausübt, als Autorität für jemand der Norm, sich als einen in der Weise der Überzeugung von diesem Sachverhalt Betroffenen anzuerkennen oder hinzunehmen oder gelten zu lassen, verbindliche Geltung verleihen" (Schmitz, 1994, S. 253).

Tatsachen bestehen also nicht für sich, unabhängig vom Beobachter oder dem Wissenschaftler, der mit einem spezifischen Studiendesign Fragen an Sachverhalte gestellt hat, sondern immer nur in Bezug auf die Gemeinschaft derjenigen, die Sachverhalte als Tatsachen bezeichnet. Ein Beispiel dieses Phänomens war die in den 80er Jahren als Tatsache vertretene Meinung, dass Insulin an sich atherogen sei. Dieses Beispiel verdeutlicht auch die Abhängigkeit wissenschaftlicher Tatsachen von der entsprechenden „Denkstilgemeinschaft" (s. u.).

Wie entstehen nun Tatsachen aus Sachverhalten?

„Der **Sitz der Tatsächlichkeit im Leben** ist die Evidenz, in der man nicht umhin kann, einen Sachverhalt als Tatsache gelten zu lassen. Daher soll die Eigenart der Tatsächlichkeit an der Evidenz abgelesen werden" (Schmitz, 1994, S. 253). Die Bindung an Evidenz soll im übernächsten Kapitel dargestellt werden.

Vorab sei noch ein kleiner Exkurs zum Begriff der „Wahrheit" erlaubt, weil dieser für unseren Diskussionszusammenhang wichtig ist.

2.5.4 Wahrheit

„Sitz der **Wahrheit** sind Aussagen, aber nicht alle, sondern nur Behauptungen, d. h. die mit Anspruch auf Tatsächlichkeit des Ausgesagten verbundenen Aussagen [im Gegensatz zu solchen, die in dichterischer Rede, im Gesang, in Witzen usw. vorkommen]" (Schmitz, 1994, S. 254).

„Jeder solche Ausspruch (Ausspruch von Aussagesätzen) der nicht (wie viele Aussagen in Witzen und Wortspielen) mehrdeutig ist und keinen Widerspruch zur logischen Folge hat, stellt genau einen Sachverhalt dar. Von mehrdeutigen Satzaussprüchen ist abzusehen, da sie manchmal mehrere Sachverhalte darstellen, unter denen sich tatsächliche und untatsächliche befinden können" (Schmitz, 1994, S. 254).

„Ein nicht mehrdeutiger, behauptender Ausspruch eines Aussagesatzes ist *wahr*, wenn er eine Tatsache darstellt." (Schmitz, 1994, S. 254)

Wissenschaftliche Wahrheit (siehe Zitat Griese) bezieht sich somit auf Studien, die aus Sachverhalten Tatsachen dargestellt haben und diese in eindeutigen Aussagesätzen formulieren.

Tatsächlichkeit ist aber an „Evidenz" gebunden. Der Begriff der Evidenz spielt in den letzten Jahren in der Diabetologie durch den zum Verwechseln ähnlich klingenden englischen Begriff der „evidence" eine erhebliche Rolle, so dass eine genauere Begriffsklärung hier angezeigt scheint.

2.5.5 Evidenz – „evidence" – „self-evidence"

Evidenz meint in der griechischen Philosophie, bes. in der epikureischen Erkenntnislehre, die „Augenscheinlichkeit und offenkundige Präsenz im Bereich der sinnlichen Wahrnehmung" (Halbfass, 1972, S. 830).

Hiermit sind also unmittelbar wahrnehmbare Sachverhalte gemeint, über deren Schlüssigkeit schnell unter allen Beteiligten Einigung zu erzielen ist. Zum Beispiel besteht Evidenz, dass ich mit einer geladenen, funktionstüchtigen Pistole einen Menschen ermorden kann. Eine längere wissenschaftliche Diskussion erübrigt sich dann, wenn die Pistole bereits auf eine Person (objektive Tatsächlichkeit) oder sogar auf mich selbst (subjektive Tatsächlichkeit) gerichtet ist.

Unmittelbare Einigung („Evidenz" im deutschen Sinn) besteht wohl auch darüber, dass ein bewusstlos zusammengebrochener Patient intubiert und beatmet werden muss, wenn er nicht mehr atmet und sich seine Gesichtsfarbe bereits ins Bläuliche („Zyanose") geändert hat.

Anders verhält es sich mit Problemstellungen, in denen eine solche schnelle Einigung nicht erzielt werden kann, weil die Effekte von Interventionen nur schwach sind oder aber mit erheblicher zeitlicher Verzögerung auftreten. Dies gilt für chronische Erkrankungen, also auch Diabetes mellitus: Es ist nicht unmittelbar augenscheinlich, wie niedrig die Interventionsgrenzen bei Gestationsdiabetes sein sollen, nicht augenscheinlich, dass eine postprandiale Blutzuckererhöhung nach Dekaden zu Folgeerkrankungen führen muss etc. Um diese Zusammenhänge idealerweise als kausal zu beschreiben, bedarf es eines überproportionalen Aufwandes und des Einsatzes der Mathematik und Statistik. Um die Diskussion über derartige Zusammenhänge auf eine möglichst sichere Grundlage zu stellen, wurde in den letzten Jahren das Verfahren der sog. „evidence-based medicine" (Sackett, 1997) vorgeschlagen, wobei deren Protagonisten, weil aus dem englischen Sprachraum kommend, unter „evidence" die englische Bedeutung verstehen, während im deutschen Sprachraum, der Tradition zufolge, die deutsche Bedeutung vorausgesetzt wird, das also, was Engländer und Amerikaner als „self-evidence" beschreiben würden. Aus dieser nicht verstandenen unterschiedlichen Bedeutung erwachsen in Deutschland wiederum erhebliche, z. T. mit großem Affekt besetzte Diskussionen über die Aussagekraft von Studien und den Stellenwert, den EBM in der klinischen Praxis haben kann: Während Sackett et al. eine neue Datenbank-gestützte Methode der Bewertung von Studienergebnissen unter besonderer Berücksichtigung von klinischen Einzelproblemen vorstellen und diese Methode als weiteres Instrument benutzt sehen möchten, sich in dem immer unübersichtlicher werdenden Terrain von Publikationen und Meinungen zurechtzufinden, zielt die in Deutschland geführte Diskussion darauf ab, EBM als ausschließlichen Königsweg zur Wahrheit und alleinige Voraussetzung für den Anspruch auf Wissenschaftlichkeit zu etablieren. Dies hatte in den letzten Jahren zur Folge, dass alle Referenten oder Autoren von Publikationen ohne Rücksicht auf Inhalte ihre Arbeiten als „evidence-based" deklarierten (so wie einige Jahre zuvor als „qualitätsgesichert") oder sich zu Erklärungen genötigt fühlten, andere als mit den Methoden der EBM generierten Aussagen in ihrer Wissenschaftlichkeit als prekär anzusehen.

„Evidence" im englischen Sinne, also auch im Sinne der EBM bedeutet also lediglich: ausreichende Sicherheit, um sich in der Umgebung zurechtzufinden (Schmitz, 1997).

Der deutsche Evidenzbegriff zielt nun darauf ab, aus einer Anzahl von Sachverhalten, Tatsachen auszuzeichnen (in unserem Zusammenhang also das, was Griese „wissenschaftliche Wahrheitsfindung" nennt):

„Der **Sitz der Tatsächlichkeit im Leben** ist die Evidenz, in der man nicht umhin kann, einen Sachverhalt als Tatsache gelten zu lassen. Daher soll die Eigenart der Tatsächlichkeit an der Evidenz abgelesen werden. Evidenz ist exigente Nötigung zur Überzeugung durch die Autorität der Wirklichkeit, die einen Sachverhalt als Tatsache auszeichnet. Autorität ist die Macht, einem Subjekt in für es unverkennbar merklicher Weise ein Programm für möglichen Gehorsam mit verbindlicher Geltung aufzuerlegen. Noch ist nicht klar, worin im Fall der Evidenz dieser Gehorsam besteht. Die Überzeugung kann es nicht sein, denn mit der kann man nicht gehorchen; sie fällt einem zu. Vielmehr handelt es sich um eine Zustimmung, die von der Wirklichkeit dem Menschen so abverlangt wird, dass er sich dem Verlangten nicht oder wenigstens nicht unbefangen und aufrichtig entziehen kann. (..) An dieses doppelseitige, zwiespältige Sichbewusthaben wendet sich die **Autorität der Wirklichkeit in der Evidenz**; die Zustimmung, die sie dem Betroffenen abverlangt, ist eine Selbstzuwendung in der Weise des Sicheinlassens auf etwas, des Sichhinnehmens als befallen von einer Überzeugung, die sich in der Evidenz aufdrängt; man könnte mit Heideggers Terminologie vom Ergreifen der eigenen Möglichkeiten sprechen. (...) Entsprechend muss der von Evidenz Betroffene mit der evidenten, objektiven oder für ihn subjektiven, Tatsache zusammen also noch eine weitere, für ihn subjektive – des Betroffenseins von der Tatsächlichkeit eines Sachverhalts in der Weise der Überzeugung – hinnehmen, diese aber nicht notwendig in der Weise der Evidenz, sondern jedenfalls in der Weise des ihm verbindlich auferlegten Gehorsams, so dass kein regressus ad infinitum entsteht" (Schmitz, 1994, S. 253).

Zusammenfassung

Evidenz

„Offenbarung der Tatsächlichkeit: exigente Nötigung durch die Autorität der Wirklichkeit" (Schmitz, 1990, S.223). „Evidenz ist Empfang exigenter Nötigung durch die mit Autorität ausgestaltete Wirklichkeit, wodurch Sachverhalte als Tatsachen ausgezeichnet werden (Schmitz, 1990, S. 224).

Zwingende Evidenz

„Nötigung zum Gehorsam absichtlicher, allenfalls widerwilliger Zustimmung. (...) Der von solcher Evidenz Betroffene kann nicht umhin, sich einzugestehen, dass ein gewisser Sachverhalt tatsächlich ist. (...) Es handelt sich aber nicht um automatischen Zwang wie beim Wind oder Schluckauf oder den Eingebungen in der Hypnose" (Schmitz, 1994, S. 104).

„self-evidence"

Synonym des deutschen Begriffs der „Evidenz"

„evidence"

Ausreichende Sicherheit, um sich in der Umgebung zurechtzufinden (Schmitz, 1997).

„Jedes Mittel der Bestätigung und Rechtfertigung einer Annahme und alles, was ‚Grundlage einer Meinung ist', zu bezeichnen vermag" (W. Halbfass, 1972, S. 830).

Autorität

„Eigenschaft [für ein Subjekt zu einer Zeit] eine Macht zu sein, durch die ihm auf ihm unmittelbar einleuchtende, für es unverkennbare Weise die verbindliche Geltung von Normen auferlegt wird" (Schmitz, 1990, S. 329).

2.6 Der Wissenschaftsbetrieb

2.6.1 Paradigma

„Paradigmata" sind nach T. S. Kuhn „allgemein anerkannte wissenschaftliche Leistungen, die für eine gewisse Zeit einer Gemeinschaft von Fachleuten maßgebende Probleme und Lösungen liefern" (Kuhn, 1976). Auch Kuhn betont, dass Wissenschaft sich nicht aufgrund der Anhäufung einzelner Entdeckungen und Erfindungen entwickelt, sondern „Wahrheit" durch andere Einflussgrößen außerhalb der Tatsachen bestimmt ist: „Beobachtung und Erfahrung können und müssen den Bereich der zulässigen wissenschaftlichen Überzeugungen drastisch einschränken, andernfalls gäbe es keine Wissenschaft. Sie allein können jedoch nicht ein bestimmtes System solcher Überzeugungen festlegen. Ein offenbar willkürliches Element, das sich aus zufälligen persönlichen und historischen Umständen zusammensetzt, ist immer ein formgebender Bestandteil der Überzeugungen, die von einer bestimmten wissenschaftlichen Gemeinschaft in einer bestimmten Zeit angenommen werden" (Kuhn, 1976). Und: „Die normale Wissenschaft als Betätigung, mit der die meisten Wissenschaftler zwangsläufig fast ihr ganzes Leben verbringen, gründet auf der Annahme, dass die wissenschaftliche Gemeinschaft weiß, wie die Wahrheit beschaffen ist. Viele Erfolge der Unternehmung gehen darauf zurück, dass die Gemeinschaft bereit ist, diese Aufgabe zu verteidigen, eventuell sogar mit beträchtlichem Aufwand. Die normale Wissenschaft unterdrückt zum Beispiel oft fundamentale Neuerungen, weil diese notwendigerweise ihre Grundposition erschüttern" (Kuhn, 1976, S. 19 f.).

2.6.2 Denkstil – Denkstilgemeinschaft (Denkkollektiv) – denkstilgebunde Wahrnehmungsverarmung

Der Begriff: „Denkstilgebundene Gestaltwahrnehmung" entstammt der Wissenschaftstheorie und wurde durch L. Fleck (1980) in seiner Arbeit über die „Entstehung und Entwicklung einer wissenschaftlichen Tatsache" am Beispiel der Entdeckung der Wassermannreaktion erarbeitet.

„Ein Denkkollektiv ist immer dann vorhanden, wenn zwei oder mehrere Menschen Gedanken austauschen. Ein schlechter Beobachter, wer nicht bemerkt, wie ein anregendes Gespräch zweier Personen bald den Zustand herbeiführt, dass jede von ihnen Gedanken äußert, die sie allein oder in anderer Gesellschaft nicht zu produzieren imstande wäre. (...) besteht das Denkkollektiv aus differenten Individuen und hat ebenfalls seine besondere psychische Gestalt, besonders Gesetze des Verhaltens. Es ist in seiner Ganzheit sogar stabiler, konsequenter als das so genannte Individuum, das immer aus widersprechenden Trieben aufgebaut ist. (...) Damit ist keineswegs gemeint, das Individuum komme als Erkenntnisfaktor nicht in Betracht. Seine Sinnesphysiologie und Psychologie sind sicherlich sehr wichtig, aber erst die Untersuchung der Denkgemeinschaft verleiht der Erkenntnistheorie festen Halt. Man erlaube einen etwas trivialen Vergleich: Das Individuum ist dem einzelnen Fußballspieler vergleichbar, das Denkkollektiv der auf Zusammenarbeit eingedrillten Fußballmannschaft, das Erkennen dem Spielverlauf. Vermag und darf man diesen Verlauf nur vom Standpunkt einzelner Fußstöße aus untersuchen? Man verlöre allen Sinn des Spieles!" (Fleck, 1980, S. 60–62).

Die distanzierte Betrachtung des Wissenschaftsbetriebes zeigt, dass auch naturwissenschaftliche Erkenntnisse nie durch die geniale Aneinanderreihung von Tatsachen und Hinzufügen neuer Entdeckungen durch einzelne Wissenschaftler erzielt werden, sondern Wissenschaft a priori eine kollektive Basis hat. Folgerichtig kommen neue wissenschaftliche Entdeckungen nicht primär durch Entdeckung der Tatsachen zustande, sondern sind „nur als soziologisches und historisches Produkt eines tätigen Denkkollektivs verständlich zu machen" (Schäfer, 1980). Das die Lehrmeinung beherrschende Denkkollektiv unterliegt wiederum soziologischen, psychodynamischen, gruppendynamischen Prozessen und einer spezifischen Form, Phänomene zu betrachten, d. h. aus der Komplexität der Fakten und Daten bestimmte als wichtig und wesentlich zum Erkenntnisgewinn anzusehen. Da „Tatsachen und Realität nicht etwas (sind), was sich schlicht und unmittelbar darbietet, vielmehr eine spezifische Beziehung des Wahrgenommenen zum Denkkollektiv entstehen (muss)", fällt das Wissen je nach Denkstil verschieden aus (Schäfer, 1980). Wahrheit und Wissensentwicklung beruhen an der Wurzel also nicht auf vermeintlichen Tatsachen, sondern sind Symptome des herrschenden Denkstils eines Denkkollektivs, deren Veränderungen durch Denkstilergänzung, Denkstilerweiterung und Denkstilumwandlung gekennzeichnet sind (Schäfer, 1980; Fleck, 1980, S. 122): Die „Angemessenheit des Redens von Wahrheit und Falschheit" muss zugunsten der „Systemfähigkeit" zurückgewiesen werden: Systemfähigkeit eines Wissenschaftlers, die Methode im Wissenschaftsbetrieb erfolgreich bzw. akzeptiert zu sein, setzt seine „Bereitschaft für stilgemäßes, d. h. gerichtetes und begrenztes Empfinden und Handeln" (Fleck, 1980) voraus. Am Ende der Entwicklung steht die ichsyntone, denkstilgebundene Gestaltwahrnehmung, die im Wesentlichen eine Wahrnehmungsverarmung ist (Schmitz, 1990).

Abschied zu nehmen ist in jedem Falle von der Annahme des voraussetzungslosen Beobachtens als einer Bedingung von Wissenschaft: „Wir wollen also das voraussetzungslose Beobachten – psychologisch ein Unding, logisch ein Spielzeug – beiseite lassen. Positiv untersuchungswürdig erscheint das Beobachten in zwei Typen, mit einer Skala der Übergänge: 1. *Als das unklare anfängliche Schauen* und 2. *Als das entwickelte unmittelbare*

Gestaltsehen. Das unmittelbare Gestaltsehen verlangt ein Erfahrensein in dem bestimmten Denkgebiete (...) freilich verliert man zugleich die Fähigkeit, der Gestalt Widersprechendes zu sehen. Solche Bereitschaft für gerichtetes Wahrnehmen macht aber den Hauptbestandteil des Denkstils aus. Hiermit ist Gestaltsehen ausgesprochene Denkstilangelegenheit" (Fleck, 1980, S. 121).

Übertragen auf die in der Diabetologie immer aktuelle Diskussion um die oralen Antidiabetika mögen sich Änderungen der Sichtweise und Aufweichungen der Positionen ergeben. Das historische Lehrstück zur primären Abhängigkeit medizinischer Wahrheit von soziologischen, psychodynamischen und gerade ökonomischen Faktoren ist an der Geschichte der UGDP-Studie (Kilo, 1980; Kolata,1979) zu gewinnen: Bis heute – 30 Jahre nach Abbruch der Studie – sind die Ergebnisse kontrovers und werden je nach Denkstil des Benutzers entweder zur Verurteilung oder zur Begründung einer Therapie mit oralen Antidiabetika vom Typ der Sulphonylharnstoffe benutzt.

2.6.3 Self-fulfilling prophecy

Kuhn (1976) und Fleck (1980) haben gezeigt, dass wissenschaftliche Erkenntnisse überwiegend durch die Arbeit eines Denkkollektivs mit dem ihm eigenen Denkstil gewonnen werden. Für das Denkkollektiv gelten zwangsläufig auch Gesetze, die die Sozialwissenschaften an Gesellschaften beschreiben, und damit auch das Gesetz der „self-fulfilling prophecy". Dieses besagt nichts anderes, als dass man das Ergebnis seiner Arbeit bekommt, das man auch erwartet hat. Nach Merton (1965) werden „Definitionen einer Situation (Prophezeiungen oder Voraussagen), die im öffentlichen Bewusstsein wirksam sind, ein integraler Bestandteil der Situation selbst" und beeinflussen dadurch spätere Entwicklungen. „Die ‚self-fulfilling prophecy' gibt ursprünglich eine falsche Definition der Situation, die ein neues Verhalten hervorruft, welches am Ende die zunächst falsche Vorstellung richtig werden lässt" (Lessing, 1989). Obwohl die Gesetzmäßigkeiten der self-fulfilling prophecy zunächst in den Sozialwissenschaften erkannt wurden (Popper, 1974, 1975), stellte sich im Weiteren heraus, dass sie ebenso in den Naturwissenschaften gültig sind. Popper: „Eine der Ideen, die ich im *Elend des Historizismus* diskutiert hatte, war der Einfluss einer Vorhersage auf das vorhergesagte Ereignis. Ich hatte dieses Phänomen den ‚Ödipuseffekt' genannt, weil die Voraussage des Orakels in der Reihenfolge der Ereignisse, die zum Eintreffen seiner Prophezeiung führten, eine äußerst wichtige Rolle spielte... Eine Zeitlang glaubte ich, die Existenz des Ödipuseffekts unterscheide die Sozial- von den Naturwissenschaften. Doch auch in der Biologie, sogar in der Molekularbiologie, spielen Erwartungen oft eine Rolle: Sie helfen, das herbeizuführen, was erwartet wurde. Jedenfalls wurde meine Widerlegung der Idee, dass der Ödipuseffekt als Unterscheidungsmerkmal zwischen Sozial- und Naturwissenschaften dienen kann, zum Ausgangspunkt meiner Abhandlung *Indeterminism in Quantum Physics and in Classical Physics*" (Popper, 1979a).

Viele Beispiele zur self-fulfilling prophecy im Bereich der Humanmedizin finden sich in dem Buch: „Torheiten und Trugschlüsse in der Medizin" (Skrabanek/McCormick, 1992).

Ein relevantes Beispiel des Mechanismus zeigt sich in der Behandlung des diabetischen Fuß-Syndroms: Eine Prophezeiung des am Paradigma der okklusiven Mikroangiopathie geschulten Chirurgen ist die, dass bei versuchten Minimaleingriffen am „diabetischen Fuß" (s. o.) weitere Resektionen notwendigerweise folgen müssen, weil „die Nähte nicht halten": „Salamitaktik" ist die entsprechende Begriffsbildung, die die Prophezeiung des Versagens vorwegnimmt. Die Vorhersage führt zu der Bevorzugung sofortiger hoher Amputationen auch bei kleinen Verletzungen am Fuß. Diese sofortige hohe Amputation verhindert (seit 20 Jahren !!) die kritische Reflexion über die Ursachen der Erkrankung und damit zur Vernachlässigung der Blutzuckerbehandlung (rheologischer Parameter) und der radikalen Druckentlastung (wegen Polyneuropathie). Folge: Trotz besserer Kenntnisse müssen im entsprechenden chirurgischen Denkstil hohe Amputationen durchgeführt werden und werden im chirurgischen Denkstil auch als berechtigt angenommen. Erst ganz langsam und mit 10jähriger Verspätung verbreitet sich das Wissen um die diabetische Polyneuropathie als Ursache des DFS. Sprachliches Feld und der Mechanismus der Self-fulfilling prophecy haben zu dieser Entwicklung beigetragen.

2.7 Zusammenfassung

Unser Wissen von der Welt ist unsicher, auch unter Berücksichtigung der enormen Erfolge der Naturwissenschaften in den letzten zwei Jahrhunderten. Das, was die Welt eigentlich ist, können wir immer nur vermuten und uns in gemeinsamer Diskussion auf einen pragmatischen Umgang mit ihr einigen. Die Phantasie, die „objektive Realität" durch „wissenschaftliche Wahrheit" fassen und manipulieren zu können, muss leider aufgegeben werden und kann allenfalls als Produkt erkenntnistheoretischer Laien angesehen werden.

Im Bereich chronischer Erkrankungen werden die Verhältnisse noch komplizierter: Hier müssen neben den organmedizinischen Grundlagen weitere Einflussgrößen berücksichtigt werden, u. a. Problemstellungen nicht mehr zahlfähiger („chaotischer") Mannigfaltigkeit. Hier reichen die Sprache, Erkenntnisse und Methoden der Naturwissenschaften nicht mehr aus, um dem Patienten gerecht zu werden.

Mit Hilfe des hier vorgestellten Instrumentariums wollen wir uns in den weiteren Texten mit dem Zusammenhang von Wissenschaft und Praxis beschäftigen, um zu einer Synthese möglicher Methoden und Grundlagen praktischen ärztlichen Handelns (im Gegensatz zu reinem medizinisch-technischem Agieren) zu gelangen.

Literatur

Böhme, G.: Am Ende des Baconschen Zeitalters; Suhrkamp, Frankfurt 1994
De La Mettrie, J. O.: L'homme machine – Die Maschine Mensch; F. Meiner, Hamburg 1990 (Übersetzung der Originalausgaben „L'Homme Machine; A Leyde, De lÌmp. D'Elie Luzac Fils 1748)
Fleck, L.: Entstehung und Entwicklung einer wissenschaftlichen Tatsache – Einführung in die Lehre vom Denkstil und Denkkollektiv; Suhrkamp, Frankfurt/ Main 1980
Halbfass, W: Evidenz (evidentia, évidence, self-evidence); in: Ritter, J. (Hrsg.): Historisches Wörterbuch der Philosophie; Bd. 2 E–F; Wiss. Buchgesellschaft, Darmstadt 1972, S.830–831
Kilo, C.; J. P. Miller, J. R. Williamson: The Achilles Heel of the University Group Diabetes Program; JAMA (1980) 243: 450–457

Kolata, G. B.: Controversy over Study of Diabetes Drugs Continues for Nearly a Decade; Science (1979), 203: 986–990,
Kuhn, T. S. : Die Struktur wissenschaftlicher Revolutionen; Suhrkamp, Frankfurt/ Main 1976
Lessing, H.-U. Prophetie; in: Bien, G. et al.: Historisches Wörterbuch der Philosophie; Bd.7; Basel 1989
Merton, R. K.: Social theory and structure; dt. in: Topitsch, E. (Hrsg.): Die Logik der Sozialwissenschaften; Frankfurt/Main 1965
Popper, K. R.: Das Elend des Historizismus; Tübingen,1974
Popper, K. R.: Die offene Gesellschaft und ihre Feinde; Bd. 2; München 1975
Popper, K. R.: Ausgangspunkte; Hamburg 1979
Popper, K. R.: Die beiden Grundprobleme der Erkenntnistheorie; J. C. B. Mohr, Tübingen 1979 (a)
Risse, A.: Phänomenologische und Psychopathologische Aspekte in der Diabetologie, Berlin 1998
Sackett, D. L.; W. S. Richardson, W. Rosenberg, R. B. Haynes: Evidence-based Medicine – How to Practice and Teach EBM; Churchill Livingstone, New York 1997
Schäfer, L.; T. Schnelle: Ludwig Flecks Begründung der soziologischen Betrachtungsweise in der Wissenschaftstheorie; in: Fleck, L.: Entstehung und Entwicklung einer wissenschaftlichen Tatsache; Suhrkamp, Frankfurt/ Main 1980, S. VII–XLIX
Schmitz, H.: Der Leib; System der Philosophie, Bd. 2, Teil 1; Bouvier, Bonn 1965
Schmitz, H.: Die Gegenwart, System der Philosophie, Bd. I; 2.Aufl., Bouvier, Bonn 1981
Schmitz, H. : Der unerschöpfliche Gegenstand; Bouvier, Bonn 1990
Schmitz, H. : Neue Grundlagen der Erkenntnistheorie; Bouvier, Bonn 1994
Schmitz, H.: Wozu Neue Phänomenologie?; in: Wege zu einer volleren Realität; Akademie-Verlag, Berlin 1994 (a)
Schmitz, H.: Philosophische Epikrise; Vortrag: Gut Höhne, Düsseldorf 1997
Schmitz, H.: Der Leib, der Raum und die Gefühle; edition tertium, Stuttgart 1998
Schmitz, H.: Nachwort der Philosophen; in: Berger, M. (Hrsg.): Diabetes Mellitus; U & S, München 1999
Skrabanek, P.; J. McCormick: Torheiten und Trugschlüsse in der Medizin; Kirchheim Verlag, Mainz 1992
Veraart, A.: Idiographisch/Nomothetisch, in: Mittelstraß, J.: Enzyklopädie Philosophie und Wissenschaftstheorie, Bd. Metzler, Stuttgart, 1995, S. 197–198

3 Vollere Realität und verarmte Wirklichkeit: über das Verhältnis von (Natur-) Wissenschaften zu klinischer Praxis
Oder: Die Welt, in der wir leben, ist nicht die Welt, mit der wir rechnen[2]

Das einleitende Bild soll das Spannungsfeld zwischen reduktionistischer Wissenschaft, in der Studien generiert werden, und Alltagswelt, in der die diabetologische Therapie stattfindet verdeutlichen:

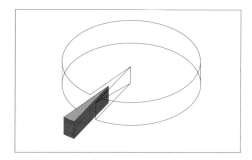

Die gesamte Torte stellt unsere alltägliche Lebenswelt dar, in der viele Sachverhalte vorkommen, unabhängig davon, ob sie mit den Methoden der mathematischen Wissenschaften exakt erfasst werden können oder nicht. Der graue Keil stellt denjenigen Teil der Welt dar, den die „Wissenschaften" bewusst und künstlich aus der Torte herausschneiden, weil dieser Keil mit ihren Methoden berechenbar ist.

Hermann Schmitz beschreibt das Verhältnis von alltäglichen Vorkommnissen zu ihrer wissenschaftlichen Erfassung so:

„Im motorisierten Straßenverkehr kommt es häufig zu gefährlichen Konstellationen, in denen der Lenker sein Fahrzeug nur durch augenblickliches Ausweichen, Bremsen oder Beschleunigen vor einem Unfall durch Zusammenstoß bewahren kann. Sein Verhalten ist dann keine routinemäßige Standardreaktion, sondern bedarf des intelligenten Maßnehmens an unvorhersehbaren Details.

Die herrschende, von den Naturwissenschaften und Psychologie bestimmte Meinung zerlegt dieses Geschehen, soweit es am Lenker abläuft, in eine Kaskade körperlicher und seelischer Vorgänge:

Physikalisch definierte Reize anderer [elektrischer und chemischer] Art wandern von dort auf vorgezeichneten Bahnen im Nervensystem einschließlich des Gehirns herum, bis sie

---

2 H. Schmitz: Philosophische Synopsis; Gut Höhne, Düsseldorf 1997

als Empfindungen ins Seelenleben springen und dort einer intelligenten Verarbeitung unterworfen werden; diese besteht in Koordination zu einem Bild der Lage, Abschätzung und Entwurf eines strategischen Plans zur Rettung; dieser Plan springt nun ins Gehirn zurück in Gestalt elektrischer und chemischer Reize, die darin herum und durch periphere Nerven zu den Muskeln wandern, wo sie Zuckungen auslösen, die sich auf das Steuer und die Pedale so übertragen, dass bei erfolgreicher Ausführung des Plans der drohende Zusammenstoß vermieden werden kann.

Bei nüchterner Überlegung dieser Rekonstruktion des Vorgangs muss man sich sagen, dass alles vernünftig ist, solange es sich um naturwissenschaftlich analysierte Körpervorgänge handelt, aber durch Einschiebung des so genannten Seelenlebens in phantastische und kontrafaktische Spekulationen verwickelt ist. Phantastisch ist der zweifache Sprung vom Nervensystem ins Seelenleben und zurück; kein Mensch hat je so etwas beobachtet oder eine Ahnung davon, wie es geschehen könnte. Kontrafaktisch ist die Konstruktion einer komplizierten Reihe intellektueller Prozesse im Seelenleben, wo doch keine Zeit zur Überlegung bleibt; man muss dafür Zuflucht zu einem riesigen Gebäude unbewusster Schlüsse im Sinne von Schopenhauer und Helmholtz nehmen, obwohl die Erfahrung und Besinnung auf das Erfahrene nichts davon verrät" (Schmitz, 1997, S. 77).

Das Beispiel veranschaulicht plastisch den hohen Artefaktgrad der naturwissenschaftlichen Erklärungen. Diese Artefaktbildung bereits durch den Denkansatz gilt es bei der weiteren Diskussion zu berücksichtigen.

Das Alltagsbewusstsein nimmt primär auf wissenschaftliche Exaktheit keine Rücksicht. Ein für viele nachvollziehbares Beispiel ist das Stadium der Verliebtheit: Hier sind wir Gefühlen ausgesetzt, die mathematisch nicht beschreibbar sind und dennoch sind diese Gefühle unmittelbar wirklich, in Phasen starker Verliebtheit sogar bestimmend für unser Tun, auch wenn dieses gänzlich irrational sein sollte. Hass, Andacht, Placebo-Effekte, atmosphärische Wahrnehmungen, z. B. die Atmosphäre eines Fußballstadions, oder die der DDG-Mitgliederversammlungen sind weitere Beispiele unmittelbar sich aufdrängender Realität ohne Rücksicht auf Wissenschaftlichkeit.

Aus der gesamten Torte der Lebenswelt, also allen möglichen Vorkommnissen des Alltagslebens, schneidet nun die Naturwissenschaft einen kleinen Teil heraus, nämlich nur denjenigen, den sie mit ihren eigenen Methoden erfassen kann. Grundsätzlich besteht die Methode des naturwissenschaftlichen Zugangs zur Welt in der Planung und Durchführung von Studien. Hier werden ganz gezielt zunächst die Randbedingungen der Studie festgelegt (Einschlusskriterien). Gleichzeitig werden bewusst mögliche Vorkommnisse während der Studie oder sogar bereits vorab bestehende Probleme ausgeschlossen (Ausschlusskriterien).

Bereits durch dieses Verfahren wird klar, dass naturwissenschaftliche und auch klinische Studien, die nach dem gleichen Muster verfahren, niemals die Wirklichkeit insgesamt erfassen, sondern immer schon eine künstliche Situation beschreiben. Ergebnisse aus derart konzipierten Studien müssen daher immer auch artifiziell sein. Ihre Aussagekraft muss sich aufgrund der Methode folgerichtig ausschließlich auf die Studiensituation beziehen. Die Wertschätzung erfährt dieses Vorgehen durch den enormen Erfolg, den es bei akuten

Erkrankungen vorweisen kann (Operationsmethoden, Behandlung des akuten Myokardinfarktes etc.).

Beim Versuch der Übertragung der Studienergebnisse (Tortenstück) auf die Patientenwirklichkeit (Rest der Torte) müssen ebenso folgerichtig Probleme der Interpretation entstehen.

Das hier geschilderte Verfahren klinischer Studien oder anderer naturwissenschaftlicher Ergebnisse der Medizin wäre unproblematisch, wenn die Begrenztheit der Aussage für die klinische Praxis von allen akzeptiert und in der Interpretation der Ergebnisse immer auch der künstliche Charakter berücksichtigt würde.

Probleme entstehen regelhaft dann, wenn der Forscher aus den Ergebnissen seines Tortenstückes Rückschlüsse auf die gesamte Torte schließen will, sofern er sich dieser Torte überhaupt bewusst ist. Dies ist z. B. der Fall, wenn Studienergebnisse zu Reduktionsdiäten auf die Gesamtbevölkerung übertragen werden und ein Scheitern eines solchen Versuches als Versagen des behandelnden Arztes vor Ort ausgegeben wird. Ein weiteres Beispiel ist der sog. „Placebo-Effekt": Der Placebo-Effekt bezeichnet eine beobachtbare Wirklichkeit im Bereich der gesamten Torte. Weil er mit den Methoden der Naturwissenschaft, die sich eben nur auf das kleine Tortenstück beziehen, nicht gemessen werden kann, wird er in den Bereich der Magie oder Scharlatanerie verschoben. Die naturwissenschaftlichen Protagonisten sprechen ihm den notwendigen Realitätsgehalt ab, nur weil er den beschränkten Messmethoden künstlicher Studienbedingungen nicht zugänglich ist.

„Realität", „Wahrheit", „Tatsachen" sind jedoch Begriffe, die nicht nur auf naturwissenschaftlich fassbare, d. h. messbare Daten angewandt werden, sondern auf „Alles, was der Fall ist" (Wittgenstein); denken wir zurück an das Beispiel des Verliebtseins. Die Diskussion kann also nicht in der Grundauffassung geführt werden, dass alles, was der naturwissenschaftlichen Methode nicht zugänglich ist, keinen Realitätsgehalt besitzt, sondern muss so, dass alles, was nicht messbar ist, eines anderen wissenschaftlichen Zugangs bedarf, der außerhalb der reduktionistischen, mathematisch-statistischen Methoden zu suchen ist. Während in den meisten Fällen die naturwissenschaftlich orientierten Diabetologen nach einer Ausweitung ihrer eigenen Methode rufen („We need more studies ..."), müsste eigentlich, um hierdurch unsinnig vergeudete Energie zu sparen, die derzeit vorherrschende Forschungsmethode erweitert werden.

„Wissenschaftliche Wahrheitsfindung" im Sinne von Griese müsste eigentlich lauten: „Überprüfung der panmathematischen Methoden auf ihre Schlüssigkeit im begrenzten Horizont" (Tortenstück). Dies kann eine Aufgabe der Grundlagenforschung sein. Die Aufgabe des klinischen Forschers ist jedoch die Überprüfung von Sachverhalten („Alles was der Fall ist", also auch z. B. Gefühle, Phantasien etc.) auf ihre Tatsächlichkeit und weiterhin die Überprüfung der Möglichkeit des Transfers künstlich erzeugter Daten in die klinische Praxis. Durch diese Problemstellung muss der o. g. megalomane Anspruch universitärer Wissenschaft zwingend bescheiden werden, weil die erkenntnistheoretischen Grundlagen hier den von Griese geäußerten Absolutheitsanspruch gar nicht mehr zulassen, denn „Sachverhalte sind Tatsachen immer nur für jemanden und nur für eine Zeit" (Schmitz, 1999).

Die Aufgabe der nächsten Jahre wird es sein, die Grenzen der verschiedenen Forschungsmethoden leidenschaftslos zu beschreiben, die großen Leistungen, aber auch die großen Beschränkungen der bisher völlig überschätzten naturwissenschaftlichen Methodik aufzuzeigen und über eine Definition der Schnittmengen der zu benutzenden Verfahren in einen konstruktiven Dialog bei gleichzeitiger gegenseitiger Wertschätzung zu kommen: Ohne die naturwissenschaftlichen Grundlagen bei allen ihren Artefakten, wäre die Diabetologie nicht so weit wie jetzt, ohne eine Erweiterung dieser Grundlagen durch gänzlich andere Forschungsverfahren blieben diese Ergebnisse auf wenige Patienten und Ärzte beschränkt und der Versorgungs- und Behandlungsanspruch könnte nicht eingelöst werden.

Literatur

Schmitz, H.: Höhlengänge – Über die gegenwärtige Aufgabe der Philosophie; Akademie Verlag, Bonn 1997

4 Psychopathologie als Hilfswissenschaft der Diabetologie: das chronische, hirnorganische Psychosyndrom

4.1 Therapieziele in der Diabetologie

Die Senkung erhöhter Blutzuckerwerte hat zwei Ziele:
1. Nahe – Normoglykämie zur Verhinderung von Folgekomplikationen,
2. Beschwerdefreiheit.

Das Therapieziel „Nahe-Normoglykämie" setzt als Patientenstatus einen „Kunden" (DeShazer: siehe Artikel von Siebolds) voraus. Kunden haben ein klares Problembewusstsein und sind in der Lage, neben einer Lebensstiländerung auch aufgrund ihrer intellektuellen Kapazität eine funktionelle („intensivierte") Insulintherapie durchzuführen. Beide Voraussetzungen sind häufig bei jungen Patienten mit Typ-1- oder Typ-2-Diabetes gegeben. Das Gros der älteren und alten Patienten besitzt diese Voraussetzungen nicht.

Beschwerdefreiheit bedeutet auf somatologischer Seite:

1. Beseitigung hyperglykämiebedingter Symptome wie Hautjucken, vermehrter Durst und vermehrtes Wasserlassen oder gehäufte Infektionen.
2. Zusätzlich:

a) Beeinflussung der Progression atherosklerotischer Komplikationen durch ausreichende antihypertensive Therapie und Therapie einer bestehenden Fettstoffwechselstörung.
b) Verhinderung von akuten und chronischen Komplikationen am Fuß durch externe Kontrolle und adäquate Therapie der autonomen Frühstadien des diabetischen Fuß-Syndroms (adäquate Schuhversorgung).
c) Sachgerechte Supervision des Augenhintergrundes zur stadiengerechten Laserkoagulationstherapie im Sinne der Prävention von Erblindungen.

Alle diese Bereiche sind durch externe Therapie- und Diagnosemaßnahmen erreichbar, ohne dass der Patient seinen Lebensstil wesentlich ändern muss.

Neben den somatologischen Parametern ist die wesentliche Stellgröße aller Bemühungen jedoch in der Therapie hyperglykämiebedingter, psychiatrischer Zielsymptome zu sehen, Symptome, die der Organmedizin aufgrund ihrer einseitigen Ausrichtung bis heute entgangen sind.

Ältere Patienten mit Diabetes mellitus leiden häufig an Einschränkungen ihrer intellektuellen und emotionalen Fähigkeiten. Dies hat flächendeckend dazu geführt, dass diese Patientengruppe mit Begriffen wie: „Dick, doof, Diabetes" belegt und von vielen Seiten hier therapeutische Anstrengungen als sinnlos beschrieben wurden. In der Tat kann die

Diabetestherapie im höheren Lebensalter die Überlebenszeit nicht mehr verlängern. Die Beobachtung der psychiatrischen Symptome zeigt aber sehr wohl, dass eine Senkung des Blutzuckers diese mildern oder gar zur Remission bringen kann und häufig dazu führt, dass die Patienten ihre Lebensfreude zurückgewinnen oder aber die Chance bekommen, weiterhin ihr Leben autonom zu führen. Es lohnt also, sich auch als Diabetologe Grundkenntnisse der psychopathologischen Diagnostik anzueignen.

Ziel dieses Beitrages ist es, organmedizinisch ausgebildete Therapeuten in die Lage zu versetzen, die häufigste Komplikation des Diabetes mellitus im Alter, das sog. „chronische, hirnorganische Psychosyndrom" („HOPS", „Demenz") zu erkennen und den Rückgang der Symptome im Verlaufe der Therapie zu beurteilen. Hierzu wird nach einer kurzen Einführung in die Psychopathologie das Kernsyndrom beschrieben.

4.2 Diabetes mellitus und chronisches, hirnorganisches Psychosyndrom

Anhaltende Hyperglykämie verursacht über den Mechanismus der „Glycierung" („nichtenzymatische Glykosilierung") u. a. mikroangiopathische Folgekomplikationen:

Bekannt sind hier üblicherweise:

1. diabetische Nephropathie,
2. diabetische Retinopathie,
3. funktionelle Mikroangiopathie des Fußes (als eine Mitursache des diabetischen Fuß-Syndroms).

Nicht so bekannt und in der Diskussion nicht geläufig ist die

4. zerebrale Mikroangiopathie,

also die glycierungsbedingte Durchblutungsstörung der Endstrombahn des Gehirns. Im Zusammenhang mit Diabetes und arterieller Hypertonie finden sich häufig kleinere klinisch stumme Infarktzonen („lakunäre Infarkte") in den aus anderen Gründen durchgeführten Computertomographien. Meistens werden aus diesen Zufallsbefunden keine therapeutischen Schlüsse gezogen.

Die zerebrale Mikroangiopathie bedingt aber die im Weiteren zu schildernden psychiatrischen Symptome der Demenz, die häufig der Diagnostik entgehen, weil sie nur diskret ausgeprägt sind und dem Untersucher das diagnostische Instumentarium der Psychopathologie nicht zur Verfügung steht („denkstilgerichtete Wahrnehmungsverarmung", siehe dort).

Weil die psychiatrischen Symptome des chronischen, hirnorganischen Psychosyndroms durchblutungsbedingt sind, sind sie auch durch eine Verbesserung der Rheologie, also durch Blutzuckersenkung, reversibel: Im Alter stellt die Beeinflussung der Demenz durch blutzuckersenkende Maßnahmen *das* Zielsymptom der Diabetestherapie dar, auch dann, wenn

Nahe-Normoglykämie nicht mehr erreichbar ist. Der sachgerechte Umgang mit diesem Therapieziel setzt Grundkenntnisse der Psychopathologie voraus:

4.3 Psychopathologie

Psychopathologie arbeitet mit der geordneten und systematischen Beschreibung des Patientenverhaltens. Ähnlich wie in der Organmedizin müssen somit für diese Beschreibungen scharfe Definitionen benutzt werden, damit das Reden über Symptome nicht in Beliebigkeit verfällt:

„Der Gegenstand der Psychopathologie ist das wirkliche bewusste psychische Geschehen. Wir wollen wissen, was und wie Menschen erleben, wir wollen die Spannweite der seelischen Wirklichkeiten kennen lernen. Und nicht nur das Erleben der Menschen, sondern auch die Bedingungen und Ursachen, von denen es abhängt ..." (K. Jaspers, 1973).

Psychopathologie ist somit die Wissenschaft von den Erlebnis- und Verhaltensweisen des Individuums, insbesondere in seinen krankhaften Ausprägungen. Bevor die Ursache möglicher psychiatrischer Störungen geklärt werden kann (Laien, z. B. Diabetologen, begehen oft den Fehler, durch Psychologisieren vorschnell Deutungen des Verhaltens angeben zu wollen: „Patient will nicht", „Rentenjäger", „weil er vor drei Jahren seine Mutter verloren hat ...", „Ich verstehe gar nicht, wieso der Patient homosexuell geworden ist, er hatte doch so eine attraktive Frau ..."), versucht die Psychopathologie die Ausdrucksphänomene psychischen Geschehens wertfrei zu beschreiben und begrifflich zu fassen, um sie erst anschließend möglichen Krankheitsgruppen zuzuordnen. Am Anfang psychopathologischer Betrachtung steht die möglichst genaue und differenzierte phänomenologische (beschreibende) Erfassung krankhaften menschlichen Verhaltens.

Beschreibung und Klassifizierung sowie die Zuordnung in (angenommen) gesund und pathologisch bedeuten jedoch nicht, dass hieraus eine Reduktion oder gar Stigmatisierung des Patienten folgen muss: „Für ihn als Psychopathologen genügt es, wenn er von der Unendlichkeit jedes Individuums weiß, die er nicht ausschöpfen kann" (K. Jaspers, 1973).

Die Gefahr, den Patienten ungerechtfertigterweise auf Symptome oder Störungen zu reduzieren, besteht eher dann, wenn ein diagnostisches Instrumentarium und eine Vorstellung der Bedingungskonstellationen nicht bestehen, so wie es bei rein organmedizinisch ausgebildeten Therapeuten häufig der Fall ist. Dann ist die Bewertung des Patienten in seinen seelischen Dimensionen irrational und läuft Gefahr, durch das bestehende Machtgefälle zwischen Arzt und Patient zum Schaden des Patienten auszufallen. Ganz entscheidend ist, dass psychopathologische Beschreibung und Klassifikation des Verhaltens und Erlebens des Patienten sich einer moralischen Wertung dezidiert entziehen. Die Vermengung einer laienhaften psychiatrischen Bewertung mit moralischen Vorstellungen des Arztes ist bei psychiatrisch Ungebildeten häufig, wenn nicht gar die Regel. Diese spiegelt sich in der Diabetologie in Begriffsbildungen wie „Sekundärversager", „mangelnde Compliance", „mangelnde Kooperationsbereitschaft", „Patient hat eine Meise", „Dick, doof, Diabetes" etc.

Psychopathologie kann somit helfen, den Patienten in seiner Einmaligkeit zu akzeptieren und gleichzeitig durch Erfassung und Zuordnung seines Verhaltens und Erlebens, Toleranz gegenüber seiner Individualität zu sichern, auch wenn seine Persönlichkeit der des behandelnden Arztes (bzw. Teams) zuwiderläuft: „Zumal ethische, ästhetische, metaphysische Wertungen (...) völlig unabhängig von psychopathologischer Wertung und Zergliederung (sind)" (K. Jaspers, 1973).

4.4 Der psychopathologische Befund

Immer wenn uns Menschen begegnen, machen wir uns ein Bild von deren Persönlichkeit. In der Regel ist diese Meinungsbildung unsystematisch und auch vorsprachlich. Der Eindruck, den wir haben, kann von uns schwer in Worte gefasst werden und doch leitet er den Umgang mit dem Gegenüber und beeinflusst uns als Therapeuten auch in therapeutischen Entscheidungen. Bei Patienten erheben wir „vorgestaltlich" einen psychopathologischen Befund ohne uns hierüber Rechenschaft abzulegen. Im Anschluss an diesen Befund kommen wir zu einer Schlussfolgerung, etwa in dem Sinne „normal", „guter Patient", „Meise", „haltlos", „gute Compliance", „ordentlich", „sympathisch" etc.: Es werden unsystematisch beobachtete Verhaltensmerkmale des Patienten mit unsystematischen Verhaltensanmutungen sowie moralischen Haltungen des Therapeuten verknüpft.

Um die Beurteilung eines Patienten (Mitarbeiters) zu systematisieren und einen Befund auch so kommunizierbar zu machen, sodass ein Zweiter in dem gleichen Sinne versteht, wie wir ihn gemeint haben, brauchen wir Begrifflichkeiten, die für jeden einsehbar definiert sind: Dies sind die Kriterien des psychopathologischen Befundes.

Der systematisch erhobene, psychopathologische Befund gliedert sich nach folgenden Merkmalen:

Psychopathologische Befunderhebung I; (AMDP; 1981)

1. Bewusstseinslage
2. Orientierung
3. Aufmerksamkeit und Gedächtnis
4. Formales Denken
5. Befürchtungen und Zwänge
6. Wahn
7. Sinnestäuschungen
8. Ich-Störungen
9. Affektivität
10. Antrieb und Psychomotorik
11. Zirkadiane Rhythmik

Jedes einzelne dieser Kriterien hat wiederum Unterpunkte, die zusätzlich differenzierbar, zudem exakt definiert sind (AMDP-System) und den Patienten genauer erfassbar machen:

Psychopathologische Befunderhebung II; (AMDP; 1981)

1.	**Bewusstseinsstörungen**	**7.**	**Sinnestäuschungen**
1.1	-minderung	7.1	Illusion
1.2	-trübung	7.2.	Halluzinationen :
1.3	-einengung	7.2.1	Stimmenhören (Phoneme)
1.4	-verschiebung (altered states of consciousness)	7.2.2	andere akustische H. (Akoasmen)
		7.2.3	optische Halluzinationen
2.	**Orientierungsstörungen**	7.2.4	Körperhalluzinationen
2.1	zeitlich	7.2.5	Geruchs- und Geschmackshalluz.
2.2	örtlich		
2.3	situativ	**8.**	**Ich-Störungen**
2.4	zur eigenen Person	8.1	Derealisation
		8.2	Depersonalisation
3.	**Aufmerksamkeits- und Gedächtnisstörungen**	8.3	Gedankenausbreitung
3.1	Auffassungsstörungen	8.4	Gedankeneingebung
3.2	Konzentrationsstörungen	8.5	Gedankenentzug
3.3	Merkfähigkeitsstörungen	8.6	andere Fremdbeeinflussungserlebnisse
3.4	Gedächtnisstörungen		
		9.	**Störungen der Affektivität**
4.	**Formale Denkstörungen**	9.1	ratlos
4.1	gehemmt	9.2	Gefühl der Gefühllosigkeit
4.2	verlangsamt	9.3	affektarm
4.3	umständlich	9.4	deprimiert
4.4	eingeengt	9.5	hoffnungslos
4.5	perseverierend	9.6	ängstlich
4.6	Grübeln	9.7	euphorisch
4.7	Gedankendrängen	9.8	dysphorisch
4.8	Ideenflucht	9.9	gereizt
4.9	Vorbeireden	9.10	innerlich unruhig
4.10	Gedankenabreißen	9.11	klagsam, jammerig
4.11	Zerfahrenheit	9.12	Insuffizienzgefühle
		9.13	gesteigerte Selbstwertgefühle
5.	**Befürchtungen, Zwänge**	9.14	Schuldgefühle
5.1	Misstrauen	9.15	Ambivalenz
5.2	Hypochondrie	9.16	Parathymie
5.3	Phobien	9.17	Affektlabilität
5.4	Zwangsdenken	9.18	Affektinkontinenz
		9.19	Affektstarre
6.	**Wahn**		
6.1	Wahnstimmung (Trema)	**10**	**Antriebs- und psychomotorische Störungen**
6.2	Wahnwahrnehmung	10.1	Antriebsarmut
6.3	Wahneinfall	10.2	Antriebshemmung
6.4	Wahngedanken	10.3	Antriebssteigerung
6.5	systematisierter Wahn	10.4	motorische Unruhe
6.6	Beziehungswahn	10.5	Manieriertheit
6.7	Verfolgungswahn	10.6	Theatralik
6.8	Eifersuchtswahn	10.7	Mutismus
6.9	Schuldwahn	10.8	logorrhoisch
6.10	Verarmungswahn		
6.11	hypochondrischer Wahn	**11.**	**zirkadiane Rhythmik**
6.12	Größenwahn	11.1	morgens besser
		11.2	abends besser

Auch die hier dargestellten Unterpunkte müssen nun wiederum einzeln definiert werden, damit unter den Therapeuten eine gemeinsame Sprache entsteht. Die erforderlichen Definitionen an dieser Stelle aufzuführen, würde den Rahmen des Kapitels sprengen; auf die entsprechende Fachliteratur sei verwiesen: (AMDP, 1981; Fähndrich, 1989; Glatzel, 1981; Janzarik, 1981; Schneider, 1980).

Nach Gewinnung der (psychopathologischen) Symptome aus differenzierter Beobachtung werden dann analog dem organmedizinischen Modell regelhaft wiederkehrende Symptomenkomplexe beschrieben und zu Syndromen (z. B. Schizophrenie) zusammengestellt. Eine Aussage über die Genese der Syndrome ist nicht getroffen. Einige Syndrome können heute organischen Ursachen und somit pathogenetischen Mechanismen zugeordnet werden (organische Psychosen), andere nicht (endogene Psychosen).

Die tiefer liegenden Probleme der Psychiatrie sind für den Diabetologen nicht interessant. Entscheidend ist, dass er aus der Fülle der möglichen psychopathologischen Erscheinungen seinen Blick für die typische Symptomkonstellation der Demenz schärft.

4.5 Das chronische, hirnorganische Psychosyndrom (Demenz)

(American Psychiatric Association, 1984; Kügelgen, 1991; Lauter, 1989; Lishman, 1983; Möller/Rohde, 1993; Schneider, 1980; WHO, 1991).

Von den zugegebenermaßen komplizierten und vom Somatologen nur sehr schwer zu verstehenden psychiatrischen Störungen ist das hirnorganische Psychosyndrom (senile und präsenile Demenz) die für den Diabetologen am einfachsten zu diagnostizierende und auch nachvollziehbare Erkrankung. Die Diagnostik ist einfach, weil die wenigen Kriterien schnell und sicher erkannt werden können, wenn sie einmal bekannt sind. Die Einfühlung durch Erklärbarkeit ist auch für Diabetologen leicht, weil die Erkrankung „organnah" ist und sich somit dem gewohnten somatologischen Erklärungsmuster des Organmediziners bruchlos einfügt. Wird das hirnorganische Psychosyndrom nicht erkannt, kommt es häufig zu Überforderungen des Patienten, bzw. zur Festlegung unrealistischer Therapieziele. Wichtig ist zusätzlich, dass die Symptome des HOPS unter verbesserter Hydrierung und angepasster Blutzuckersenkung z. T. komplett reversibel sind, sodass die Therapieziele im Verlaufe einer Behandlung immer wieder überdacht und modifiziert werden müssen.

Kriterien des chronischen, hirnorganischen Psychosyndroms (Demenz)

1. Merkfähigkeitsstörungen (mnestische Störungen)
2. Affektlabilität
3. Verlust des Eigenantriebs bei erhaltener Fremdanregbarkeit
4. Intoleranz gegen simultane, sensorische Stimuli
5. verlangsamter, umständlicher Gedankengang
   (mit Haften an nebensächlichen Details)
6. Auffassungsstörungen (Begriffsfindungsstörungen)
7. Rigidität der Verhaltensweisen („Charakterzuspitzung")
8. Bewusstseinswachheit
9. erhaltene Fassade

4.6 Kommentare zu den psychopathologischen Symptomen

4.6.1 Merkfähigkeitsstörungen (Störungen des Kurzzeitgedächtnisses)

Definition (AMDP):

Herabsetzung bis Aufhebung der Fähigkeit, sich frische Eindrücke über eine Zeit von ca. 10 Minuten zu merken.

Die Patienten geben z. B. von sich aus an, dass sie „vergesslich" geworden sind, sich auch einfache Dinge des Tages aufschreiben müssen, oder sie sagen: „Ja, das ist der Alzheimer." Schulungsteams machen die Erfahrung mit Patienten, die ein strukturiertes Curriculum durchlaufen haben und nach Entlassung beim Hausarzt angeben, dass ihnen z. B. die Blutzuckereigenmessung nicht gezeigt wurde (Anruf des Hausarztes im Krankenhaus: „Was haben Sie eigentlich die ganze Woche mit dem Patienten gemacht: Blutzucker messen kann er nicht, und die Insulindosis anpassen kann er auch nicht: Aber dafür hatte ich Ihnen den Patienten doch geschickt!"). Viele Schwestern kennen eine andere typische Situation, hervorgerufen durch mnestische Störungen: Angehörige beschweren sich nachmittags bei der Stationsschwester, dass ihr(e) Vater/Mutter kein Mittagessen bekommen hat. Die Schwestern sind sich aber sicher, dass sie das Essen gebracht und dem Patienten auch beim Essen geholfen haben. Der gesamte Vorgang wurde von der Patientin einfach vergessen.

Andere ältere Patienten finden ihr Zimmer nicht wieder, haben die Zimmernummer oder gar die Etage und Station vergessen usw.

Mnestische Störungen werden u. U. als belastend erlebt. Häufig führen sie dazu, dass ältere Menschen immer häufiger von Ereignissen der Vergangenheit erzählen, weil die aktuellen nicht mehr richtig erinnert werden. Für den Zugang zum Patienten in der Diabetologie bedeutet das Vorkommen mnestischer Störungen natürlich, dass die Schulungsinhalte erheblich reduziert werden müssen. Übliche Qualitätsanforderungen können hier nicht mehr gelten. Die Anpassung der Therapieziele stellt hier eine wichtige und an die Kompetenz des Diabetologen große Anforderungen stellende Maßnahme dar. Noch einmal ist zu beachten, dass mnestische Störungen unter Senkung des Blutzuckers zurückgehen können, so dass im weiteren Verlauf der Therapie ggf. auch die Schulungsinhalte wieder vermehrt werden können.

4.6.2 Affektlabilität

Definition (AMDP):

Schneller Stimmungswechsel, der auf einen Anstoß von Außen erfolgt: Vergrößerung der affektiven Ablenkbarkeit. Die Affekte haben meist eine sehr kurze Dauer und unterliegen vielfachen Schwankungen.

Patienten geben z. B. an, dass sie in letzter Zeit „weinerlich" geworden sind: Das Ertönen von Kinderstimmen führt zu Tränen, Geigenspiel macht stark „sentimental" etc. Nach Beendigung des Stimulus (z. B. Abschalten des Fernsehapparates) ändert sich die Stimmungslage sofort.

Affektlabilität hat u. a. auch zur Folge, dass die Objektkonstanz verloren geht. Die interaktiven Folgen wird Siebolds in seinem Beitrag darstellen.

4.6.3 Verlust des Eigenantriebes bei erhaltener Fremdanregbarkeit

Fremdanregbarkeit ist ein großer Vorteil von geschlossenen diabetologischen Schulungsanstalten wie z. B. Kurkliniken oder Krankenhäusern: Die hier angebotenen Schulungsmaßnahmen halten den Patienten dauernd in Bewegung, ohne dass er selbst Initiative ergreifen muss. Hierdurch erklären sich auch die guten Therapieerfolge unter stationären Bedingungen. Wird der Patient dann allerdings entlassen, fehlt zu Hause die Diabetesberaterin, der Physiotherapeut und der Krankenhausstundenplan, bleibt der Patient ohne Initiative wieder im Sessel sitzen, kann sich nicht vorstellen, spazieren zu gehen, um Gewicht zu reduzieren etc.

Angehörige berichten andererseits von erstaunlichen Änderungen der Persönlichkeit des Patienten nach erfolgter Blutzuckersenkung: „Was haben Sie mit meinem Mann gemacht? Der ist wie ausgewechselt, liest wieder Zeitung und will sogar wieder mit dem Hund spazieren gehen." Die Patienten selbst berichten idealerweise: „Seit ich Insulin spritze, fühle ich mich wie neu geboren". Alle diese Verbesserungen sind auch unter unteroptimaler Diabetestherapie allein durch Blutzuckersenkung zu beobachten.

4.6.4 Intoleranz gegen simultane, sensorische Stimuli

Definition (AMDP):

Zwei gleichzeitige akustische Reize (z. B. Gespräch mehrerer Personen in einem Raum bei gleichzeitigem Erklingen von Musik etc.) führen zu Konzentrationsstörungen, Angespanntheit weil die Gerichtetheit auf den wesentlichen Stimulus nicht mehr geleistet werden kann. Folge: sozialer Rückzug.

Patienten berichten: „Seit einigen Jahren gehe ich ins Bett, wenn meine Tochter mit den Enkeln kommt: Das Durcheinandergerede macht mich verrückt"; „Auf Feierlichkeiten gehe ich schon lange nicht mehr"; „Wenn ich am Fernseher sitze und meine Frau telefoniert, muss ich sie rausschicken, sonst kann ich mich nicht konzentrieren".

4.6.5 Umständlicher Gedankengang

Definition (AMDP):

Verlust der Fähigkeit, das Nebensächliche vom Nichtwesentlichen (bezogen auf die Interviewthematik) trennen zu können. Der Patient verliert sich in unwichtigen Einzelheiten, bleibt an ihnen hängen, ohne gänzlich vom Ziel abzukommen (Weitschweifigkeit).

Alle Therapeuten kennen die Problematik des umständlichen Gedankenganges aus ihrer täglichen Praxis, weil alle immer unter Zeitdruck stehen. Häufig wird es vermieden, mit dem Patienten Kontakt aufzunehmen, weil allein schon die Frage: „Wie geht es, Herr ..?" zur Aufarbeitung der Lebensgeschichte entarten kann. Hier besteht die wesentliche Aufgabe des Therapeuten darin, Fragen an den Patienten möglichst eng fokussiert zu stellen, um das assoziative Feld zu begrenzen, und weiterhin darin, den Patienten – ohne ihn zu kränken – immer wieder auf die Thematik des Gespräches zurückzuführen.

Der umständliche Gedankengang kann auch ohne Vorliegen des HOPS vorkommen, z. B. bei Zwangscharakteren, die um des Prinzips willen keine Details auslassen können, auch wenn sie intellektuell als nebensächlich erkannt werden („pedantische Kleinkrämerei"). Als landsmannschaftliche Prägung ohne Krankheitswert kommt sich in Nebensächlichkeiten verlierendes Denken z. B. auch beim „Rheinländer" vor.

4.6.6 Auffassungsstörungen

Definition (AMDP):

Störung der Fähigkeit, Wahrnehmungserlebnisse in ihrer Bedeutung zu begreifen und sinnvoll miteinander zu verbinden, bzw. in den eigenen Erfahrungsbereich einzubauen.

Auffassungsstörungen geringer Ausprägung sind häufig aber sehr schwer zu erfassen. Sie beeinträchtigen den Kontakt zwischen Patient und Therapeut, weil der Therapeut häufig den Eindruck hat, der Patient nehme ihn nicht ernst oder höre ihm überhaupt nicht zu. Das führt zu Aggressionen („Antworten Sie doch auf meine Frage ...!").

Einige Beispiele aus dem klinischen Alltag:

Eine Patientin ist gestürzt und liegt am Boden. Die Schwester hilft ihr und fragt: „Möchten Sie lieber liegen oder sitzen?" – Patientin: „Ich möchte essen!"

In der Schulungseinheit „Dosisanpassung" wird der „Index" („Insulin-BE-Verhältnis"; „KH-Berechnungsfaktor") besprochen. Die Frage an den Patienten: „Es besteht das Insulin-BE-Verhältnis von 3 (IE Insulin) zu 1BE. Sie möchten 4 BE essen. Wie viel Insulin müssen Sie spritzen?" – Der Patient ist ratlos und kann die Frage auch nach längerem Nachdenken nicht beantworten. Die Diabetesberaterin formuliert die Frage um (in einen Erfahrungsbereich, der dem Patienten geläufig ist): „Sie möchten für ein Nachmittagskaffeetrinken für jeden Gast 3 Stücke Kuchen kaufen. Eingeladen haben Sie 4 Gäste. Wie viel Stücke Kuchen kaufen Sie?" – Die Antwort ist dem Patienten natürlich geläufig: „12 Stücke Kuchen." Während hier der Erfahrungsbereich über Jahrzehnte gewohnt ist, kann die neue Information (Berechnung von Insulindosierungen) aufgrund der Auffassungsstörung nicht mehr integriert werden.

Beim Vorliegen von Auffassungsstörungen wird es somit in Schulungen ggf. sehr schwierig, die komplexen Themen und Zusammenhänge (Kohlenhydrate, Insulin, Spritz-Ess-Abstand, Bewegung) an den Patienten zu vermitteln.

4.6.7 Rigidität der Verhaltensweisen

Die über Jahrzehnte angeeigneten, gewohnten und bewährten Reaktionsmuster können aufgrund der vorbeschriebenen kognitiven und affektiven Störungen ohne Verlust der sozialen Kompetenz und Sicherheit nicht mehr gewechselt werden.

Der Patient erlebt seine Einschränkungen und greift unwillkürlich auf die Mechanismen und Verhaltensweisen zurück, die sich in früheren Situationen bewährt hatten. Da die Flexibilität zunehmend verloren geht, werden diese Verhaltensmuster immer häufiger auch in Situationen angewandt, die diesem Verhalten nicht entsprechen.

Dieses starre Festhalten an eingeschliffenen Verhaltensmustern häufig auch in nunmehr unpassenden Situationen, wird unter dem Begriff „Charakterzuspitzung" zusammengefasst: Im Charakter früher aufgeweichte, aber prädominante Züge werden zunehmend deutlicher, die Modulationsfähigkeit geht zunehmend verloren. Das Phänomen ist so weit verbreitet, dass es in die Sprachwendungen des „Volksmundes" Eingang gefunden hat: „Der Sparsame wird geizig, der Großzügige verschwenderisch."

4.6.8 Bewusstseinswachheit

Die Patienten sind uneingeschränkt vigilant (differentialdiagnostisches Kriterium zum akuten exogenen Reaktionstypus, dem akuten hirnorganischen Psychosyndrom). Die Bewusstseinswachheit führt dazu, dass die zugrunde liegende Störung des Patienten („zerebrale Mikroangiopathie" mit Demenz) nicht wahrgenommen und der Patient häufig überfordert wird. Bewusstseinstrübung (Somnolenz, Stupor, Sopor, Koma) ist immer ein Zeichen eines akuten, exogenen Reaktionstypus. Hier besteht nicht die Gefahr der falschen Bewertung, weil das Symptom im Kontext der Akut- und Notfallmedizin gut gelernt worden ist.

4.6.9 Erhaltene Fassade

Über Jahrzehnte erworbene Verhaltens- und Reaktionsweisen können mechanisch auch ohne gute Kurzzeitgedächtnisleistungen und bei Bestehen der anderen Störungen ablaufen, solange die von Außen kommenden Anforderungen gleich denen in der Vergangenheit sind. Da im mittleren und höheren Alter die Lebensabläufe stabil sind, können auch schwere kognitive und affektive Defizienzen unentdeckt bleiben. So werden der Weg zur Arbeit (Ortsfindung), die Arbeit selbst (starre soziale Mechanismen oder psychomotorisches Anspruchsniveau) und das Privatleben mühelos bewältigt; bei von Außen erzwungenem Wechsel des perzeptiven Umfeldes (z. B. Einweisung ins Krankenhaus) kommt es zum Zusammenbruch aller Kompensationsmechanismen, u. U. mit paranoider Entgleisung.

4.7 Verlauf

Erste Symptome der Demenz können bei Risikopatienten (z. B. DM) schon in frühen Lebensjahren auftreten, sodass auch schon bei 40-Jährigen nach ihnen gesucht werden sollte. Im weiteren Verlauf des Lebens werden die Symptome häufiger. Nicht nur die Patienten sind durch das hirnorganische Psychosyndrom in ihrer Beweglichkeit eingeschränkt und somit durch Überforderung von Außen (Schulungsprogramme) bedroht. Bei Berücksichtigung der oben genannten Kriterien wird es nicht schwer fallen, auch unter den Kollegen hirnorganisch eingeschränkte oder zugespitzte Persönlichkeiten zu finden: Wissenschaftliche Diskussionen auf Kongressen spiegeln häufig neben dem Sichtbarwerden der hierarchischen Ordnung der entsprechenden Gesellschaft hirnorganische Psychosyndrome: Die Zitate aus eigenen älteren bis alten Publikationen, die Zunahme des Festvortragsanteils, Bemerkungen wie: „Das haben wir vor zwanzig Jahren auch schon gewusst!", „Mein ehemaliger Chef hat immer gesagt ...", „Früher wurde noch gearbeitet!" lassen den psychiatrisch Interessierten auch andere Symptome wie formale Denkstörungen oder Auffassungsstörungen finden, die zumeist von der eingeschliffenen erhaltenen akademischen und gesellschaftlichen Fassade kompensiert werden. Die Zuspitzung der Sparsamkeit zum „Verarmungswahn des Chefarztes" ist darüber hinaus sprichwörtlich.

4.8 Schlussfolgerungen

Das chronische hirnorganische Psychosyndrom sowohl des Patienten als auch des Arztes stellt eine häufige Komplikation somatologischer Therapie dar.

Auf Seiten des Patienten führt sie häufig zu Überforderung durch überzogene Therapieziele und zu Aggression bei den Behandlern (umständlicher Gedankengang, starre, nicht mehr änderbare Verhaltensweisen, Auffassungsstörungen mit Notwendigkeit der geduldigen, wiederholten Erklärung etc.).

Auf seiten der Ärzte behindert es die Flexibilität in der Anpassung an den Patienten durch Charakterzuspitzung und die Toleranz gegenüber der Andersartigkeit des Individuums, das sich als Patient mit einem Symptom in Behandlung begibt, ohne deswegen seine Persönlichkeit aufgeben zu wollen.

Das Erkennen der Symptome des HOPS führt idealerweise zu mehr Toleranz gegenüber den Patienten im Team und zu aggressionsfreier Reduktion der Therapieziele.

Alle beschriebenen Störungen kommen nur selten zusammen und in voller Ausprägung vor, sodass ggf. bewusst nach ihnen gesucht werden muss. Die Diagnose „hirnorganisches Psychosyndrom" entlastet den Therapeuten nicht, sondern bedeutet, sich differenzierter als bisher um den Patienten zu bemühen. Gleichzeitig die Diagnose einer diabetisch bedingten mikroangiopathischen Demenz, dass gut begründete Hoffnung besteht, die Symptome durch angepasste Blutzuckersenkung zur Remission bringen zu können, eine Chance, die andere senile, präsenile oder metabolische Demenzen nicht bieten.

Literatur

American Psychiatric Association: Diagnostisches und statistisches Manual psychischer Störungen, DSM III; Weinheim, 1984
Arbeitsgemeinschaft für Methodik und Dokumentation in der Psychiatrie (AMDP): Das AMDP-System – Manual zur Dokumentation psychiatrischer Befunde; Springer, Berlin, 1981
Fähndrich, E.; R.-D. Stieglitz: Leitfaden zur Erfassung des psychopathologischen Befundes; Berlin, 1989
Jaspers, K.: Allgemeine Psychopathologie, 9. Aufl.; Springer, Berlin 1973
Kügelgen, B.; A. Hillemacher: Das hirnorganische Psychosyndrom; Reinbek 1991

Lauter, H.; A. Kurz: Demenzerkrankungen im mittleren und höheren Lebensalter; in: B. Cooper et al.: Alterspsychiatrie; in: Psychiatrie der Gegenwart, Bd. 8; Berlin, 1989
Lishman, W. A.: Organic Psychiatry – The Psychological Consequences of Cerebral Disorder; Oxford, 1983
Möller, H.; A. Rohde: Psychische Krankheit im Alter; Berlin, 1993
Schneider, K.: Klinische Psychopathologie, 12. Aufl.; Stuttgart, 1980
WHO: Internationale Klassifikation psychischer Störungen, ICD 10, Kap. V (F); Bern, 1991
Wing, J. K.; L. Wing: Handbook of Psychiatry, Bd. 3: Psychoses of uncertain Aetiology; Cambridge, 1982

5 Sprache und therapeutische Wirklichkeit

Das spezifisch Menschliche im Umgang mit anderen oder mit der Welt beruht auf Sprache. Sprache, auch dann, wenn sie sich auf rein technische Probleme bezieht, ist geladen mit Bedeutungen, die weit über die benutzten Wörter hinausgehen. Bedeutungen entstehen im sozialen Umfeld der sie benutzenden Individuen, im vorliegenden Fall dem sozialen Umfeld von Arzt und Patient. Das soziale Umfeld der beiden Partner besteht aus der jeweiligen individuellen Lebensgemeinschaft, diabetesbedingten Gemeinschaften (hier dem Deutschen Diabetiker Bund, dort der Deutschen Diabetes-Gesellschaft) und der Gesellschaft, die den übergeordneten Bedeutungsrahmen bildet. Im Weiteren wollen wir uns auf die Sprachgemeinschaft des Arztes konzentrieren, um Patienten mit Diabetes in die Lage zu versetzen, ihre Ärzte besser zu verstehen.

5.1 Medizinischer Denkstil

„Denkstil" bezeichnet die Art und Weise, mit den Problemen einer Fachgruppe (hier Ärzte, Diabetologen) umzugehen, überwiegend ohne weiteres kritische Nachdenken.

Ärzte durchlaufen eine akademische Ausbildung, die am Leitbild der Rettung von akut Kranken orientiert ist. Die ärztliche Selbstwertschätzung beruht auf der Meinung, durch viel technisches Wissen die Körpermaschine des (idealerweise bewusstlosen) Patienten so manipulieren zu können, dass Gesundheit entsteht. Der Patient kommt in dieser Ausbildung überwiegend als kranker Körper und nicht als Person vor. Zusätzlich besteht die traditionelle Hochschulausbildung auf der Grundannahme, dass medizinische Probleme und Maßnahmen „naturwissenschaftlich" exakt beschrieben, also berechnet werden können. Die Verkennung der Medizin als Naturwissenschaft bildet das Grundmissverständnis des derzeit die Ausbildung und das Selbstverständnis der Ärzte bestimmenden Denkstils.

5.2 Chronische und akute Erkrankungen

Während für akute Erkrankungen und Symptome (Herzinfarkt, Koma etc.) das Leitbild des Maschinenarztes, der alle Funktionen und Messgrößen der Körpermaschine kennen und manipulieren muss, große und unbestreitbare Erfolge zu verzeichnen hat, versagt es vollkommen bei dem Versuch, auch chronische Erkrankungen auf die gleiche Weise therapieren zu wollen: Außer bei akuten Stoffwechselentgleisungen (Ketoazidose, hypoglykämischer Schock) sind die Patienten wach und haben einen eigenen Lebensentwurf, der ggf. von dem des Arztes weit unterschieden ist. Zusätzlich ist jede Art von diabetologischer Therapie von der Mitarbeit des Patienten abhängig. Die üblicherweise, z. B. bei bewusstlosen Patienten, sinnvolle „Patientenführung" wird sinnlos, die ärztliche Aufgabe wandelt sich zu einer „Beratung" und „Begleitung". Die Qualität ärztlicher Beratung besteht in der Fähigkeit, den Patienten technisch zu beraten, ihn aber gleichzeitig in seiner Persönlichkeit zu respektieren und zwar auch dann, wenn dessen Lebensstil unterschiedlich von dem des Arztes ist. „Beratung" heißt in diesem Falle auch, dass der Arzt das vom Patienten gewählte gesundheitsschädigende Verhalten (z. B. Zigarettenrauchen) toleriert. Gerade diese Toleranz fällt den meisten Behandlern, die dem Leitbild der Akutmedizin verhaftet sind, jedoch unendlich schwer. Auch hier ist der Begriff der „Patientenführung" zentral: Solange dieser im Wortschatz des Arztes unhinterfragt auftaucht, so wie allerwegen sichtbar, kann davon ausgegangen werden, dass auch – entgegen allen Beteuerungen der Wichtigkeit von „Empowerment" und „Patientenautonomie" – die geheime Phantasie weiter besteht, der Arzt müsse über alle Details des Patientenlebens bestimmen, nur weil zufälligerweise ein Stoffwechselproblem vorliegt. Hinzu kommen ärztliche Größen- und Allmachtsphantasien („Hinter mir steht nur der Herrgott!"), mittels naturwissenschaftlicher Methoden und unabhängig vom Patientenwillen, Gesundheit – ggf. sogar ewiges Leben – herstellen zu können.

Der Patient bleibt unter diesen Voraussetzungen mit seinen eigenen Wünschen und Zielen ungefragt, insbesondere dann, wenn sein eigener Lebensentwurf nicht dem der offiziellen Medizin mit ihren Richtlinien zu „gesundem Leben" entspricht.

Dann setzt üblicherweise die Patientendiskriminierung seitens der Ärzte ein, vermittelt über vermeintlich wissenschaftliche Begriffe wie „Wohlstandssyndrom" – „schlechte Compliance" – „Sekundärversager", oder allgemeine Redewendungen wie „Dick, doof, Diabetes (im süddeutschen Raum: „Dick, dappisch, Diabetes") – „Indolenter Patient" etc. Besonders konzentriert ist die ärztliche Aggression gegenüber Rauchern und übergewichtigen Patienten („Dicke schwitzen wie die Schweine"). Diese Aggression glaubt sich mit Recht ihrem Ärger Luft zu machen, wird doch vordergründig das hehre Ziel der „Gesundheit" – manchmal sogar noch „Volksgesundheit" – vertreten.

Häufig wird hierbei vergessen, dass auch die Ärzte selbst ein gesundheitsbezogenes Risikoverhalten an den Tag legen: So sehen wir rauchende Ärzte, die auf Dicke schimpfen, dicke Ärzte, die auf rauchende Diabetiker schimpfen, Ärzte die Motorrad fahren (und damit das Risiko einer Querschnittslähmung provozieren) oder Ärzte, die – wie die gesamte Gesellschaft – den lebensgefährlichen Aktivitäten von sog. Formel-1-Rennen applaudieren. Nicht zu vergessen die ärztlich gestützte systematische Förderung gesundheitsschädigenden Verhaltens z. B. bei Kindern, die unter ärztlicher Aufsicht als Turnerinnen in den olympischen Wettkampf geschickt und nach Auftreten schwerer Rückendeformierungen dem Vergessen überantwortet werden.

Zusammengefasst steht der Patient mit einer chronischen Erkrankung einem medizinischen System gegenüber, das ungeachtet der Patientenpersönlichkeit für sich den Anspruch erhebt, alle Lebensbereiche des Patienten bestimmen zu können und auf alle Fragen des Lebensentwurfes des Patienten die richtige – medizinische – Antwort zu wissen. Ist der

Patient mit diesen Antworten auf Fragen, die er nie gestellt hat, nicht einverstanden, wird er moralisierenden Beschimpfungen ausgesetzt („schlechte Compliance"), oder die beteiligten Ärzte agieren ihre unbewussten Rachephantasien sadistisch aus (z. B. Vorenthaltung lebensnotwendiger Operationen bei Rauchern, strenge Reduktionsdiät mit Acetonkontrolle etc.). Vordergründig bleibt die Medizin ihren hochgesteckten Zielen treu: Man hat ja nur das Beste für den Patienten gewollt.

Die nachfolgenden Beispiele der benutzten Sprache geben Hinweise, wie bereits an den benutzten Worten des Behandlers verborgene Hintergründe und Motive des ärztlichen Handelns besser erkannt und verstanden werden können.

5.3 Sprachliche Hinweise auf benutzte Denkstile

Die im Folgenden aufgezeigten Beispiele zeigen die weit verbreiteten Grundannahmen, die medizinisches Handeln beinhaltet: Medizin bezieht sich auf rein organische Komplikationen, die mit technischen Mitteln – unabhängig von der Psyche des Patienten – beherrscht werden können. Verhaltensweisen können durch genaue Aufklärung über Ursachenzusammenhänge geändert werden (Änderungen des Lebensstils). Der Arzt allein weiß, was für den Patienten gut und richtig ist. Daher ist er berechtigt zur „Patientenführung". Folgt der Patient den Anweisungen nicht, ist er ein moralisch schlechter Patient und die Schuld des Therapieversagens liegt ausschließlich auf seiner Seite. Im schlimmsten Fall folgt die Bestrafung: „Entlassung gegen ärztlichen Rat", „Entlassung aus disziplinarischen Gründen", „Patient lehnt die Therapie ab". Die Vorstellungen des Patienten, sein eigenes Leben zu entwerfen und zu bestimmen, sind lästig und zeitaufwendig und verhindern eine zügige Genesung. Bei auftretenden Problemen ist allenfalls die Anzahl der Messwerte oder der Therapieverfahren (z. B. Anzahl der oralen Antidiabetika) zu erhöhen.

5.3.1 Sprachliche Hinweise auf diabetologische Inkompetenz

Als erstes zeigt sich diabetologische Inkompetenz in der Bezeichnung der zu behandelnden Diabetesart: Ärzte, die auch heute noch von „jugendlichem/juvenilem" (Typ-1) und „Altersdiabetes" (Typ-2) sprechen, zeigen an, dass sie das Wesen der beiden Diabetesformen nicht verstanden haben, oder aber dass sie durch eigenes Alter und eigene hirnorganisch bedingte Wesensänderung aufgrund konsekutiver Charakterzuspitzung und des affektiven Betroffenseins in vergangene Generationen eine Änderung der Terminologie nachzuvollziehen nicht mehr in der Lage sind. Bei angewandter Mischinsulintherapie ist der gleichzeitige Hinweis: „Patient hält seine Diät nicht ein" am ehesten eine Rationalisierung der eigenen therapeutischen Inkompetenz.

Ein weiteres Zeichen diabetologischer Inkompetenz findet sich in der Begriffsbildung: „Der Zucker steht gut". Hier zeigt sich ein Unverständnis gegenüber den tageszeitlich z. T. erheblichen Schwankungen der Blutzuckerwerte. Aus dieser Begriffsbildung ergibt sich häufig ein Kampf um die Verordnung von Teststreifen oder gar die Auffassung, eine monatliche

Messung des Blutzuckers in der Praxis sei ausreichend, die Stoffwechsellage zu beurteilen. Folgerichtig sind diabetologisch inkompetente Ärzte der Auffassung, man könne Patienten „zur Blutzuckereinstellung" ins Krankenhaus schicken. Hier zeigt sich der Glaube, der Zucker „stehe" und es könne durch bestimmte Manipulationen an der Körpermaschine im Krankenhaus „der Zucker" auf Dauer auch für die täglichen Lebensbedingungen „eingestellt" werden, etwa so wie man im Krankenhaus den Blinddarm entfernt oder an einem Motorrad in der Werkstatt den Vergaser einstellt. Die Notwendigkeit einer Patientenschulung zur Eigentherapie wird von diesen Ärzten meistens nicht gesehen.

5.3.2 Sprachliche Hinweise auf ärztlichen Führungsanspruch

Unhinterfragt – auch bei Ärzten die die Begriffe „Empowerment", „Selbstbestimmungsrecht des Patienten" oder „Patientenautonomie" im Munde führen (besonders gerne im Zusammenhang mit der St.-Vincent-Deklaration) – wird der Begriff „Patientenführung" benutzt. Hier zeigt sich für den sensibilisierten Hörer offen der Herrschaftsanspruch des Arztes gegenüber dem Patienten. Von Autonomie kann hier keine Rede sein. Folgerichtig sprechen führungsgewohnte Ärzte gerne von „meinen Patienten", als seien diese das Eigentum der Therapiehoheit (die derzeitige politische Diskussion über die „Versorgungskorridore" zeigt ähnliche Züge: Auch hier wird unter Ärzten heftig darüber gestritten, wem die Patienten gehören und nicht diskutiert, was die Patienten wohl eigentlich möchten). Die gleichen Ärzte sprechen dann auch ebenso gerne von „meinen Mitarbeitern" und reklamieren für sich gleichzeitig in einem „Team" (= Arbeitsgruppe aus gleichberechtigten Teammitgliedern) zu arbeiten. Wenn „meine Patienten" nicht tun, was ich als Arzt „verordnet" oder „angeordnet" habe, muss ich sie als Arzt entweder „knacken", „strenger führen" oder es handelt sich um „Versager" (z. B. „Sekundärversager": Jargon, der charakteristischerweise den sachlich richtigen Ausdruck „Versagen der Medikamententherapie" ersetzt) mit „schlechter Compliance". Auch der häufig verwandte Begriff der „Compliance" (engl.: „Einwilligung, Willfährigkeit, Unterwürfigkeit"), der nichts anderes bedeutet als Folgsamkeit des Patienten[3] gegenüber ärztlichen Anordnungen, zeigt an, dass der entsprechende Arzt auf seinem Führungsanspruch beharrt.

Ebenfalls sprechen Ärzte gerne von „dem Diabetiker", eine Begriffsbildung, die den ganzen Menschen auf ein Stoffwechselprodukt reduziert. „Den Diabetiker" kann es aber ebenso wenig geben wie „den Türken", würde man die jeweilige Persönlichkeit des Patienten berücksichtigen.

---

3 Eine weitere, charakteristische Bedeutung im semantischen Feld der Technik: Compliance bezeichnet „bei Plattenspielern die Nachgiebigkeit des bewegten Tonabnehmerteils, gegenüber den durch die Schallplatte erzwungenen Auslenkungen" (Brockhaus, Wiesbaden 1978, S. 600).

5.4 Moralischer Vorwurf als durchgängiges Merkmal bei Therapieversagen

Ein zentrales Problem ärztlichen Handelns stellt die Therapie des Übergewichts dar. Folgt man der wissenschaftlichen Literatur, so ist bisher keine ärztliche Maßnahme in der Lage gewesen, unabhängig vom Patienten ein normales Körpergewicht herzustellen, obwohl insbesondere ältere diabetologische Meinungsbildner nicht müde werden zu betonen, das Ausmaß der Gewichtsreduktion hänge u. a. von dem Gebrauch „wissenschaftlicher" Erkenntnisse und vom ärztlichen Engagement ab. Adipöse Patienten unterliegen daher sehr häufig ärztlichen Vorwürfen oder gar Beschimpfungen. Bereits der Begriff „Wohlstands-Syndrom" beinhaltet diesen Vorwurf. Weiter geht die Beschimpfung mit dem Hinweis „im 2. Weltkrieg habe es keinen Typ-2-Diabetes gegeben".

Weitere Sprachwendungen bestehen in Formulierungen wie „den Diabetiker verschlanken", „den Diabetiker abmagern" oder „therapeutische Unterernährung", als seien Ärzte hierzu in der Lage. Immer wieder wird „Diät" „verordnet" und deren Einhaltung wird durch verschärfte Kontrolle des Gewichtes oder des HbA1c-Wertes zu erzwingen gesucht.

In einer Befragung zu den Vorteilen eines neuen Insulinanalogons wurde von den befragten Ärzten die Möglichkeit, den Spritz-Ess-Abstand auch bei Typ-2-Patienten wegzulassen, nicht als Vorteil angesehen: „Soll er doch ruhig warten, wenn er schon so viel essen muss …".

Von „Versagern" wurde bereits gesprochen. „Schlechte Compliance" als einseitige Schuldzuweisung an den Patienten wurde schon erwähnt. Haben alle Ermahnungen und Kontrollen keine Wirkung, zeigt sich offene Entwertung des Patienten in dem Begriff der „Fettsucht" oder dem Spruch „Dick, doof, Diabetes". Krassere Beschimpfungen, besonders durch Chefärzte im Krankenhausmilieu („Bei ihnen müssen wir die Schweinewaage holen", „Sie fasse ich nur noch mit Drahthandschuhen an" etc.) sind vielen Assistenzärzten aus ihrer Tätigkeit gut bekannt.

Der Begriff der „Insulinmast" dient als magisch-animistische Erklärung für die offenbare Unmöglichkeit, durch ärztliche Anordnung Normgewicht herstellen zu können. Er führt weiterhin dazu, dass adipösen Patienten z. T. über Jahre eine notwendige Insulintherapie vorenthalten wird. Ein besonders krasses Beispiel der ärztlichen Wertschätzung von Patienten liefert das folgende Textbeispiel aus einem klassischen diabetologischen Lehrbuch: „Jede Überfütterung führt zur Fettsucht und mit großer Wahrscheinlichkeit irgendwann einmal zu Diabetes!". Wiewohl pathogenetisch einwandfrei, kann man sich der Anmutung rationaler Tierhaltung hier nicht erwehren.

Eine offene moralische Bewertung des Patientenverhaltens benutzt auch ein bekannter diabetologischer Meinungsbildner, wenn er von „undisziplinierter Lebensweise" spricht, ein weiterer älterer, aber noch tätiger Diabetologe spricht von „Risiken eines Dammbruchs", wenn man Patienten mit Diabetes auch nur geringe Erleichterungen ihrer „Diät" erlaubt.

Der moralische Unterton zeigt sich auch in den Phantasien, bei adipösen Patienten den Krankenkassenbeitrag zu erhöhen, oder den Selbstzahleranteil zu verschärfen. Niemand redet von den Skiläufern oder Motorradfahrern, die durch selbst erzeugtes Risikoverhalten die Kosten des Gesundheitswesens in die Höhe treiben. Von den Bungy-Jumpern und Rennfahrern oder Fußballspielern ganz zu schweigen. 1999 betrug die finanzielle Belastung der Krankenkassen durch Inline-Skating-Unfälle mehr als 500 Mill. DM.

Die benutzten Begriffsbildungen verhindern von vornherein einen angstfreien und rationalen Kontakt zwischen Arzt und Patient. Dieser wäre jedoch nötig, um die notwendigen Therapiemöglichkeiten und den Lebensentwurf des Patienten abschätzen zu können („Auftragsklärung"/Siebolds).

Ein Zeichen dieser Sprachlosigkeit ist die Reaktion der Patienten, die – um weitere Aggressionen zu vermeiden – völlig irrationale Erklärungen ihres Übergewichts angeben: „Ich nehme von Wasser zu", „Es muss an den Drüsen liegen", „Ich esse morgens nur eine halbe Scheibe Graubrot", „Guter Futterverwerter", „Stabiler Knochenbau" etc. Besonders geängstigte oder strikt konditionierte Patienten bezichtigen sich in vorauseilendem Gehorsam gegenüber dem Führungsanspruch des Arztes auch selbst des moralischen Versagens: „Ich habe gesündigt", „Ich habe genascht".

Sowohl irrationale Erklärungen als auch Selbstbezichtigungen zeigen eine gescheiterte Arzt-Patient-Beziehung an. In dieser ist es unmöglich, besonnen die Wünsche des Patienten, seine Möglichkeiten und die dem Arzt zukommenden Aufgaben in der Therapie zu klären. „Beratung", die Grundhaltung der Behandlung chronischer Erkrankungen, findet jedenfalls in diesem sprachlichen Feld nicht statt.

6 Einführung in die Phänomenologie des Leibes: das diabetische Fuß-Syndrom

6.1 Einleitung

Die meisten von uns stellen sich den Menschen aus 2 Teilen zusammengesetzt vor:

1. aus der „Seele" (modern: „Bewusstsein", „Psyche") und

2. aus dem Körper (als „Körpermaschine" vorgestellt).

Diese uns gewohnte Vorstellung wird als „anthropologischer Dualismus" bezeichnet. Sie ist relativ jung (ca. 2000 Jahre alt) und in unserem Kulturkreis, dem Abendland, etabliert. Andere Kulturen, z. B. die chinesische, haben gänzlich andere Vorstellungen darüber, was der Mensch ist.

Der anthropologische Dualismus entstand in Griechenland und wurde in seiner noch heute tragenden Fassung von Demokrit, Platon und Aristoteles ausformuliert. Anschließend wurden nur noch wenige Details hinzugefügt. Die grundlegende Theorie blieb bis heute unverändert und wurde auch in die Medizin kritiklos übernommen.

Radikale Reduktionisten (solche, die nur das farbige Tortenstück als einzig real anerkennen), z. B. S. Freud, haben in diesem Jahrhundert zusätzlich versucht, auch die seelischen (psychischen) Vorgänge auf rein organische Prozesse (biochemische und elektrische) zurückzuführen und behaupten, dass nur unsere Messsysteme noch nicht fein genug seien, um diese komplizierten Prozesse zu verstehen.

Wendet man sich der Literatur vor Platon und Aristoteles zu, hört die Auffassungen aus anderen (z. B. den von uns als „primitiv" angesprochenen) Kulturen oder in unserem Kulturkreis Berichte von sog. „Ausnahmezuständen", so findet man Hinweise auf Phänomene, die mit den Methoden der Naturwissenschaften (Tortenstück, Reduktionismus) nicht gut oder gar nicht zu erklären sind, obwohl sie für die Betroffenen unmittelbar erlebbar und somit wirklich sind: Schamanismus, Feuerlaufen, Anästhesie der Fakire, Anästhesie und leibliche Präsenz der „modern primitives" (Vale, 1989), „Phantomschmerzen", Erlebnisse im autogenen Training und in der progressiven Muskelrelaxation, psychopathologische Phänomene (Levitation, Gefühl aus Stein zu sein, „altered states of consciousness") und das breite Gebiet der „Placebo-Effekte".

Auch im alltäglichen Leben begegnen uns häufig Phänomene, die unmittelbar gespürt werden können, ohne dass hierzu Sinneswerkzeuge (sehende Augen, tastende Hände, vermessende Instrumente) notwendig wären, für uns aber gleichermaßen real sind wie die Gegenstände der äußeren Umgebung: Hunger, Durst, Schmerz, Angst, Wollust, Müdigkeit, Behagen etc. (s. u.).

Zusätzlich zur „Seele" („Bewusstsein") und der Körpermaschine gibt es also Erfahrungen (Empfindungen) „in der Gegend des Körpers", die der Betrachtung in den letzten 2000 Jahren entgangen sind.

Ohne die Ergebnisse, die durch die Erforschung der Körpermaschine im Paradigma des anthropologischen Dualismus erzielt wurden, leugnen oder schmälern zu wollen, kann es sinnvoll sein, sich diesen (nicht messbaren) Phänomenen zu widmen, stellen sie doch möglicherweise eine sinnvolle Ergänzung zu den naturwissenschaftlichen Erkenntnissen dar.

Die nachfolgenden Kapitel beschäftigen sich zunächst mit dem „Phänomengebiet des Leibes" im Allgemeinen und den phänomenologischen Grundlagen seiner Entdeckung und systematischen Erfassung. Anschließend soll am Beispiel des diabetischen Fuß-Syndroms gezeigt werden, dass diese zunächst etwas abstrakt anmutende Beschäftigung große Bedeutung für die klinische Praxis haben kann.

6.2　Der „Leib" und die Kategorialanalyse der Leiblichkeit

Eine wissenschaftliche Analyse der Leiblichkeit findet sich im „System der Philosophie" von Hermann Schmitz (Schmitz, 1967–1980, 1990). Schmitz wendet sich in seiner neophänomenologischen Forschung einer systematischen Überprüfung Platons und Aristoteles zu, kommt hierdurch zu einer Revision des „anthropologischen Dualismus" und behandelt unter anderem auch die Frage, ob es ausreichend sei, den Menschen ausschließlich als „Körpermaschine" aufzufassen und zu vermessen und die Probleme des Bewusstseins in den Bereich der Privatsphäre oder der Poesie zu verbannen (Schmitz, 1990). Die „Neue Phänomenologie" von H. Schmitz versucht unter Umgehung der Fehlentwicklung seit Platon und Aristoteles einen begrifflich und systematisch unverstellten Blick auf die Phänomene der Leiblichkeit zu gewinnen. Hierdurch ändert sich automatisch auch die übliche Vorstellung vom Menschen, also die Anthropologie (Schmitz, 1980a, 1990).

6.3　Leiblichkeit

Gegenstand der Kategorialanalyse der Leiblichkeit in der Sicht der neuen Phänomenologie ist „das, was Menschen am eigenen Leibe spüren können, wenn sie hierzu in der Lage sind: ein ungeheures Reich, das Nächste und das Schicksalhafte – und doch wissen wir kaum etwas davon" (Schmitz, 1990).

„Mit **Leib** meine ich nicht den sichtbaren und tastbaren Tier- und Menschenkörper, sondern in erster Linie das, was jemand von sich in der Gegend seines Körpers ohne Beistand der fünf Sinne (Sehen, Hören, Tasten, Fühlen, Schmecken) spürt, wie z. B. Schmerz, Hunger, Durst, Schreck, Wollust, würgende Angst, Erleichterung („Es fällt mir wie ein Stein vom Herzen"), Frische, Mattigkeit, Behagen, Ekel, klaren Kopf, müde Beine. Dieses Gegenstandsgebiet des eigenleiblichen Spürens ist durch straffe Strukturen der Statik und Dynamik, die ich eingehend durchforscht und charakterisiert habe, übersichtlich organisiert; seine **leibliche Dynamik** (mit Enge und Weite als wichtigster Dimension) überträgt sich durch **leibliche Kommunikation**, die Grundform der Wahrnehmung und aller Sozialkontakte und Quelle der Du-Evidenz" (Schmitz, 1996, S. 33).

Was kann es bedeuten, wenn wir davon sprechen, etwas könne „in der Gegend unseres Körpers" erfahren werden und gehöre trotzdem zu uns selbst?

6.4 Aufweise der Leiblichkeit an Phantomgliederlebnissen

Die Existenz des Leibes wird gerade dort sehr gut sichtbar, wo Körperteile nicht mehr vorhanden sind, d. h. an Orten, wo z. B. durch Amputation oder Innervationsverlust (z. B: diabetische Polyneuropathie, Lepra, Syringomyelie) naturwissenschaftlich nachweisbare Empfindungen eigentlich gar nicht mehr möglich sind.

Dennoch werden Erlebnisse an diesen körperlich nicht existenten Orten von Betroffenen eindringlich geschildert und finden ihren Niederschlag außerhalb der dürftigen, organmedizinischen ärztlichen Erfahrung in einer reichhaltigen, von dieser Organmedizin nicht wahrgenommenen psychiatrischen Literatur über sog. „Phantomgliederlebnisse" (Schmitz, 1965, S. 16 ff.).

Diese Phantomglieder werden „nach Angaben der von ihnen Betroffenen ebenso, namentlich mit derselben Lebhaftigkeit und Natürlichkeit, wie gewöhnlich die am Körper wirklich vorhanden Glieder erlebt" (Schmitz, 1965). Zumeist entgehen diese Phänomene der ärztlichen Aufmerksamkeit und adäquaten Gewichtung, weil eine entsprechende Anamnesetechnik, die phänomenologische Kompetenz voraussetzte, im somatologischen Vergegenständlichungshorizont nicht zur Verfügung steht[4].

Immer wieder gut reproduzierbare klinische Befunde bei den Patienten mit Phantomgliedern (z. B.: „Doppelortphänomene": Schildersches und Katzsches Phänomen) führen nach Schmitz zu der Schlussfolgerung:

1. Zusätzlich zum Körper, den wir sehen und messen können, gibt es den „Leib",

2. dieser „Leib" besteht aus „Leibesinseln", die „in der Gegend des Körpers" zu finden sind,

3. die Leibesinseln haben eine vom Körper unterschiedene Charakteristik und Dynamik und einen „absoluten Ort", d. h. etwas, was für jedes Individuum bestimmend ist.

---

5 Der Ausdruck „diskret" wird hier in der Bedeutung von „nicht zusammenhängend", „nicht kontinuierlich" verwendet; im Gegensatz zur Körpermaschine, die ja zusammenhängend und kontinuierlich ist: „stetig".

6.5 Die Inselstruktur des Leibes

Was sind nun diese Leibesinseln, die sich „in der Gegend des Körpers" befinden? Schmitz weiter:

„Im Gegensatz zum eigenen Körper (den die naturwissenschaftliche Medizin, auch die Psychosomatik, begreifen kann; Anm. d. Verf.) und wohl auch zum Körperschema (nach P. Schilder, 1923; Anm. d. Verf. zit. n. Schmitz) ist der körperliche Leib diskret[5]: er zerfällt in Inseln ohne stetigen räumlichen Zusammenhang" (Schmitz, 1965, S. 25 ff.).

Diese Beschreibung der nur in der Nähe des Körpers existierenden Leibesinseln muss auf den ersten Blick bizarr und abseitig erscheinen. Gerade akademisch ausgebildete Mediziner sind den Darstellungen häufig zunächst nicht zugänglich. Andere, die klinisch orientiert sind und ggf. durch den bisherigen Misserfolg pharmakologischer Maßnahmen beunruhigte Therapeuten gewinnen häufig schnell einen Zugang zum Phänomengebiet des eigenen Leibes. Hierzu ist z. B. die Unterstützung durch leibnahes Arbeiten hilfreich, oder aber die Unterstützung durch Musik, die zur Umorientierung der eigenen leiblichen Ökonomie führen kann (Reike, Steinmann, Risse, 1994; Reike, Steinmann, Bauer, Risse, 1994).

Lässt man sich jedoch auf die Erkundung der eigenen Leiblichkeit ein, so gibt die Neophänomenologie Hinweise, wie man diese Reise beginnen kann:

„Nun mache man aber einmal den Versuch, ebenso stetig [wie man sich betasten kann] an sich selbst herunterzuspüren, ohne Augen und Hände oder auch nur das durch Eindrücke früheren Beschauens und Betastens bereicherte Vorstellungsbild von sich zu Hilfe zu nehmen. Man wird gleich sehen, dass das nicht geht. Statt eines stetigen räumlichen Zusammenhanges begegnet dem Spürenden jetzt bloß noch eine unstete Abfolge von Inseln" (Schmitz, 1965, S. 25 f.).

Die hierdurch erlebbaren Leibesinseln haben zwei Charakteristika:

1. labile Wandelbarkeit;
2. unscharfer Umriss.

Gerade diese Eigenschaften machen es einer naturwissenschaftlichen Medizin unmöglich, die Leibesinseln zu erfassen, ist Naturwissenschaft doch nur in der Lage „an <u>festen</u> Körpern im zentralen Gesichtsfeld" Messungen durchzuführen.

Der hier erfahrbare Leib, der im Gegensatz zu der festen und kontinuierlich ausgedehnten Körpermaschine wandelbar und unscharf ist, wird von Schmitz noch einmal mit einem Vergleich beschrieben:

„Gallertartige Protoplasmaklümpchen in beständiger Wandlung, durch Zwischenräume getrennt, mit einer im Groben konstanten Struktur, bei zitternder Beweglichkeit im Feinen" (Schmitz, 1965, S. 27).

Auch dieser Vergleich macht deutlich, dass es unmöglich ist, diese Leibesinseln zu „messen" oder in mathematischen Begriffen zu beschreiben. Gleichzeitig wird aber klar, dass Leibesinseln „real" also „tatsächlich" sind: Sie können von uns wahrgenommen werden.

6.6 „Leib" und „Körperschema"

Der Begriff „Körperschema" entsteht in einem Denkmilieu, das davon ausgeht, der Mensch sei aus „Bewusstsein" und „Körper(-maschine)" zusammengesetzt. Dieses Konstrukt versucht zu erklären, wie sich das „Bewusstsein" seinen zugehörigen „Körper" vorstellt. Üblicherweise kommt natürlich ein so vorgestelltes Bewusstsein über seine Sinneskanäle (Augen, Hände etc.) mit der Maschine in Kontakt. Weil alle unbewusst vom Menschenbild des „anthropologischen Dualismus" (s. o.) ausgehen, sich also gar nichts anderes vorstellen können, ist das unvoreingenommene Erspüren des Leibes immer schon verdorben durch das Vorurteil, wir säßen mit unserem Bewusstsein in einem Körper. Dieses Phänomen wiederum ist ein Beispiel für eine „denkstilgebundene Wahrnehmungsverarmung" (siehe dort).

In welchem Verhältnis stehen nun „Körper", „Körperschema" und „Leib"?

Der körperliche Leib muss vom Körperschema scharf unterschieden werden. Das uns gewohnte Vorstellungsbild des eigenen Körpers ist bei jedem Spüren immer schon erweitert durch Erfahrungen aus Betasten und Besehen und den überkommenen Vorurteilen über die Stetigkeit unseres Körpers. Ein Beispiel, das für das Verständnis des diabetischen Fuß-Syndroms relevant ist: *„Die Sohlen sind wichtige und im körperlichen Leib fast stets betonte, im Körperschema dagegen meist in den Hintergrund gedrängte Leibesinseln"* (Schmitz, 1965, S. 28). Das heißt, wir besitzen offenbar leibliche Strukturen, die uns vehement beeinflussen, unser „In-der-Welt-sein" bedingen, aber im alltäglichen Leben zumeist unbewusst sind. Weil diese Phänomene aber unscharf und unstetig sind und durch die überkommenen Vorstellungen vom Menschen schon immer auch vorgeformt, entgehen sie unserer Sprache und natürlich auch der naturwissenschaftlichen Messung.

Eine weitere Differenzierung unter Bezug auf das diabetische Fuß-Syndrom ergibt sich bei der Betrachtung der Inselphänomene bei Amputationen bzw. dem Vorliegen einer Polyneuropathie: *„Ein auffallendes Merkmal der nach Amputationen und Nervenzerreißungen (hier: PNP; Anm. d. Verf.) auftretenden Phantomarme und -Beine, ist das isolierte Hervortreten der Gelenke und der unteren Enden, so dass Finger, Hände, Ellenbogen und evtl. Ausschnitte des Unterarmes deutlich bleiben, während der Oberarm für das Erleben verschwimmt oder verschwindet. Die Phantomhand schwebt dann gelegentlich ohne stetige Verbindung mit dem übrigen Körper vor der Brust oder die große Zehe ist isoliert* (= „distale Betonung der Phantomglieder"; Anm. d. Verf.)" (Schmitz, 1965, S. 29).

Diese besondere Charakteristik der Leibesinseln ist unter normaler (gesunder) körperlicher Integrität auch erlebbar, z. B. im autogenen Training, bei Intoxikationen oder beim Einschlafen (Schmitz, 1965). Asiatische Techniken zur Leibbemeisterung in Kombination mit dem üblicherweise im akademischen Milieu benutzten kognitiven Zugang können auch in leiblich engendem Setting Leibesinselerlebnisse evozieren (Reike, Steinmann, Risse, 1994).

Durch unsere gewohnheitsmäßige Einordnung der Leibesinseln in die Vorstellung vom Körper mittels des Körperschemas, den unlöslichen Zusammenhang mit den unmittelbar gespürten spontanen Eigenbewegungen (Schmitz, 1965, S. 35) und eine Denktradition, die immer nur vom vermessbaren, stetigen Körper auszugehen vermag, kommt uns die Tatsache, dass uns der Leib in diskreter Weise gegeben ist im alltäglichen „mittleren Tageswachbewusstsein" (Scharfetter, 1976) meist jedoch nicht zu Bewusstsein. Die Berücksichtigung der Kategorialanalyse der Leiblichkeit und insbesondere der Inselstruktur unseres Leibes hat aber enorme Konsequenzen für das Verständnis von Patienten mit diabetischem Fuß-Syndrom und ändert konsekutiv auch die therapeutischen Strategien.

6.7 Ausgangspunkte: Polyneuropathie, Leibesinselschwund und therapeutische Situation

Patienten mit typischer, rein neuropathischer Fußläsion tolerieren Verletzungen an ihren Füßen oft über Jahre, ohne eine adäquate Therapie einzufordern. Oft vergrößern sich diese Läsionen auch unter ärztlicher Therapie, ohne dass entscheidende Änderungen des offensichtlich unzureichenden Therapieregimes vorgenommen werden. Die Patienten werden zum Schluss häufig mit ausgedehnten Läsionen oder sogar wegen Sepsis notfallmäßig stationär aufgenommen.

Gelegentlich kommt es innerhalb von Wochenfrist zu fulminanter Progression mit Zerstörung des gesamten Fußes, ohne dass der Patient oder der Arzt die Gefahr rechtzeitig erkannt hätten. Die Dauer der Erkrankung und/oder die Schwere sowie das Ausmaß der Verletzung lassen es zunächst für den Außenstehenden unverständlich erscheinen, warum die Patienten die Störungen über so lange Zeit hingenommen haben, ohne entschiedene Therapieänderung zu fordern. Obwohl in beiden Fällen zunächst eine akute vitale Bedrohung besteht und im weiteren über längere Zeit auch eine hohe Amputation nicht ausgeschlossen werden kann, imponieren beide durch eine merkwürdige affektive Neutralität gegenüber ihrer Erkrankung und lösen im Weiteren zum Teil heftige aversive Reaktionen beim therapeutischen Team aus, z. B. durch ihre permanente Bitte um frühzeitige Entlassung. Alle Aufklärungsversuche über die Schwere des Krankheitsbildes scheinen ohne anhaltende Resonanz bei den Patienten. Hinweise auf die somatologisch zwingende, eminente Wichtigkeit, die betroffene Extremität völlig von Druck zu entlasten, werden immer wieder vergessen. Bei rein neuropathischen Läsionen kann zumeist nach mehrwöchigem, stationären Verlauf eine Vollremission, bei Mischformen aus neuropathischer und angiopathischer Genese weitaus längerer, zum Teil Monate dauernder Behandlung, eine Defektheilung am Fuß, jedoch ohne große Amputation, erzielt werden.

In beiden Fällen wird dem Behandlungsteam ein erhebliches Maß an Geduld und permanenter Introspektion zugemutet.

Phänomenologische Begriffsbildungen können möglicherweise helfen, die spezifische leibliche Ökonomie des Patienten zu klären und zu einem Verständnis des für alle nicht nachvollziehbaren, den Therapienotwendigkeiten entgegengesetzten Verhaltens zu kommen.

6.8 Konstanter Leibesinselschwund als Ursache des Therapieversagens auf der Ebene des Ortsraumes

Die Integration der Neuen Phänomenologie in die Diagnostik und Therapie des diabetischen Fuß-Syndroms ist neu und empirisch daher nicht belegt. Sämtliche Überlegungen zu einer möglichen Integration sind daher zunächst spekulativ.

6.9 Konstitution und Selbstverständnis des Subjekts durch Leibesinseln

Nach den vorausgegangenen Darstellungen können wir nicht mehr davon ausgehen, der Mensch bestehe aus einem „Bewusstsein" (zum Problem des „personal emanzipierte(n), mit Selbstzuschreibung verbundene(n) Selbstbewusstsein(s) von endlicher Kapazität siehe Schmitz, 1992, S. 34 ff., bes. S. 40), das mit möglichst affektfreier Ratio sich zum medizinischen Optimum entscheide[6]. Während die rationale Entscheidung eines Subjekts eher als die Ausnahme zu wenigen Zeiten des Lebens vorkommt, wird das alltägliche Selbstverständnis wesentlich durch Leiblichkeit bestimmt. Diese Leiblichkeit ist aber unserem bewussten Zugriff aufgrund der vorherrschenden Denktradition entzogen (Schmitz, 1988). In die Ökonomie dieser Leiblichkeit (Schmitz, 1965) sind wir als „Bewussthaber" eingebunden mit allen Unwägbarkeiten und den verschiedenen Graden personaler Emanzipation aus primitiver Gegenwart und personaler Regression auf primitive Gegenwart hin (Schmitz, 1964, 1990, 1992). Leibesinselbildung und -umbildung sowie transienter Leibesinselschwund (Schmitz, 1965) machen unsere Existenz aus und bestimmen den Prozess unseres vermeintlichen Bewusstseins.

Dort, wo konstanter Leibesinselschwund z. B. durch diabetische Polyneuropathie auftritt und somit bestimmte Leibesinseln der am eigenen Leib nachvollziehbaren Dynamik entzogen sind, müssen Kommunikationsprobleme auftreten.

6.10 „Leibesinselschwund" durch diabetische Polyneuropathie

Die diabetische, symmetrische, sensible Polyneuropathie (PNP) erzeugt neben verschiedenen Missempfindungen häufig Sensibilitätsverluste aller Qualitäten. Dieser durch Dener-

---

[6] Dieses Missverständnis wurde bereits durch die Psychoanalyse hinreichend widerlegt: Leider sind wir nicht mehr „Herr im eigenen Hause" und sind es nie gewesen.

vierung bedingte Sensibilitätsverlust entspricht den oben von Schmitz beschriebenen Phänomenen der Amputation und „Nervenzerreißung" (Schmitz, 1965).

Im Gegensatz zu der ebenfalls oben zitierten Literatur über Phantomgliederlebnisse fehlen phänomenologische Beschreibungen über Erlebnisse und Empfindungen bei diabetischer Polyneuropathie völlig. Auf der subjektiven Seite des Innervationsverlustes durch Polyneuropathie fehlen uns sämtliche Informationen. Spontan differenziert artikulationsfähige Patienten werden unter den derzeit herrschenden Konditionen einer „Schnellmedizin" mit der Überbewertung kurzer Liegezeiten als Qualitätsmerkmal nicht gehört; die überwiegende Mehrzahl der spontan nicht differenziert artikulationsfähigen Patienten kann aufgrund des ebenfalls restringierten Wortschatzes des Arztes und in Ermangelung vorgefertigter Hilfen, z. B. Fragebögen, nicht gezielt auf ihre Beschwerden untersucht werden.

In Ermangelung einer Literatur über Patientenbeschwerden bei PNP, gehen wir als Hilfskonstruktion zunächst davon aus, dass es bei Polyneuropathie ähnlich wie bei den Phantomgliederlebnissen zu einer fixierten Änderung der leiblichen Ökonomie kommt. Da die leibliche Ökonomie als leibliche Disposition wesentlich darüber entscheidet, wie sich ein Subjekt „personal entfaltet", bedingt diese Änderung der leiblichen Ökonomie durch PNP zwangsläufig eine entsprechende, kontinuierliche und gravierende Änderung der gesamten Personalität des Patienten (der leiblichen Disposition).

Diese Mechanismen fassen wir zunächst grob unter dem Begriff: „Leibesinselschwund durch diabetische Polyneuropathie" zusammen.

Leibesinselschwund durch Polyneuropathie bedeutet somit:

1. Durch die diabetische Polyneuropathie kommt es zum Verlust und zur Änderung der Nervenfunktion in den Beinen.

2. Durch den Funktionsverlust entsteht für den Patienten eine Situation, die mit einer Amputation zu vergleichen ist.

3. Durch diese polyneuropathiebedingte Amputation kommt es zum Verlust der Leibesinseln an den Füßen.

4. Da die Ökonomie der Leibesinseln wesentlich darüber mitentscheidet, wie ein Individuum die Welt sieht und mit ihr umgehen kann, bedingt die Polyneuropathie über den Leibesinselverlust eine dauernde Veränderung der Persönlichkeit des Patienten.

6.11 Verlust der Warnfunktion des Schmerzes mit entsprechendem Ausbleiben personaler Regression durch Schmerz

Schmerz bedingt personale Regression und damit Rückfall auf primitive Gegenwart mit Einschränkung der personalen Entfaltung in die fünf Explikate (Hier, Jetzt, Dasein, Dieses, Ich; Schmitz, 1990). Er hat somit wesentliche Bedeutung für die Gesamtkonstitution von Personalität (leibliche Disposition des Bewussthabers) und für die Kommunikation mit Individuen, die zu Schmerzwahrnehmung und konsekutiver personaler Regression befähigt sind (z. B. gesunde Ärzte, Schwestern, Krankengymnasten). Eingeschränkte bzw. aufgehobene Schmerzwahrnehmung erzeugt neben den somatologisch fassbaren und verstehbaren Mutilationen, die auch von anderen Krankheiten bekannt sind (Lepra, Syringomyelie etc.), zusätzlich Änderungen der Gesamtpersönlichkeit, die vom (gesunden) Therapeuten nicht mehr nachvollzogen werden können (z. B. Immobilisierungsimplikat vs. „kurzer Gang" zur Toilette).

6.12 Änderung der leiblichen Ökonomie durch konstanten Leibesinselschwund bei diabetischer Polyneuropathie

Mit dem konstanten Verlust der Leibesinseln der Füße und ihren feineren Differenzierungen der Sohlen, deren besondere Bedeutung oben bereits hervorgehoben wurde, geht die Umstrukturierung der gesamten leiblichen Ökonomie einher. Der Ersatz der gewöhnlich mitberücksichtigten Leibesinseln der Füße durch kognitive Kontrolle ist erfahrungsgemäß schwierig und führt in der Mehrzahl der Fälle bei Versagen zu einseitiger Schuldzuweisung an den Patienten („indolenter Patient"; „mangelnde Compliance") und hierdurch zu einem Abbruch des angstfreien Kontakts zwischen Arzt und Patient.

Diese Änderung der leiblichen Ökonomie wird vom Arzt und dem medizinisch-wissenschaftlichen Zugang zum Problem nicht erfasst, weil zwischen den Patienten und den Diagnostiker immer bereits eine Diagnoseapparatur zum Ziel der Quantifizierung „objektiver" Parameter geschoben ist: Hiermit sind „auf dem Boden vermeintlich harter Tatsachen (...), die als Restprodukte der Filterung von Eindrücken im Rahmen der Wissenschaft, der Technik und des auf ihrer Grundlage etablierten Sozialbetriebes noch zugelassen werden" (Schmitz, 1988, S. XV), die subjektiven Tatsachen des Patienten a priori durch die angewandte Methode dem Arzt nicht mehr zugänglich. Hinzu kommt eine dem modernen medizinischen Wissenschaftsbetrieb immanente Dynamik, die immer weniger Zeit für praktische klinische Tätigkeit übrig lässt und immer mehr Zeit für theoretische Aus- und Weiterbildung sowie wissenschaftliche Konferenzen absorbiert (Bergman, 1994). Lässt sich der Arzt trotzdem auf die Erfahrungen des Patienten ein, fragt er z. B. nach dessen Beschwerden, so erlebt er die Schilderung als merkwürdig fremdartig und unnachvollziehbar: „Ganz komisch, wie die Patientin von ihren Ulcera gesprochen hat, wie die Frau ohne Unterleib" (als Beispiel aggressionsfreier ärztlicher Schilderung); „Den können Sie gleich amputieren, der kapiert sowieso nichts!" (als Beispiel sadistischer Gegenübertragung).

6.13 Das Missverständnis zwischen Arzt und DFS-Patient durch unterschiedliche leibliche Ökonomie

Die Therapie des diabetischen Fuß-Syndroms ist langwierig und auch nach stationärer Akutintervention nicht abgeschlossen. Neben den medizinischen Basismaßnahmen (intensivierte, konventionelle Insulintherapie, Insulinpumpentherapie; strukturierte, lokale Wundversorgung; Antibiotikatherapie, Immobilisierung etc.) nehmen Übertragungs- und Gegenübertragungsphänomene unabhängig von der organischen Problematik an Bedeutung zu, um schließlich den therapeutischen Prozess wesentlich zu bestimmen. Zusätzlich zu den Interferenzen der Charakterorganisation von Arzt, Schwester und Patient entsteht das grundsätzliche, derzeit noch nicht beherrschbare Missverständnis zwischen den unterschiedlichen leiblichen Zuständen der an der Therapie Beteiligten (Arzt, Oberarzt, Klinikdirektor, Schwester, Schuhmacher, Krankengymnast, Chiropodist, Patient): Die leibliche Dynamik des Patienten arbeitet konstant ohne die Leibesinseln der Füße (s. o.), der Patient kann das therapeutische Team in seinem Impetus nicht verstehen. Therapeutische Optionen und Ratschläge des Teams agieren im medizinisch-naturwissenschaftlichen Paradigma auf der Basis des anthropologischen Dualismus und unbewusster Annahme einer der eigenen entsprechenden leiblichen Ökonomie des Patienten. Ein einfaches klinisches Beispiel: Der Patient fragt, ohne Berücksichtigung der Schwere seiner Läsion, bei jeder Visite, wann er entlassen werden kann, während der Arzt (die Schwester u. v. m.) noch um die Vermeidung einer (aus seiner/ihrer Sicht für den Patienten einsehbaren) drohenden hohen Amputation kämpft. Dies führt zu dauernder narzisstischer Kränkung des auf diesem Gebiet mangels adäquater Begrifflichkeit nicht introspektionsfähigen Arztes (und Teams) mit gegenseitiger Aggression und gegebenenfalls Abbruch der Therapie oder medizinisch unteroptimalem Ergebnis (hohe Amputation) aus Frustration oder unbewusstem, sadistischem Agieren.

6.14 Annäherung an die Patienten: der neo-phänomenologische Zugang

Diabetische Polyneuropathie bedingt zunächst „Leibesinselschwund" mit konsekutiv geänderter Personalität des Patienten. Aufgrund des oben ausgeführten neophänomenologischen Ansatzes wurden an der Medizinischen Klinik Nord/Dortmund Patienten mit neurologischen Zeichen der PNP, die auf die Eingangsfrage: „Haben Sie Beschwerden"? mit „Nein!" geantwortet hatten, näher befragt. Sie wurden gebeten, über ihre Empfindungen an den Füßen eingehender Auskunft zu geben.

Tab. 1 gibt eine selektionierte Übersicht über die geäußerten Beschwerden. Zu beachten ist hier, dass Patienten bei phänomenologisch induziertem Nachfragen auch positive Symptome äußerten.

Tabelle 1: Beschwerdeschilderungen

PNP, Stumme Form
„Ich <u>bin</u> gefühllos bis zum Knie."
„Wenn ich über den Teppich laufe, habe ich das Gefühl, als würde ich über Kieselsteine laufen."
„Ich merke nicht richtig, ob ich im Schuh drin bin, oder ob ich noch nachschieben muss."
„Am Arm habe ich ein „taubes Gefühl": Wenn ich mich leicht kratze ist es, als wäre da eine zweite Haut darüber; wenn ich fester kratze merke ich mich wieder."

Konsequenzen für das Körperschema und die Gesamtbefindlichkeit
„Durch die Gefühlsstörung habe ich immer Angst, dass ich hinfalle, obwohl ich den Stock benutze; dadurch ist mein Körper die ganze Zeit verkrampft – das merke ich richtig."
„Durch die Gefühllosigkeit bin ich unsicher im Laufen; manchmal falle ich nach vorne; d. h. ich bin nach vorne gekippt; das sehe ich an der Winkelstellung der Augen; dann muss ich meinen Gang mit den Augen korrigieren."
„Gelegentlich laufe ich vor einen Sessel und wenn ich runtergucke, dann liegt der Zehennagel daneben, aber ich habe keine Schmerzen"
„Ich habe schon in Brackel gesagt „das Bein gehört mir ja gar nicht, das schleife ich immer hinter mir her."

Prominente Form
„Gefühl, als ob trockener Zement in den Füßen wäre."
„Gefühl, als würde das Bein bis zum Knie dauernd elektrisiert."
„Es tut weh, als ob jemand von innen darin arbeitet."
„Dann kommt das Gefühl, als ob jemand die Zehen einzeln abreißt; das geht bis oben hin."
„Es brennt wie Feuer, besonders nachts."

Mischform
„Dieses tote Gefühl und (beginnt zu weinen) dieses schmerzhafte Kribbeln im Arm (weinend): Schneiden Sie ihn ab."
„Es ist ein taubes Gefühl in den Zehenspitzen, so pelzig; eigentlich nicht pelzig – ich nenne es nur so; eigentlich ist es wie eine Blase, die unter dem Zeh ist, als ob da Fleisch zu viel wäre, aber es ist da kein Fleisch zuviel – ich prüfe das immer wieder nach, aber da ist nichts."
„Seit 2 Jahren „Schmerzen in beiden Füßen"; alle Zehen sind taub; „alle Zehen sind ohne Gefühl"; „wie kann ich Schmerzen haben, wo ich gar nicht weiß, dass ich Zehen habe?"; jetzt: seit ca. 2 Wo. Ausbreitung auf die Fußsohlen: im Bereich der MFK: zusätzlich Schmerzen; beim Auftreten ist es „wie in Nichts getreten"; „ich stolpere über meine eigenen Beine"; „die Eltern werden schon gefragt: „trinkt Ihre Tochter?"; „trotzdem tut es auch weh"; „abends ist es, als wenn ich Eisklumpen an den Füßen hätte, aber die Füße sind warm – wenn ich sie anfasse. Dann muss sich meine Katze auf die Füße legen, die ist das schon gewohnt." „Es gibt Tage, da liege ich den ganzen Tag im Bett, weil ich nicht laufen kann." „Die Fußpflege ist besonders unangenehm: Ich spüre, dass die da dran ist, aber das ist ein ganz komisches Gefühl, ganz unangenehm; ich sage dann, sie soll aufhören, weil ich das nicht aushalten kann."
„Die Schmerzen sind ganz komisch; das sind keine Schmerzen, das ist ein unangenehmes Kribbeln; von dem könnte ich verrückt werden; das kommt immer nachts und sobald ich aufstehe, ist es weg; ich ziehe mir schon Stützstrümpfe an, denn dann spüre ich meine Beine, die sind sonst gar nicht da. Der Druck ist dann angenehm, ja, weil ich die Beine spüre. Manchmal, wenn ich ins Bett gehe, stecke ich die Beine zwischen die Matratzen, das macht auch Druck, dann kann ich schlafen. Die Leute können das nicht verstehen, wenn ich ihnen von dem Kribbeln erzähle. Danach hat mich übrigens auch noch kein Arzt gefragt, die interessiert das überhaupt nicht. Einmal war ich bei einem, dem habe ich das erzählt, der hat mir dann sofort ein Medikament gegeben, mit -cid oder so ähnlich, das hat überhaupt nicht geholfen."
„Kein Gefühl in den Füßen, besonders seitlich"; fühlt sich unsicher beim Gehen, muss einen Stock benutzen; ständiges Kältegefühl in den Füßen: „Ich habe kein Blut mehr im Körper."; dann wird es plötzlich ganz heiß und brennt; beim Gehen das Gefühl, „als ob jemand die Füße nach hinten wegziehen würde"; zu Beginn der Beschwerden (vor 1 1/2 Jahren): an den Zehen das Gefühl, „als würde dauernd kalte Luft angeblasen"; jetzt beim Gehen: „Auch ganz kleine Kieselsteine merke ich durch die Schuhsohle – die tun sehr weh."; Benutzung eines Gehstockes: „Ohne Stock fühle ich mich beim Gehen zu unsicher." und „Die Schmerzen im Rücken werden weniger, wenn ich den Stock benutze."

6.15 Die Ebenen der Interpretation von Patientenbeschwerden

Neben der menschlich anrührenden Dimension der geschilderten Beschwerden, die auf der rein messtechnischen Ebene nicht erfasst werden, lassen neo-phänomenologische Gesichtspunkte verschiedene Deutungen zu, die näher an die Patientenrealität herankommen und möglicherweise therapeutische Optionen bieten, die bisher nicht genutzt werden konnten.

Tab. 2 zeigt zunächst ein Literaturbeispiel einer Patientenbeschwerde (Bsp. 1), anschließend ein Patientenbeschwerden verkürzend zusammenfassendes neurologisches Zeichen (Bsp. 2.). Beide Begrifflichkeiten werden dann auf den beiden unterschiedlichen Interpretationsniveaus, dem panmathematischen auf der Ebene der „Körpermaschine" und anschließend dem neo-phänomenologischen auf der Ebene des Leibes, beleuchtet:

Tabelle 2: Interpretationsniveaus der diabetischen Polyneuropathie

Beispiel 1: Beschwerde
„I feel as though I'm walking on stumps", or „I feel there is a layer of something over my skin" (Asbury, 1984).

Panmathematisch
„Negative symptoms (...) include reduction of cutaneous touch-pressure sensitivity and hypalgesia" (Asbury, 1984).
„Both large and small fiber modalities may be involved (...) a disproportionate loss of large fiber functions ..." (Brown, 1984).

Phänomenologisch
„Hier scheint ein Entfremdungserleben im Spiel zu sein, das nicht den ganzen Leib oder, wie bei Depersonalisation und Derealisation, den ganzen Menschen betrifft, sondern nur die einzelne, neuropathisch gestörte Leibesinsel. (...) Die Chancen taktiler Einleibung oder, wie man volkstümlicher sagt, des Aufnehmens von Kontakt in der Berührung, dürften durch eine solche Störung im Sinne eines partiellen Entfremdungserlebens beeinträchtigt sein" (Schmitz, 1994).

Beispiel 2: Symptom
Pallhypästhesie

Panmathematisch
„(...) vermutlich mit der Unfähigkeit geschädigter, insbesondere entmarkter Nervenfasern, Impulsserien frequenzgetreu zu leiten, zusammen" (Ludin, 1983).

Phänomenologisch
„Schwer gestört dürfte dagegen der vitale Antrieb auf den betreffenden, neuropathisch affizierten Leibesinseln sein; fruchtbar wird hier die Hypothese, dass es einen vitalen Antrieb nicht nur für den Leib im ganzen gibt, sondern auch für die einzelnen Leibesinseln (...) vielleicht besonders im Bereich der rhythmischen Schwingung, wofür der öfter hervorgehobene Ausfall des Vibrationsempfindens sprechen könnte" (Schmitz, 1994).

Während der panmathematische Zugang, wenngleich wesentliche Deutungen zur Genese bietend, die Patientenrealität außer Acht lässt und die therapeutischen Konsequenzen dem Zufall der ärztlichen Charakterorganisation überlässt, bietet der neo-phänomenologische Zugang Ansätze zur Deutung der geänderten leiblichen Ökonomie und somit zu einem vertieften Verständnis der Situation des Patienten.

Unabhängig vom philosophischen Hintergrund zeigen die Patientenschilderungen, dass es sich bei diabetischer PNP – auch bei fehlenden prominenten Symptomen – um ein schweres Krankheitsbild handelt, das zu weiterer phänomenologischer Forschung Anlass geben sollte, wenn wir unsere Aufgabe ärztlichen Handelns, also Leiden zu lindern, nicht über dem Faszinosum technischer Beherrschung von Detailproblemen vergessen wollen („We need more data ...").

6.16 Konsequenzen

Als erste Konsequenz schlagen wir vor, bei Beleg neurologischer Zeichen (Pallhypästhesie, Areflexie etc.), Patienten intensiviert zu befragen („Können Sie bitte ihre Empfindungen an den Füßen näher beschreiben?"; „Wie fühlt sich das an, ‚nichts' zu spüren?" etc.).

Angesichts der schweren Beeinträchtigung der Patienten, insbesondere auch der tief greifenden Störung des „In-der-Welt-Seins" bestand die zweite Konsequenz an der Medizinischen Klinik Nord darin, auch bei fehlenden fassbaren Beschwerden, bewusst und aktiv auf das Problem der Suizidalität einzugehen: Viele Patienten fühlen sich durch das aktive Ansprechen der möglichen Suizidgedanken entlastet und – erstmalig – auch in der Schwere ihres Leidens verstanden.

Die dritte Konsequenz besteht in dem in unserer Abteilung bereits umgesetzten Vorschlag, die diabetischen Polyneuropathien zusätzlich neo-phänomenologisch zu klassifizieren (Tab. 3)

Tabelle 3: Klassifikation der Diabetischen Polyneuropathien

1. **Phänomenologisch stumme Form:** Neurologische Zeichen ohne „positive" Beschwerden *Reiner Leibesinselschwund: Störung des vitalen Antriebs, Entfremdungserlebnisse; Störung von Intensität und Rhythmizität
2. **Phänomenologisch prominente Form:** Neurologische Zeichen + Beschwerden *Dissoziierte Leibesinselbildung; Störung der leiblichen Ökonomie der betroffenen Leibesinsel
3. **Mischform:** Neurologische Zeichen + Beschwerden + Anzeichen des Leibesinselschwundes Störung des vitalen Antriebs bei erhaltener protopathischer und epikritischer Tendenz der leiblichen Ökonomie der Leibesinseln
* Neo-phänomenologische Deutung in Bezug auf die Kategorialanalyse der leiblichen Ökonomie

6.17 Schlussfolgerungen: anthropologische Dimensionen

Das diabetische Polyneuropathie-Syndrom stellt unabhängig von den quantifizierbaren Parametern eine schwere Beeinträchtigung des Patienten, nicht nur seines Wohlbefindens, sondern auch seiner gesamten Personalität, dar. Die vorgeschlagene Klassifikation kann helfen, eine größere Sensibilität für das Leiden der Patienten zu entwickeln. In der jetzigen Situation apparategesteuerter Medizin ist es schon ein Fortschritt, Fragen formulieren zu können, auch wenn spektakuläre Lösungen noch nicht in Sicht sind.

6.18 Therapeutische Optionen?

Zur Entwicklung therapeutischer Optionen bietet der neo-phänomenologisch zentrale Begriff der "Einleibung" (= Bildung eines übergreifenden Leibes mit konsekutiver Umorganisation der je individuellen leiblichen Ökonomie; Schmitz, 1978, S. 95 ff., 1980a, S. 31 ff., 1990, S. 137 ff., 1994b, S. 125 ff., 1994a, S. 85 ff., 1997, S. 52 ff. u. S. 115 ff.) Ansätze sowohl der Hypothesengenerierung als auch einer systematischen Betrachtungsweise der Arzt-Patient-Interaktion. Zusätzlich werden z. B. bisher nur schwer erklärbare und die somatologische Forschung unkontrolliert verzerrende "Placebo-Effekte" wissenschaftlich exakt eingrenzbar. Ein Umdenken in der Forschungsmethodologie, die allerdings auch eine Umverteilung der derzeit betoniert kanalisierten Forschungsgelder und Sponsorenressourcen impliziert, scheint sowohl aus neo-phänomenologischer Sicht als auch durch die sich rasch ändernden sozio-ökonomischen Bedingungen dringend angeraten.

Auch ohne diese weitreichenden Umstrukturierungen des Denkstils und des gesamten Diskurses zeitigt die Beschäftigung mit neo-phänomenologischen Aspekten der Polyneuropathie individuelle Änderungen im Umgang des Therapeuten mit den Patienten und des therapeutischen Settings:

Diese können sein:

1. Annäherung an den Patienten über die Beschwerdeschilderungen,

2. besseres Verständnis der Schwere der Erkrankung durch Vorrangstellung des subjektiven Erlebens des Patienten vor sog. objektiven Messwerten ("abgeschälte", also schwächere Realität),

3. Vermeidung von Frustrationen der Therapeuten mit Reduktion übertriebener Erwartungen (Aggressionsabbau),

4. differenziertere und engagierte strukturierte Wundbehandlung durch geänderte Wertschätzung der Erkrankung und des Patienten,

5. "leibnähere Therapie" mit Änderung der Arzt- (Therapeuten-) Interaktion und Reduktion des aggressiven Potentials auf beiden Seiten,

6. Verlängerung des intentionalen Bogens der therapeutischen Maßnahmen mit therapeutischer Bescheidenheit anstelle von medizinischen (akademischen) Allmachtsphantasien.

6.19 Zusammenfassung und Interpretation

Betrachtet man die diabetische Polyneuropathie rein unter dem Gesichtspunkt organmedizinisch fassbarer Parameter und zieht aus diesem reduktionistischen Theorem exakte, naturwissenschaftliche Schlüsse, so sind beachtliche Erfolge in der Behandlung möglich (Lit. Reike). Dieser Zugang, so er überhaupt genutzt wird, ist die unabdingbare Voraussetzung zur Behandlung des DFS. Bei weiterer Beschäftigung mit dem Problem der dPNP fallen jedoch immer wiederkehrende Probleme auf, die allein mit medizinischen oder naturwissenschaftlichen Techniken nicht lösbar scheinen.

Die Probleme lassen sich in den nachfolgenden Fragen zusammenfassen:

1. Warum kann sich ein offensichtlich falsches Theorem – das der okkludierenden, diabetischen Mikroangiopathie – in großen Denkstilgemeinschaften (Chirurgie, Innere Medizin, Angiochirurgie) über Dekaden unhinterfragt etablieren, obwohl es seit nunmehr mind. 10 Jahren als falsch erkannt wurde?

2. Warum kann es auf dem Boden eines solchen falschen Theorems zu der flächendeckend fatalen Auffassung kommen, dass beim DFS „Salamitaktik" die notwendige Folge von Teilresektionen ist, und dass daher „beim diabetischen Fuß" besser gleich hoch amputiert werden muss?

   Wie kann eine Zahl von ca. 15000–25000 unnötigen hohen Amputationen pro Jahr bei Patienten mit Diabetes toleriert werden, wo doch schon bei jeder Anmutung einer Missempfindung im Herzbereich, auch bei Herzneurotikern, immer wieder – sofort – EKG geschrieben, Notärzte bewegt und Intensivbetten zur prophylaktischen Überwachung belegt werden?

3. Wie kommt es zu den z. T. erheblichen Verzögerungen der Krankenhauseinweisung auch bei schon weit fortgeschrittenen Fuß-Läsionen, bzw. warum werden viele Patienten gar nicht wegen des DFS, sondern wegen einer hieraus entstandenen Sepsis ins Krankenhaus eingewiesen?

4. Warum verhalten sich die Patienten mit dPNP so merkwürdig uninteressiert an ihrer z. T. lebensbedrohlichen Läsion?

5. Warum treten Patienten mit dPNP trotz mehrfacher Aufklärung doch immer wieder mit dem verletzten Fuß auf?

6. Warum gehen Patienten mit dPNP so spät zum Arzt, bzw. erachten ihre Läsion nicht als wichtig?

7. Warum lassen sich 15 000–20 000 Patienten pro Jahr ohne Protest aus falscher Indikation ohne Nachfrage hoch amputieren?

8. Warum stimmt das sonst ausgefeilte Alarm- und Kommunikationssystem zwischen Arzt und Patient im Falle des DFS nicht?
9. Warum werden Patienten mit dPNP suizidal, auch wenn sie keine Beschwerden haben?

Immer wenn Fragen innerhalb eines (hier des diabetologischen oder medizinisch-naturwissenschaftlichen) Diskurses nicht lösbar sind, hilft eine Bestandsaufnahme unter geändertem Standpunkt. Somatologische Daten wurden im vorliegenden Beitrag mit dem Instrumentarium der Neo-Phänomenologie bearbeitet. In einem solchen neo-phänomenologisch erweiterten Horizont ergibt sich eine differenziertere Sicht des Problems, die hier unter Anwendung der bisher erarbeiteten Ergebnisse zusammenfassend noch einmal dargestellt wird:

6.20 „Naturwissenschaftliche" Medizin: Primat der Körpermaschine gegenüber dem Leib

Aus ihrer Tradition erwachsen, versteht die heutige Medizin den Menschen als aus einer Seele (Bewusstsein, ratio) und einem Körper zusammengesetzt (sog. „Anthropologischer Dualismus") wobei dieser als komplizierte Maschine aufgefasst wird, die es möglichst geschmeidig und vollständig zu beherrschen gilt. Das Bestreben medizinischer Arbeit und ihre Selbstwertschätzung sind daher auf eine möglichst genaue Vermessung dieser Körpermaschine gerichtet. Dort, wo ein rein somatologischer Ansatz offenkundig nicht ausreicht, dem Patienten zu helfen, wird dieser um die Dimension der „Seele" zur Psychosomatik erweitert. Obwohl hier insbesondere bei chronischen Erkrankungen wesentliche Fortschritte erreicht werden konnten, bleibt – so zeigt es schon der Name der Disziplin – in der Psychosomatik die Grundauffassung des anthropologischen Dualismus erhalten. Der Begriff des „Leibes" in seiner originären Form, als der ontologischen und anthropologischen Grundlage menschlicher Existenz wird komplett vernachlässigt[7]. Die angloamerikanische Sprachbildung, in der die wesentlichen Forschungsergebnisse der Medizin veröffentlicht und diskutiert werden, kennt den Begriff des Leibes überhaupt nicht; ein Phänomen, das die Problematik verstärkt. Die Erfassung der Körpermaschine wird nahezu ausschließlich über die genaue Vermessung seiner Messdaten gesucht. Zwischen den Patienten und sich selbst hat der Arzt immer eine Maschine gestellt, die ihm zwar solche Messdaten liefert, den Zugang zum Patienten aber verwehrt[8].

---

7   „Ein anderes, gewichtigeres Opfer der reduktionistisch-introjektionistischen Vergegenständlichung ist der Leib; ich habe ihn, den Brenn- und Drehpunkt aller Resonanz und Initiative der Menschen und Tiere, gleichsam aus der Gletscherspalte der Vergessenheit zwischen Körper und Seele als ein eigenes, statisch und dynamisch durch eigentümliche Kategorien überraschend durchsichtig strukturiertes Gegenstandsgebiet erst wieder ans Licht ziehen müssen und dabei auch die leibliche Kommunikation entdeckt (...) " (Schmitz, 1996, S. 53).

8   Siehe hierzu als prägnanztypisches Beispiel: Dan Ziegler: Diabetische Neuropathie; U & S, 1993: Von n = 188 S. beziehen sich n = 3 auf „klinische Manifestationsformen". Auf diesen Seiten werden wiederum nur Befundkonstellationen beschrieben, aber nie Patientenschilderungen und Beschwerden.

Leibliche Phänomene sind aber gerade solche, die dem Patienten wesentlich näher sind als die Messdaten, die an seinem Körper erhoben werden können. Hier entsteht Verständnis- und Sprachlosigkeit zwischen Arzt und Patient. Treten diese auf, versucht die sich als Naturwissenschaft missverstehende Medizin durch Vermehrung der Messdaten näher an den Patienten heranzukommen („Panmathematismus" = „Wuchern des Berechnungs- und Vermessungsgeistes"). Hier ist unserer Auffassung nach die schon beschriebene Erweiterung um eine philosophische Dimension, der Dimension des „Leibes", sinnvoller als ein Verharren im gleichen reduktionistischen Paradigma.

6.21 Das diabetische, symmetrische, sensible Polyneuropathie-Syndrom in neo-phänomenologischer Sicht

Die diabetische Polyneuropathie zeigt sich auf der Ebene der Körpermaschine als Störung der Nervenleitgeschwindigkeit, als Alteration der ableitbaren elektrischen Potentiale und ggf. als Alteration klinischer Zeichen (Pallhypästhesie, Hypo-, Areflexie, Anhidrose, Hyp- und Allästhesie etc.). Alle Versuche, auf diesem Niveau Verständnis für die Beschwerden des Patienten zu bekommen oder Therapieoptionen hieraus abzuleiten, sind gescheitert. Ein augenfälliges Symptom dieses falschen Ansatzes ist der Jahrzehnte während Versuch mit Säureapplikationen die Störungen zu beeinflussen. Das Beharren auf einer Sichtweise, die allein die Körpermaschine und physikalisch-naturwissenschaftlich verkürzte Daten als real (im Jargon auch: „hart") berücksichtigt, erklärt ggf. auch das Phänomen, dass sich die Auffassung von einer „diabetischen Mikroangiopathie" als okklusive Mikroangiopathie so lange im Verständnis der Behandler halten konnte (mit der Konsequenz unnötiger hoher Amputationen, s. o.), erklärt ggf. auch die erhebliche Latenz, bis Patienten mit DFS einer adäquaten Behandlung zugeführt werden und ist der Grund dafür, dass somatologisch orientierte Behandler dem Phänomen mangelnden affektiven Betroffenseins der Patienten so hilflos, z. T. mit heftigem aggressivem Gegenagieren („indolenter Patient", „schlechte Compliance") gegenüberstehen.

Auf der Ebene des Leibes, die die für den Patienten subjektive Tatsächlichkeit (Schmitz, 1994b, S. 58 ff.), also reale, „härtere" Realität konstituiert, bedingt die diabetische Polyneuropathie „Leibesinselschwund", ein Phänomen, das die Umkehrung der an Amputierten erhobenen Phantomgliederlebnisse darstellt. Ist bei diesen ein „Leib ohne Körper" das Problem, findet sich bei Patienten mit diabetischer Polyneuropathie ein „Körper ohne Leib". Somatologische Therapie zielt in ihrem Bemühen auf den Körper, die Patienten aber leben in der Welt des Leibes (subjektive Tatsachen, s. o.). Ärzte bemühen sich somit auf einer Ebene der Vergegenständlichung, die für Patienten mit Polyneuropathiesyndrom ohne Beschwerden nicht mehr relevant ist. Hiermit sind Konflikte zwischen Arzt und Patient vorprogrammiert. Erschwerend kommt hinzu, dass nicht, wie vom anthropologischen Dualismus angenommen, das Bewusstsein den Körper (die Körpermaschine) steuert, sondern das „Bewusthaben" eine Funktion der leiblichen Ökonomie ist.

Behandler (intakte leibliche Ökonomie) und Patienten (defizitäre leibliche Ökonomie) leben somit in unterschiedlichen Welten.

Entsprechend der oben geschilderten Überbetonung einer mathematisch-naturwissenschaftlichen Vergegenständlichungsweise in der abendländischen Medizin bleibt sowohl die neurologische als auch die diabetologische Literatur bis ins letzte Jahrhundert hinein stumm, maximal stammelnd, wenn es um Beschwerdeschilderungen von Patienten mit Polyneuropathie geht: Immer wiederkehrende Beschwerden („Gefühl des zu engen Strumpfes", „Ameisenlaufen", „brennende Füße", „tonnenschwere Bettdecke", „totes Gefühl") werden vermischt mit medizinischen Fachtermini, die bereits wieder weit von der Patientenrealität entfernt sind (Hypästhesie, Analgesie, Pallhypästhesie etc.). Das Problem des Patienten mit fehlenden Beschwerden – in phänomenologischer Diktion: mit „reinem Leibesinselschwund" (Risse, 1995) – findet keine oder wenig Beachtung. Der einzige, der diesem Symptomenkomplex zumindest protopathisch nahe gekommen ist, ist Boulton mit seinem Begriff des „painfull-painless leg" (Boulton, 1991).

Entsprechend erlaubt eine intensivere Befragung der Patienten eine differenziertere Sicht. Das hier vorgestellte Verfahren ermöglicht ein solches Vorgehen, um näher an den Patienten heranzukommen. Gleichzeitig ermöglicht es, die tiefe anthropologische Dramatik der diabetischen Polyneuropathie zu verstehen. Auch bei Vorliegen einer neophänomenologisch „stummen" Form sind die Patienten schwer beeinträchtigt und bedürfen unseres therapeutischen Engagements.

Darüber hinaus ermöglicht die neophänomenologische Deutung des „Leibesinselschwundes" eine Erklärung dafür, dass die Patienten so merkwürdig neutral gegenüber ihrer schweren Erkrankung sein können und die von Therapeuten gegeben Ratschläge nicht befolgen. Die neophänomenologische Deutung der Polyneuropathie erklärt möglicherweise auch, warum sich im chirurgischen Denkstil das offensichtlich falsche Theorem der diabetischen Mikroangiopathie bis heute halten konnte. Ohne einen solchen Erklärungszusammenhang bedarf es eben auch naturwissenschaftlich nicht haltbarer Hilfskonstruktionen, um dem Gestaltdruck der Kausalität Rechnung tragen zu können.

Eine Erweiterung des reinen naturwissenschaftlich-reduktionistischen Vorgehens in der Medizin durch das neophänomenologische Instrumentarium scheint somit auch in der routinemäßigen, flächendeckenden Anwendung dringlich angezeigt.

Literatur

Asbury, A. K.; R. G. Gilliatt: The clinical approach to neuropathy; in: Asbury, A. K.; R. W. Gilliatt: Peripheral Nerve Disorders – A Practical Approach; Butterworth, London 1984

Boulton, A. J. M.: Diabetic Neuropathy; in: Frykberg, R. G.: The High Risk Foot in Diabetes Mellitus; Churchill Livingstone; New York 1991

Brown, M. J.; D. A. Greene: Diabetic neuropathy: pathophysiology and management; in: Asbury, A. K.; R. W. Gilliatt: Peripheral Nerve Disorders – A Practical Approach; Butterworth, London 1984

Bergman, A. B.: Meeting Mania; N Engl J Med 330 (1994); 1622–1623

Ludin, H.-P.; Tackmann: Polyneuropathien; Thieme, Stuttgart 1983

Reike, H.; K.-H. Steinmann, A. Risse: Praktische Übungen zur Leibesinselbildung"; München-Dortmunder-Symposium: Das Diabetische Fuß-Syndrom; München 1994

Reike, H.; K.-H. Steinmann, S. Bauer, A. Risse: Die Leibesinsel; in: 6. Dortmunder Symposium: Diabetes mellitus und Angiologie: Das Syndrom des Diabetischen Fußes; Delecke, 1994

Risse, A.: Die Bedeutung der Phänomenologie für die Behandlung des diabetischen Fuß-Syndroms; in: E. Chantelau (Hrsg.): Amputation? – Nein Danke!; Mainz 1995

Scharfetter, C.: Allgemeine Psychopathologie; Stuttgart 1976

Schmitz, H.: Der Leib; System der Philosophie, Band II, 1. Teil; Bonn 1965

Schmitz, H.: Der Leib im Spiegel der Kunst; System der Philosophie, Band II, 2.Teil; Bonn 1966

Schmitz, H.: Der leibliche Raum; System der Philosophie, Band III, 1. Teil; Bonn 1967

Schmitz, H.: Der Gefühlsraum; System der Philosophie, Band III, 2. Teil; Bonn 1969

Schmitz, H.: Die Wahrnehmung; System der Philosophie, Band III, 5. Teil; Bonn 1978

Schmitz, H.: Die Person; System der Philosophie, Bd. IV; Bonn 1980

Schmitz, H.: Die Aufhebung der Gegenwart, System der Philosophie, Bd. V; Bonn 1980a

Schmitz, H.: Der Ursprung des Gegenstandes – Von Parmenides bis Demokrit; Bonn 1988

Schmitz, H.: Der unerschöpfliche Gegenstand; Bonn 1990

Schmitz, H.: Brief an den Autor, 1994

Schmitz, H.: Der gespürte Leib und der vorgestellte Körper; in: M. Großheim (Hrsg.): Wege zu einer volleren Realität; Akademie-Verlag, Berlin 1994a, S. 75–91

Schmitz, H.: Neue Grundlagen der Erkenntnistheorie; Bonn 1994b

Schmitz, H.: Husserl und Heidegger; Bouvier, Bonn 1996

Schmitz, H.: Höhlengänge – Über die gegenwärtige Aufgabe der Philosophie; Akademie Verlag, Bonn 1997

Vale, V.; A. Juno: Re-Search: Modern Primitives – An Investigation of Contemporary Adornment & Ritual; Re/Search Publications, Saint Paul 1989

Teil B
Systemische Grundlagen und Techniken der Diabetestherapie

Marcus Siebolds

1 Zur Entstehung therapeutischer Wirklichkeiten

Ein Gedankenexperiment

Der Psychiater und sein Patient

Wenn zwei Personen verschiedener Meinung darüber sind, wessen Wirklichkeit als Wahn und wessen Wahn als Wirklichkeit bezeichnet werden muss, entsteht eine gefährlich verrückt machende Form der Kommunikation. Im folgenden Rollenspiel, das man sich natürlich auch als ein Gedankenexperiment vorstellen kann, lässt sich dieser Kommunikationsstil von außen beobachten und von innen erleben, je nachdem, ob man eine der beiden Rollen übernimmt oder als außen stehender Beobachter daran teilnimmt.

Man braucht dazu zwei Versuchspersonen, die bereit sind, die Rolle eines Psychiaters oder eines psychiatrischen Patienten zu übernehmen. Wer von den beiden welche Rolle zu übernehmen hat, entscheidet der Zufall (fast wie im richtigen Leben). Wie bei den anderen Glücksspielen zieht jeder der beiden eine Karte; sie ist entweder mit A oder B gekennzeichnet. Auf ihrer Rückseite findet jeder Spieler Informationen darüber, wer er ist und was er zu tun hat.

Mündlich wird beiden Mitspielern folgende Anweisung gegeben:

Lesen Sie bitte in Ruhe, welche Rolle Sie spielen sollen und was Ihre Aufgabe ist! Sprechen Sie bitte nicht über das, was Sie auf der Karte lesen, und kommentieren Sie es nicht! Das wäre ein Ausstieg aus dem Spiel.

Auf der Karte A steht folgender Text:

> *„Sie sind ein Psychiater und werden zu einem Patienten gerufen, von dem Sie wissen, dass er verrückt ist. Eines seiner Symptome ist, dass er sich für einen Psychiater hält. Bitte überzeugen Sie ihn, sich freiwillig in stationäre Behandlung zu begeben!"*

Im Gegensatz dazu steht auf der Karte B:

> *„Sie sind ein Psychiater und werden zu einem Patienten gerufen, von dem Sie wissen, dass er verrückt ist. Eines seiner Symptome ist, dass er sich für einen Psychiater hält. Bitte überzeugen Sie ihn, sich freiwillig in stationäre Behandlung zu begeben!"*

(aus: Simon, 1993)

Verwirrung und Verirrung?!

Lässt man beide Spieler dieses Gedankenexperiment durchführen, so zeigt sich, dass ein jeder versucht, den anderen von der Richtigkeit seiner Position zu überzeugen. Es werden

Unterstützer aus dem Publikum herangezogen, wilde Argumentationsstrategien aufgebaut, doch letztlich kann keiner dem anderen nachweisen, dass er ein Schizophrener ist, der einen Psychiater spielt, der zu einem Schizophrenen gerufen wird. Diese Szene kann sich nicht nur in der Psychiatrie abspielen, sondern genauso gut in einer Diabetesschulung, wenn es z. B. darum geht einen Patienten, der raucht, davon zu überzeugen, das Rauchen aufzugeben, um kein „Raucherbein" zu bekommen, der Patient aber bemerkt, dass er jede Woche zweimal 10 Kilometer joggt und sich sehr gesund beim Laufen und Joggen fühlt. Gerade in der Diabetologie stehen subjektive Theorien der Patienten oft im krassen Widerspruch zu den medizinischen Theorien der Therapeuten.

Anmerkung

Wenn im Folgenden von Therapeuten gesprochen wird, so sind damit alle am Behandlungsprozess Beteiligte, also Ärzte, Diabetesberaterinnen, Pflegende, Diätassistentinnen, Psychologen und Arzthelferinnen, also auch alle nichtärztlichen Berufsgruppen gemeint.

1.1 Wie entstehen therapeutische Wirklichkeiten?

Leseziel

Der Leser soll sich über die Reflexion der wissenschaftstheoretischen Grundlagen speziell des ärztlichen Handelns einen Zugang zum Verständnis der verborgenen Prozesse in der Diabetestherapie verschaffen. Das soll ihm helfen die aufgezeigten Verwicklungen in der eigenen Arbeit zu verstehen und zu vermeiden.

Normalerweise gehen Ärzte und Therapeuten davon aus, dass ihr therapeutisches Handeln wisenschaftlich begründet ist. Dies entspringt ihrer Ausbildung, in der wissenschaftliche Theorien als handlungsführend vorgegrben werden. Fragt man die Therapeuten danach, ob ihnen klar ist auf was sie sich eigentlich beziehen, wenn sie von Wissenschaft sprechen, wird den Beteiligten klar, das ihnen die Grundlage ihres Handelns eigentlich unklar ist. Sie hängen in ihrem Handeln von Vorstellungen über Wissenschaft ab, die sie kaum reflektiert haben. Um mit medizinisch wissenschaftlichen Theorien begründet umgehen zu können müsste man sie aber verstehen. Die folgenden Ausführungen sollen das Nutzen wissenschaftlicher Theorien in der Therapie unterstützen, in dem sie einen verstehenden Zugang zu ihnen und ihrer Anwendung in der Diabetestherapie schaffen.

Der Text soll Sie in folgenden Schritten ins Thema einführen:

- Wissenschaftskritische Reflexion der naturwissenschaftlichen Grundlagen, die das Denken und Handeln von Ärzten und Therapeuten in der Diabetestherapie bestimmen
- Darstellung der Bedeutung konstruktivistischer Erkenntnistheorie für die Praxis des therapeutischen Handelns in der Diabetologie
- Die zwei Grundformen therapeutischer Wirklichkeit
  – stabile therapeutische Wirklichkeiten
  – stabile therapeutische Wirklichkeiten

Das Thema mag für viele Praktiker eher abschreckend klingen, da der Umgang mit wissenschaftskritischen Theorien für sie ungewohnt ist. Die Mühe sich damit auseinander zu setzen lohnt sich aber! Denn wenn der Therapeut nicht versteht, wie er zu seinem Verstehen kommt, dann wird er irgendwann auch nicht mehr verstehen, was in seinen Therapien abläuft. Um den Einstieg ins Lesen zu erleichtern, sind die wichtigsten Begriffe im Folgenden immer genau erklärt.

1.1.1 Reflexion der wissenschaftstheoretischen Grundlagen, die das Denken und damit auch das Handeln von Ärzten und Therapeuten bestimmen

Zur Struktur wissenschaftlicher Systeme

Das, was allgemein Wissenschaft oder wissenschaftlich genannt wird, lässt sich nur als ein Wissenschaftssystem begreifen. Bei diesem System handelt es sich immer um eine Abfolge von Erklärungsschritten, die systematisch aufeinander aufbauen.

Die Elemente eines Wissenschaftssystems sind:

- Erkenntnistheorie (Aristoteles, 1978, Glaserfeld, 1997, Foerster, 1997)

    Beschreibung der Art und Weise, wie von Forschenden und Ärzten wissenschaftlich Welt erkannt werden kann. Diese legt auch fest, welche sprachliche Form wissenschaftlicher Arbeit überhaupt erlaubt ist. In der Erkenntnistheorie legt die Wissenschaft die grundlegenden Regeln fest, wie man die Blaupausen, mit denen man Wirklichkeit konstruiert (siehe unten) überhaupt zeichnen darf.

- Paradigma (Kuhn, 1996)

    Modell, nach der die Wirklichkeit aufgebaut ist. Der hier verwendete Begriff des Paradigmas bezieht sich auf den Begriff von Thomas S. Kuhn. Dabei stellt das Paradigma eine Art Blaupause dar, die einem vorschreibt, wie man seine Welt zu konstruieren hat.

- Denkstil und Denkstilkollektiv (Fleck, 1994)

    Dieser Begriff bezieht sich auf Arbeiten von Ludwig Fleck, in denen es um die Entstehung wissenschaftlicher Tatsachen geht. Dabei ist der Denkstil die über die Wissenschaftsgeschichte entstandene Art und Weise, wie Wissenschaftler oder wissenschaftlich Handelnde Probleme angehen und lösen. Denkstilkollektiv bezeichnet die Gruppe von Handelnden, die über einen gemeinsamen Denkstil sowie über eine darauf aufbauende Sprache verfügen und als Gruppe wiederum wissenschaftliche Fragestellungen oder Probleme gemäß ihrem Denkstil lösen. Der Denkstil bezeichnet letztlich die an Personen oder Personengruppen gebundene soziale und emotionale Umsetzung eines Paradigmas.

    Einem Molekularbiologen z. B. ist es nicht gestattet, die Gefühle oder sozialen Einflüsse, die dazu bewegen so und nicht anders zu forschen, als Teil seiner Arbeit in einem Forschungsbericht zu veröffentlichen.

- Theorie (Böhm, 1985)

„Nur was nicht anders sein kann, als es ist, was also mit Notwendigkeit so und nicht anders ist, kann im strengen Sinne gewusst und somit zum Gegenstand der Theorie werden." (Böhm) Eine Theorie ist der Versuch einen Ausschnitt der realen Welt mit einer begrifflich geklärten Sprache und nach einer klaren Systematik zu beschreiben. Wir gehen hier von wissenschaftlichen Theorien aus. Die Inhalte einer Theorie werden also nicht ausschließlich von Forschung bestimmt, sondern ganz wesentlich von den unreflektierten, übergeordneten wissenschaftlichen Kategorien wie der Erkenntnistheorie, dem Paradigma und dem Denkstil.

- Praxis (Böhm, 1985)

Der Praxisbegriff, der hier vorgestellt wird, bezieht sich auf Aristoteles und weicht von unserem gebräuchlichen Begriff ab. Böhm beschreibt ihn wie folgt:

„Praktisches Handeln trägt seinen Sinn und Wert immer schon in sich und erfüllt seinen Zweck allein schon dadurch, dass es als ‚etwas Gutes und Gerechtes tun' einfach geschieht, unabhängig davon, ob dem Handelnden tatsächlich auch gelingt, was er durch sein Tun erreichen wollte."

„Anders umschrieben heißt Praxis also nicht jedes beliebige Agieren und ebenso wenig ein Hantieren, nicht einfach das, was mehr oder weniger zufällig eintritt oder sich hier und da ereignet, sondern Praxis meint das auf das Gute hin bezogene Sittliche und das auf das Gemeinwohl ausgerichtete politische Handeln des Menschen."

Dies ist die ethische Dimension therapeutischen Handelns. Diese Definition bedeutet, das der Therapeut für jeden Patienten prüfen muss, ob sein Handeln ethisch vertretbar ist und ob es wirklich zu ihm und zu seiner Situation passt.

- Poesis, Poetisches Machen (Böhm, 1985)

„Das (poetische) Machen zielt stets auf ein Ereignis, ein Werk – den hergestellten Gegenstand – und erhält Sinn und Wert erst von seinem Ende her." Diese Äußerung ist von besonders großer Bedeutung, da hier die Wurzel der Vorstellung von Ergebnisqualität in der Medizin zu suchen ist.

Dieses Konzept wissenschaftlicher Systeme erlaubt es, Lösungsversuche therapeutischer Probleme auf die Frage hin zu untersuchen, welches Wissenschaftskonzept den Problemlösungen zugrunde liegt. Im Folgenden sollen zwei Wissenschaftssysteme vorgestellt werden.

1.1.2 „Platonisch-aristotelisch" grundgelegte Wissenschaft

Dieses Wissenschaftskonzept steht für die heute führende, naturwissenschaftliche Medizin.

Erkenntnistheorie

Um zu verstehen, warum Platon und Aristoteles ihre Erkenntnistheorie so und nicht anders entwickelten, ist der geistesgeschichtliche Hintergrund des antiken Griechenlands von großer Bedeutung. Es besteht eine muntere Durchmischung von Göttern mit der realen Lebenswelt der Menschen. Es liegt also eine Nichttrennung von Transzendenz und Deszendenz vor. Die Götter des Pantheons pflegten ja, wie in der griechischen Mythologie überliefert, einen Lebensstil, der es heute mit jeder Seifenoper aufnehmen könnte, und insbesondere mit ihrer Möglichkeit, sich dauernd als transzendente Entitäten in das ganz alltägliche und reale Geschehen in der diesseitigen Welt einzumischen. Dies ist für jeden Philosophen eine schier unerträgliche Situation, denn es stellen sich zwei Fragen: Kann der Philosoph in seinem Erkennen von transzendent existierenden (real wirkenden) Gottheiten beeinflusst, begrenzt und bestimmt werden? Und zum anderen: Kann es ein Wissenschaftssystem geben, das in sich durch Fehlen göttlicher Einmischung eine ausreichende innere Stabilität und Kohärenz erreicht, um wissenschaftliche Forschung langfristig zu ermöglichen? In der bis dato gegebenen mythologischen Verstrickung von Götterwelt und Menschenwelt war dies letztlich nicht möglich. Darum greift Platon zum Kunstgriff der Leib-Seele-Trennung. Die Seele, also das Göttlich-Transzendente, insbesondere in seiner real agierenden Personalität der verschiedenen mythologisch beschriebenen Gottheiten, wird zur Privatsache erklärt. Die eigentlich existente Welt ist die leibliche und stoffnahe Welt, die nun nach der Abspaltung der Seele und des Göttlichen als für sich existent und weltbestimmend angesehen werden kann. Da diese Welt nun frei von „Kontamination" durch reale Göttlichkeit ist, ist sie in sich konstant, ihre inneren Regeln und Gesetzhaftigkeiten haben dauernden Bestand und der Philosoph als Erkennender von leiblich-realer Welt ist nun, da das Transzendente zur Privatsache erklärt wurde, vollständig frei in seinem Erkennenkönnen von Welt. Aristoteles, ein Schüler Platons, versucht, diese Trennung durch die Einführung der Begriffe Materie und Form aufzuheben. Seine These ist, dass sich das „Göttliche" als letzte Ursache des Seins (Materie) in der stofflichen Welt quasi auflöst. Damit hebt es die Trennung natürlich nicht auf, sagt aber explizit, dass die letzte Sinndimension des „Seins" in der Materie verborgen liegt und so vom Forscher, der ja nach Platon frei ist, erkannt werden kann.

Dazu führt Aristoteles (Aristoteles) den Begriff der Ursache (causa) ein. Neben der „Leib-Seele-Trennung" ist die Einführung des Ursachenbegriffes für die weitere Medizingeschichte von entscheidender Bedeutung. Die Vorstellung, isolierte Ursache-Wirkungszusammenhänge aufdecken zu können und damit, den Gedanken stringent zu Ende gedacht, den „letzten Sinn des Seins" aufdecken zu können, ist die innere Logik jedes Forschers, der so sozialisiert ist, und damit auch der heute „wissenschaftlichen" Mediziner.

Der Forscher kann im philosophischen Denken nicht bevormundet werden, sein Denken ist rein bestimmt durch die stoffliche, leibnahe Welt. Erkenntnistheoretisch heißt das nun, dass die Welt in ihrem Vorgefundensein das Erkennen gleichsam in den Erkenntnisakten von Wissenschaftlern bestimmt, indem sie als „final wahr" definiert wird. Die nun entstehende Aufgabe für Aristoteles war es zu reflektieren, wie in Ermangelung transzendenter Sinnführungen Sinn in seiner philosophischen Bedeutung in das Handeln in der Welt gebracht werden kann. *Aristoteles tritt hier in der Nikomachischen Ethik in die Vorstellung ein, dass die sinnführende Dimension des menschlich erkennenden und gestaltenden Handelns die Vernunft sei.* Vernunft ist vor dem Hintergrund des eben Ausgeführten die Art und Weise, wie diese „finale Wahrheit" erkannt werden kann. Vernunftsvollzug ist der Weg dorthin. So geht Aristoteles davon aus, dass das Unglück der Welt letztlich durch noch nicht ausreichend entwickelte oder nicht vollzogene Vernunft entsteht und dass sich Glückseligkeit, bei Aristoteles Eudamonia, durch vollständigen Vernunftsvollzug herstellen lässt. Dieser Punkt ist nun für das moderne Wissenschaftsverständnis von entscheidender Bedeutung. Wissenschaft als Lieferant und Herstellungsinstanz von Vernunft erhält ihre innere Berechtigung und Sinnführung allein durch dieses Vernünftigwerden und -sein.

Da Wissenschaft sich immer in einem Prozess von Vernunftentwicklung befindet, kann sie darauf verweisen, dass bei vollständigem und unendlichem Vernunftvollzug letztlich Probleme, die man mit dem Oberbegriff „Unglück" beschreiben kann, also Probleme, die wir als bedeutsam erachten, gelöst werden können.

Übertragen auf die Medizin bedeutet die aristotelische Erkenntnistheorie Folgendes:

Durch die Leib-Seele-Trennung sowie durch „final wahre" Ursache-Wirkungs-Zusammenhänge wird der Mensch in einen privaten, nicht definitiv wissenschaftlich verstehbaren Seelenanteil und in eine leib- und stoffnah organisierte Körpermaschine unterteilt, die genau diese Ursache-Wirkungszusammenhänge aufweist. Durch diese Festlegung ist eine absolute und evidente Erkenntnis der Körpermaschine möglich, ebenso sind auch alle vernunftgeführten Manipulationen an der Körpermaschine möglich und erlaubt. Das Nichtfunktionieren der Körpermaschine (Unglück) kann durch Einsatz unendlicher Vernunft, also durch letztlich vollständigen Vernunftvollzug, überwunden werden. Die Sinnführung ärztlichen Handelns ist vernünftiges Forschen und Therapieren. Eine andere als diese Sinnführung ist für den aristotelisch wissenschaftlich geprägten Arzt nicht akzeptabel. So denkende Forscher und Therapeuten sind in ihrem Forschen an der Leibmaschine völlig frei und ungebunden. Ihnen müssen andere als aristotelisch vernünftige Instanzen keine Vorschriften zum Forschen und Behandeln machen. Rückschließend lässt sich auch verstehen, dass ein Wissenschaftler aus seiner so gefassten inneren Logik immer dann Schwierigkeiten bekommt, wenn er etwas, wenn auch nur gering oder irgendwie vernünftig Erscheinendes nicht in Anwendung bringt.

Das darauf aufbauende Paradigma

Das heute in der Medizin, basierend auf den Traditionen platonisch-aristotelischer Philosophie aufbauende Paradigma ist das der sensualistischen Reduktion. Unter sensualistischer Reduktion versteht man die Vorstellung, dass alle stofflichen Phänomene der Welt messbar sein müssen, vorausgesetzt, man hat dafür eine Technik. Die sinnlich wahrnehmbare Fallwirklichkeit – ich nenne sie die volle Fallwirklichkeit – wird so im zentralen Gesichtsfeld des Arztes reduziert auf alles Messbare. Alles, was nicht messbar ist, geht verloren. Klassisch ärztliches Denken ist zutiefst von dieser Vorstellung geprägt. Die theoretische Möglichkeit, überhaupt Diagnostik bei Krankheiten betreiben zu können, beruht auf diesem Grundmodell. Die Frage des Umgangs mit aus der Sicht des Patienten ganz banal vollzogenen, scheinbar unvernünftigen Plausibilitätsentscheidungen für oder gegen Gesundheit muss in dieser Sehweise aber völlig unbeachtet und bedeutungslos bleiben. Dieses Denkprinzip schreibt im Kontext klassischer Medizin dem Arzt, aber auch allen so sozialisierten Therapeuten die Funktion des „Wahrheitsbesitzers" zu, da er durch entsprechende messtechnische Vorgehensweisen die hinter dem Phänomen stehende Struktur, die er ja nach dieser Lesart als wahr erkennen muss, definieren kann und über die er dann im Weiteren therapeutischen Prozess verfügt. Therapie heißt dann natürlich auch, diese Wahrheit dem Patienten zur Verfügung zu stellen und ihn davon zu überzeugen, dass es sich wirklich um eine für ihn bedeutsame und gültige Wahrheit handelt. Er muss den Patienten auf die ärztliche Vernunft festlegen, damit er die Wahrheit des Arztes anerkennt. Auf der sprachlichen Ebene stellt dies die Grundlage des heute gebrauchten „Compliance"-Begriffes dar.

Der „Compliance"-Begriff ist ein Beispiel für das therapeutische Sprachproblem. Compliance heißt nichts anderes als „zustimmen". Statt das beim Wort zu nehmen und von Patienten zu sprechen, die dem, was der Arzt sagt, nicht zustimmen – und das ist nichts anderes als ein elementares Menschenrecht – wird diese Problematik hinter dem Begriff Compliance verborgen. Man redet dann nicht über Menschenrechte und therapeutische Menschenbilder, sondern unterstellt dem Patienten Verweigerung, Unwilligkeit oder psychopathologische Probleme. Die Rechtfertigung ist der Wahrheitsbesitz des Arztes oder Therapeuten, der seine Form von Vernunft über die des Patienten stellt.

Platonisch-aristotelisch geprägter Denkstil

Aus dieser so geprägten Erkenntnistheorie und dem darauf aufbauenden Paradigma resultiert ein naturwissenschaftlicher Denkstil in der Medizin (Fleck, 1994). Naturwissenschaftlich heißt hier, dass die eigentlich reale Welt die Welt der stoff- und leibnahen Wirklichkeitsphänomene, also der Körpermaschine, ist. Diese kann durch spezifische Messverfahren erfasst werden. Weil Messbares im vorgestellten Sinne auch beherrschbar ist, ergeben sich hieraus bei entsprechend differenzierter Diagnostik und ausgereiften therapeutischen Instrumenten die Möglichkeiten zur letztlich vollständigen „Reparatur der Körpermaschine". Die dazu notwendige sensualistische Reduktion, das heißt das Reduzieren der erlebten Wirklichkeit auf messbare Zustände, mit der Annahme definierbarer, isolierter Ursache-Wirkungszusammenhänge, und damit auch eine Fokussierung des Gesichtsfeldes auf solche Zustände, wird in der Regel unwidersprochen hingenommen in der Überzeugung, dass die „Endlösung" aller Probleme in der Medizin nur auf diesem Weg erreicht werden kann. Das naturwissenschaftliche Denkstilkollektiv, dem klassisch ausgebildete Ärzte angehören, verpflichtet nun seine Teilnehmer, sich diesem Denkstilkollektiv unterzuordnen und die Rätsel – also die diagnostischen und therapeutischen Aufgaben in der therapeutischen Realität – nur nach naturwissenschaftlichen Regeln zu lösen. Auf der begrifflichen Ebene zeigt sich dies am Beispiel des Begriffs Therapieziel (Berger, 1995). Die Formulierung unterstellt unausgesprochen mehrere bedeutsame Annahmen:

- Erstens, dass Patienten überhaupt ein Therapieziel formulieren wollen.
- Zweitens, dass Patienten vernünftige Therapieziele haben wollen.
- Drittens, dass Patienten vorgestellte Therapieziele überhaupt erreichen wollen.

Was aber ist mit Patienten, die kein Therapieziel haben wollen, weil ihnen andere Dinge wichtiger sind? Was ist mit denen, die keine vernünftigen Therapieziele im Sinne des Arztes haben? Und schließlich: Was ist mit den Diabetikern, die sich zwar durchaus, auch im Verständnis der Therapeuten, sinnhafte Therapieziele vorstellen können, aber keine Lust haben, diese auch erreichen zu wollen? Eine Gruppe von Diabetikern, die dieses Problem verdeutlicht, sind die Patienten mit chronisch rezidivierenden Fußläsionen, die auf die Art und Weise des Umgangs mit dem Fuß zurückzuführen sind. Mit diesen Patienten werden immer wieder aufs Neue Therapieziele vereinbart, sie selber nehmen sie dann nicht an, verleugnen sie und die Notwendigkeit, sich sorgsam um den Fuß zu kümmern. Trotz dieser Therapieziele kommt es zu Rezidiven. Der Denkstil erlaubt es dem Arzt aber nicht, anders mit dem Patienten zu reden. (Eine Alternative könnte die Arbeit mit dem Instrument der Auftragsklärung sein, das im Kapitel 4 besprochen wird.)

Fleck hat als Erster den Begriff des Denkstils geprägt, unterliegt aber auch hier seiner eigenen Sozialisation als Arzt. Denn in diesem System von Denkstil und Denkstilkollektiv heißt Medizinentwicklung immer ko-evolutives Wachsen des Gegenstandes Medizin in einem unendlichen sozialhistorischen und wissenschaftlichen Forschungsprozess. Brüche, abruptes Ablegen von überholten und nicht mehr tragfähigen Denkstilen (wie Kuhn dies im Begriff des Paradigmenwechsels vorstellt) sind für so sozialisierte Ärzte letztlich undenkbar. Dies erklärt übrigens die ungeheure Resistenz klassisch ärztlicher Wissenschaft und klassisch ärztlichen Handelns gegenüber eigentlich überfälligen Veränderungen, die real betrachtet nur in Form von Brüchen, also in Form von radikalen Paradigmenwechseln vorgenommen werden können. Dies ist in Zeiten extrem schnellen politischen, sozialen und gesellschaftlichen Umbruches sowie in Zeiten der rapiden Ressourcenverknappung ein großes Hemmnis für eine diesen Umständen angepasste Veränderungsfähigkeit der Medizin.

Der platonisch-aristotelische Theoriebegriff in der Medizin

Der klassisch-medizinische Theoriebegriff ist sehr platon- und aristolesnah. Übersetzt man den Satz „Nur was nicht anders sein kann, als es ist, was also mit Notwendigkeit so (und nicht anders) ist, kann im strengen Sinne gewusst und somit zum Gegenstand der Theorie werden" (Böhm, 1985), so lässt sich die derzeitige „Sucht" von Medizinern nach Standards verstehen. Ein „Standard" oder eine Leitlinie ist eben das, was nicht anders sein kann, also was mit Notwendigkeit (als Ergebnis naturwissenschaftlicher Forschung) so und nicht anders gewusst werden kann. Dieser Theoriebegriff ist damit eindeutig deduktiver Natur. Er bewertet klinisch therapeutische Realität immer an der als wahr definierten medizinischen Theorie. Die Bindungskraft medizinischer Theorien beruht auf diesem Theoriebegriff. Wir haben aber verstanden, dass medizinische Theorien nur auf Kosten einer sensualistischen Reduktion, also der Einschränkung des Wirklichen auf naturwissenschaftlich messbare Ursache-Wirkungs-Zusammenhänge, zustande kommen. Es wird deutlich, dass diese Theorien in der therapeutischen Realität scheitern müssen, weil diese von ganz anderen Größen bestimmt wird als dem, was gemessen und, darauf aufbauend, behandelt werden kann, insbesondere im Bereich der chronischen Erkrankungen, deren Verlauf vom Krankheitsumgang durch den Patienten abhängt. Die Sehweise dieser Krankheiten leitet sich bei Realtherapeuten z. B. in Schulungsteams vielmehr aus induktiven Erkenntnisgewinnungsprozesen ab. Induktiv meint hier ein Ableiten des Verständnisses eines Wirklichkeitsausschnitts aus der Beobachtung heraus.

Die praktische Bedeutung des Theorieproblems ist am Begriff des Empowerments darstellbar. Er besagt nichts anderes, als dass Patienten unterstützt werden sollen in der Mündigkeit, eigene Entscheidungen über ihren Umgang mit dem Diabetes zu treffen. Darauf aufbauend, sollen sie unterstützt werden, diese zu realisieren. Diese These ist von der Deutschen Diabetesgesellschaft in ihrem Programm festgeschrieben. Was aber macht man mit Patienten, die sich zum Dickbleiben, Rauchen, Fußvernachlässigung unterstützen lassen wollen? Um dem Dilemma zwischen Naturwissenschaft und Empowerment zu entrinnen, werden Patienten schwierigsten Doppelbotschaften ausgesetzt: *„Sie sind absolut mündig, solange sie vernünftig sind, ansonsten sind sie incompliant."* Die sprachliche Bedeutung dieser Doppelbotschaft wird weiter unten am Beispiel der Adipositas erläutert.

Der medizinische Praxisbegriff

Naturwissenschaftlich denkende Ärzte brauchen keinen Praxisbegriff! Warum? Wie wir gesehen haben, bedeutet das platonisch-aristotelische Erkenntnistheorie-Modell, dass durch unendlichen Vernunftsvollzug Glück, also Eudamonie, hergestellt werden kann (Aristoteles, 1978). Dem ordnen sich Paradigma, Denkstil und Theorie unter. In der Theorie nun wird die Vernunft als so wirksam eingestuft, dass die derzeitig verfügbare medizinische Theorie die mit Vernunftmitteln maximal mögliche Näherung auf das Ziel der Problemlösung, also Glücksherstellung durch Erkennen der „finalen Wahrheiten", ist. Deshalb dulden medizinische Theorien in der Praxis keinen Widerspruch. Nimmt man Praxis also im eigentlichen Sinne, „also nicht als jedes beliebige Agieren und ebenso wenig ein Hantieren, nicht einfach das, was mehr oder weniger zufällig eintritt oder sich hier und da ereignet, sondern Praxis meint das auf das Gute hin bezogene Sittliche und das auf das Gemeinwohl ausgerichtete politische Handeln des Menschen" (Böhm, 1985), dann wird deutlich, dass der sich aus der medizinischen Theorie ableitende Anspruch von Gültigkeit diesen Praxisbegriff letztlich nicht mehr zulässt. Dies erklärt, warum sich Mediziner heute kaum unter irgendeinen ethischen Primat setzen lassen. Eine Folge im Umgang mit Schwerstkranken auf Intensivstationen oder auch eine Folge im Bereich der Reproduktionsmedizin ist, dass deren Behandlung heute computergestützt, also wieder durch Messen von Zahlen geregelt wird. Ihr Denkstil erlaubt ihnen nicht mehr andere, als ihre theoriegeführten Standards als Fundamentalwahrheiten anzuerkennen. Das im Praxiskontext erforderliche ethisch-politische Reflektieren wie auch der Umgang mit dem Selbstbestimmungsrecht der Patienten wird von ihnen als störend und behindernd erlebt, was man an der erwiesenen Unwirksamkeit von ethisch geführten Begrenzungsversuchen bei fragwürdigen Forschungs- und Behandlungsvorhaben erkennen kann. Diese Verkennung des Praxisbegriffs beschreibe ich mit dem Begriff des **Theorie-Poesis-Kurzschlusses**. Die Umgehung des so definierten Praxishandelns führt dazu, dass Ärzte in der Regel glauben, dass sie ohne einen Übersetzungsschritt direkt von der medizinischen Theorie zum poetischen, therapeutischen Handeln kommen können. Das führt dann im Endeffekt zur Ausblendung der therapeutischen Realität des Patienten. Dieses Handlungsmodell führt auf der Ebene der Theorieführung therapeutischen Handelns zu einer Anwendung des Modells der evidenzbasierten Medizin. Ärzte, die diese Strategie zur Entwicklung rationaler klinischer Entscheidungen im Sinne David Sacketts anwenden, bemerken sehr schnell das Problem des Theorie-Poesis-Kurzschlusses. Dieser Kurzschluss führt zum berechtigten Vorbehalt, dass so gewonnene klinische Entscheidungen die therapeutische Wirklichkeit von Ärzten und Patienten vollständig verzerrt abbilden. Gerade dieser Aspekt der Praxisproblematik wird von der EBM Forschung zur Zeit intensiv diskutiert.

Poesis

„Das (poetische) Machen zielt stets auf ein Ergebnis, ein Werk – den hergestellten Gegenstand – und erhält Sinn und Wert erst von seinem Ende her." (Böhm, 1985) Diese Definition ist quasi wörtlich zu nehmen beim heutigen Umgang mit Ergebnisqualität. Therapeutisches Handeln wird einzig und allein in diesem Kontext gemessen von seinem „Ende her", also in der Ergebnisqualität, die mit Begriffen wie „Evidence-based medicine", „Outcome" oder „Endpunktqualität" beschrieben wird. Auch von dieser Seite kann man den fehlenden Praxiskontext noch einmal betrachten. Hat der poetische Kontext die Dominanz, dann wird deutlich, dass das Bemühtsein oder das ethische Verantworten des Handelns überhaupt bedeutungslos ist, denn das Ergebnis an sich ist Maß der Dinge.

Die therapeutische Philosophie ist dann nur konsequent an dieser Idee orientiert. Laut den Qualitätsrichtlinien der DDG sind diese rein metabolisch. Man spricht dann mit dem Patienten über sein gutes HGA_{1c}, die geringen Hypoglykämien oder seine Gewichtsabnahme. Konzepte zur Verbesserung der Lebensqualität und der Patientenzufriedenheit fehlen.

Woran erkennt man Lebensqualität, wie beschreibt man sie, wie spricht man mit dem Diabetiker darüber? Die Ebene der Poesis muss die soziale und emotionale Realität der Patienten ausblenden. Insbesondere Haltungen und subjektive Theorien der Patienten ihrer Krankheit gegenüber bleiben unberücksichtigt.

Zusammenfassung

Der medizinische Umgang mit dem platonisch-aristotelischen Wissenschaftsbegriff lässt erkennen, dass das Fatale der so grundgelegten Medizin darin liegt, dass ihr erkenntnistheoretisches Grundmuster, nämlich dass sich durch unendlichen Vernunftsvollzug Glück herstellen lässt und dass es Wahrheit durch Leib-Seele-Trennung und „wahre Ursache-Wirkung-Beziehungen" gibt, ein enormes Verführungspotenzial für Ärzte und Therapeuten darstellt. Es lässt sich jetzt der Satz von Heidegger zum Umgang der Menschen mit Wissenschaft, nämlich Wissenschaft als das völlige Fehlen sittlich-ethischer Reife im Vergleich zu unglaublich entwickelten technischen Fähigkeiten des Menschen, besser verstehen, insbesondere wenn man auf die Medizin bezogen bedenkt, dass wahrscheinlich dieses Phänomen durch den Verlust des klassischen Praxisbegriffs und den oben beschriebenen **Theorie-Poesis-Kurzschluss** in der modernen Medizin geprägt ist.

1.1.3 Naturwissenschaft als Professionalitätsproblem

Grundsätzlich bewegt sich ärztliches Handeln in einem Kontinuum zwischen Akutheit und Chronizität von Erkrankungen. Für die klinische Betrachtung liegt hier der entscheidende Unterschied zur Umgehensweise mit der Fallwirklichkeit. Fall meint hier nicht den Fall im „Behördensinne". Mit dem Begriff Fall oder Fallwirklichkeit wird phänomenologisch alles beschrieben, was in der ärztlichen Arbeit mit einem Patienten enthalten ist.

Im Bereich akuter Erkrankungen wird ärztliches Handeln grundsätzlich naturwissenschaftlich begründet. Die volle Wirklichkeit des Behandlungsfalls wird auf rein somatologische Probleme reduziert. Letztlich wird der Behandlungsfall auf die „Körpermaschine", also auf objektive, harte und messbare Fakten im zentralen Gesichtsfeld des Arztes reduziert.

Dieses Verständnis erzeugt in der naturwissenschaftlich begründeten Medizin ein Modell ärztlichen Handelns, das Behandlungsprozesse als trivial technisch versteht. Die Freiheit des Patienten, seine Biographie, die gesellschaftlichen, politischen und ethisch moralischen Aspekte des Behandlungsgeschehens werden planmäßig ausgeblendet. Arzthandeln erscheint mechanisch steuerbar und immer herstellbar zu sein.

Das erklärt auch, warum diese Form des Handelns vom einzelnen Arzt als relativ erfolgreich, klinisch wenig komplex und einfach handhabbar erlebt wird. Aus wissenschaftskritischer Sicht bezeichnet man diese Vorgehen als „sensualistische Reduktion" (Risse, 1998).

Dieses bei akuten Krankheiten sehr potente Verfahren wird im Bereich chronischer Erkrankungen und insbesondere bei komplex chronisch Erkrankten zum Problem. Alles, was nicht naturwissenschaftlich fassbar und therapierbar ist, fällt aus dem wissenschaftlichen Gesichtsfeld heraus. Aus naturwissenschaftlicher Sicht sind diese Anteile quasi privates Handeln des Arztes, also etwas, was er aus subjektiver Gestimmtheit heraus tut. Es verwundert also nicht, dass Hausärzte, die ja schwerpunktmäßig chronisch komplex Kranke betreuen, nach diesem Modell als „unwissenschaftlich", „unqualifiziert" und „qualitätsmäßig mangelhaft arbeitend" eingeschätzt werden.

Die Ursache dieses Vorurteils liegt im Ausschließlichkeitsanspruch der naturwissenschaftlichen Medizin und dem Fehlen einer stabilen wissenschaftlichen Theorie hausärztlichen Handelns.

1.1.4 Das Fallmodell David Sacketts als Modell der Therapie akut erkrankter Patienten

David Sackett beschreibt in seinem Buch „Evidenzbasierte Medizin" (Sackett, 1999) letztlich den Fall immer als eigentliche klinische Handlungsebene. Dabei schränkt er die volle Fallwirklichkeit, also die konstitutiven Elemente des Fallgeschehens, die untrennbar in der Behandlung eines Patienten zu betrachten sind (siehe Kap.1), auf handhabbare klinische Probleme ein. Er spricht dann vom Formulieren „beantwortbarer, guter klinischer Fragestellungen". Dieses Sackett'sche Modell der Reduktion des vollen Fallgeschehens auf „beantwortbare gute klinische Fragestellungen" entspricht wissenschaftstheoretisch dem Modell der sensualistischen Reduktion (siehe Kap.1). Unter sensualistischer Reduktion versteht man ein Handeln im klinischen Fall, das die volle Fallwirklichkeit letztlich auf zählbare Entitäten im zentralen Gesichtsfeld des handelnden Arztes eingrenzt. Dieses Modell ist vorzüglich geeignet, um akute Erkrankungen oder akute Dekompensationen chronischer Erkrankungen zu behandeln. Es liefert einen idealen Zugang zur evidenzbasierten Medizin und unterstützt den Arzt darin sich über evidenz-basierte Medizin rationale Grundlagen für sein therapeutisches Entscheiden zu verschaffen. Bei chronisch erkrankten Patienten, insbesondere bei komplex chronisch Kranken muss dieses Verfahren aber scheitern, weil sowohl die emotionalen als auch die sozialen wie gesellschaftlichen Möglichkeiten und Haltungen nicht mit beachtet werden. Auch hier findet sich die von Luhmann schon kritisch diskutierte Vorstellung wieder, dass in Organisationen alle Beteiligten einem verborgenen Vernunfts- und Rationalitätsprimat gehorchen.

Ist der Patient im Rahmen einer akuten Erkrankung vollständig abhängig vom Arzt, so macht es einen Sinn, ein solches Denkmodell zu nutzen. Alle Beteiligten werden damit zu außerordentlich befriedigenden Behandlungsergebnissen kommen. Versucht man aber einerseits sich mit Fallplanung im Bereich chronischer und komplex chronisch kranker Patienten zu beschäftigen, und sollen dabei andererseits Entscheidungen, Haltungen und Wünsche des Patienten therapieführend werden, muss das genannte Modell versagen. Hier wird man sich an konstruktivistische und hermeneutische Modelle halten.

1.1.5 Konstruktivismus und hermeneutisches und systemisches Fallverstehen als Modell der Therapie chronisch Kranker

Konstruktivistische Erkenntnistheorie

Neben der aristotelisch- platonisch angelegten Erkenntnistheorie, auf der letztlich auch die „evidenzbasierte Medizin" beruht, gibt es eine andere philosophische Tradition, die der Phänomenologie (Husserl). In der Phänomenologie geht es um das Verstehen der Phänomene. Diese können für sich nicht mehr den Anspruch von finaler Wahrheit voraussetzen. Dieses Verstehen ist eine geistige Leistung von Menschen, bei der immer ein mehr oder minder stabiler Verstehenszusammenhang von allen Menschen einer Kultur geteilt wird. Diesen Erkenntnisansatz nennt Husserl as invariant Verbleibende, etwas, was im Verstehen aller stabil vorhanden ist.

Die Erkenntnistheorie des radikalen Konstruktivismus, vertreten durch Glaserfeld und Förster (Glaserfeld, 1997, Foerster, 1997), geht von der Tatsache aus, dass es keine Wirklichkeiten gibt, die wahr sind. Sie stellt sich damit in die Linie der phänomenologischen Philosophie. Geht der Aristotelismus noch davon aus, dass die Welt wahr ist und durch ihr Wahrsein an sich das Erkennen des Menschen bestimmt, so geht der Konstruktivismus davon aus, dass das, was wir Welt nennen, ein Konstrukt ist. Dieses Konstrukt entsteht in den Vorstellungen der Menschen, und die Kulturleistung ist es, einen gemeinsamen Konsens darüber zu erzeugen, wie Welt konstruiert werden soll. Diese Konstruktion von Welt erfolgt durch das Entwickeln von Vorstellungen, Haltungen und gedanklichen Operationen, die auf der sozialen Ebene in der Sprache ihre Gestalt finden. Die Bedeutung von Sprache als „Baumaterial von Welt" wird evident. Die Prägung dieser „weltkonstruierenden Sprache" durch Erkenntnistheorie, Paradigma und Denkstil lässt erkennen, wie abhängig die Alltagssprache des Therapeuten von den Grundkategorien seiner Wissenschaft ist, ohne dass er das weiß! Im konstruktivistischen Denken ist nicht mehr die Frage wichtig, ob man durch Erkenntnisoperationen die Wahrheit hinter den Dingen erkennen kann, sondern es ist wichtig zu fragen, ob und wie die Dinge, also die Konstrukte von Welt, funktionieren. Dabei ist dieser Konstruktionsprozess teilweise zufallsbestimmt (Simon und Stierlin, 1985). Diese radikale Denkungsweise hat ihre Wurzeln in den erkenntnistheoretischen Problemen, die alle aristotelisch ausgelegten Philosophen hatten, ihren Wahrheitsbegriff definitiv abzuleiten. Denn um die Welt als wahr definieren zu können, müsste es jemanden außerhalb der Welt geben, der uns als neutraler „Gutachter" zur Verfügung stünde und die Tatsache, dass die Welt wahr ist und unser Erkennen bestimmt, beweist. Wenn es Leib-Seele-Trennung gibt, dann fehlen transzendente Entitäten, z. B. das „Göttliche", dass als Quelle solcher Beweise dienen könnte. An dieser erkenntnistheoretischen Aufgabe sind bis dato alle Philosophen gescheitert. Denn insbesondere lebendige Systeme lassen sich mit dem platonisch-aristotelischen, auf dem Wahrheitsbegriff beruhenden Erkenntnismodell letztlich nicht stringent beschreiben und verstehen.

Konstruktivistisches Paradigma

Das konstruktivistische Paradigma ist kybernetisch (Bateson, 1996, Watzlawick, 1992). Die Welt kann nicht mehr als wahr erkannt und erschlossen werden. Die Konstruktion von Welt ist die eines als System organisierten Prozesses, der klaren, für alle Systeme verbindlich wirksamen Gesetzen folgt. Diese Wechselseitigkeit ist bei chronisch kranken Patienten wie Diabetikern, deren Krankheitsverlauf von ihrem Umgang mit der Krankheit abhängt, weitestgehend gegeben. Systemgesetze repräsentieren das stetige Bestreben der Systeme zur Selbstorganisation und Selbstregulation sowie das völlige Fehlen vereinzelbarer und klar in Richtung und Wechselseitigkeit benennbarer Ursache-Wirkung-Zusammenhänge. Vielmehr lassen sich in Systemen Ursache und Wirkung nicht mehr isoliert nachweisen, es lassen sich nur noch wechselseitige Bedingtheiten darstellen. Ein System ist somit mehr als die Summe seiner Einzelteile. Hier liegen moderne Systemtheorie und Phänomenologische Philosophie nahe bei einander. Damit erklärt sich, warum im Rahmen dieser Darstellung später unter dem Aspekt der Theorien die Theorie der hermeneutischen Fallarbeit (Weidner, 1995), als Modell für eine phänomenologische Arbeitstheorie genauer beschrieben wird.

Konstruktivistischer Denkstil

Der Begriff „Systemische Therapie" stammt aus der systemischen Familientherapie. Dieser Denkstil geht davon aus, dass Prozesse der Wirklichkeit Systemcharakter haben. Es geht in diesem Denkstil nicht darum, durch die Analyse einzelne Ursache-Wirkungs-Zusammenhänge aufzudecken und zur Lösung zu kommen, sondern eher ein Verständnis für die Konstruktionsprinzipien und Funktionsweisen des betrachteten Systems zu entwikkeln. Systemveränderungen können dann nicht mehr von außen an einzelnen Teilen des Systems vorgenommen werden, da die Veränderung eines einzigen Systemmerkmals das ganze System in Veränderung bringt. Dieses komplexe Denken führt dazu, dass einzelne Systemfaktoren nicht mehr isoliert beobachtet werden, sondern immer in Wirkungs- und Strukturzusammenhängen ganzer Systeme. Eine wichtige therapeutische Ableitung daraus ist, dass durch die Veränderung einzelner Größen und Funktionszusammenhänge in Systemen ganze Systeme veränderbar sind, was ein Bewusstsein für die komplexen Auswirkungen einzelner therapeutischer Handlungen ermöglicht. Für die Kommunikation war die Entwicklung neuer Begriffe notwendig, die stark von denen der Naturwissenschaft abweichen (Simon und Stierlin, 1995).

Die Sprache dieses systemischen Denkstils wird immer neu kritisch auf ihre Bedeutung in der therapeutischen Interaktion hin untersucht. Systemische Therapeuten kennen die Wechselwirkung von Wissenschaft und Sprache und handhaben diese deutlich professioneller als naturwissenschaftlich orientierte Therapeuten.

Ein heute schon verfügbares Denkstilkollektiv systemischen Denkens sind systemische Familientherapeuten, systemisch denkende Wirtschaftsforscher sowie systemisch hermeneutisch arbeitende Berater.

Hermeneutische Theorien

Phänomene der dem Wahrnehmen und Erkennen zugänglichen Welt, also soziale Systeme und Prozesse, Umwelt, Kultur, Wirtschaft und auch Medizin stellen einen komplexen Gesamtkontext dar, in dem alle Faktoren unauflösbar wechselseitig vernetzt sind. Diese Zirkularität, also geschlossene Wechselseitigkeit und die oben beschriebene teilweise Zufälligkeit (Watzlawick, 1992) der Systemprozesse, bedingen die Vorstellungen, dass man letztlich nur mit dem, was im System vorhanden ist, arbeiten kann (Ressourcenorientierte Handlungstheorie). Damit ist der Umgang mit Begrenztheit grundlegender Bestandteil der systemischen Theorie (Dell, 1985, Keeney, 1983). Auf therapeutischer Ebene bedingt diese Theorie ein diagnostisches Vorgehen, in dem es nicht um ein isoliertes Verstehen naturwissenschaftlicher Zusammenhänge geht, sondern um ein integratives Begreifen, der Beziehung möglichst vieler Faktoren. Die Therapie erkennt therapeutische Begrenztheit an und eröffnet somit den realen Spielraum für die therapeutische Nutzung der Ressourcen des Systems. Um der sprachlichen Komplexität gerecht zu werden, beschäftigt sich systemische Therapietheorie intensiv mit moderner Sprachwissenschaft, um therapeutische Sprache therapiegeführt zu ermöglichen. Die Abhängigkeit einer Theorie von Erkenntnistheorie, Paradigma und Denkstil wird bewusst gehandhabt.

Wie Oevermann (Oevermann, 1981) darlegt, bilden in der Medizin Naturwissenschaft und Hermeneutik eine in sich scheinbar widersprüchliche Handlungseinheit.

Unter Hermeneutik versteht man ein wissenschaftliches Erkenntnisverfahren, das der sensualistischen Reduktion entgegengesetzt verfährt. Das Erkenntnisziel ist hier das „Verstehen durch das Sich-Hineinversetzen in den einzelnen Behandlungsfall". Die dafür notwendige gedankliche Operation ist die des Deutens der vollen Fallwirklichkeit. Deuten meint hier, alle Fakten, Wissensbestände und Lebensäußerungen der Patienten in möglichst widerspruchsfreier Weise zusammenzubringen. Dabei greifen die Hausärzte immer auf ein schon bestehendes Vorverständnis der Dinge zurück. Ihre aktuelle Deutung wird für zukünftige Erkenntnisprozesse selbst ein solches Vorverständnis sein. Diese Kontinuität des Deutens nennt Dilthey den hermeneutischen Zirkel.

Aufgrund des bestehenden Vorverständnisses kann man sich bei der Behandlung chronisch Kranker der hermeneutischen Methode bedienen. Die Theorie der hermeneutischen Fallarbeit wurde von Weidner (Weidner, 1995) für Pflegeberufe eingeführt. Die Konzepte, die im Folgenden vorgestellt werden, sind auf die Belange der Medizin von mir angepasst worden. Hermeneutische Fallarbeit meint genau das Entgegengesetzte zu dem, was sensualistische Reduktion beschreibt. Im Sinne der Hume'schen Idee ist Erkennen ein Rekonstruktionsakt. Um die eigene Begrenztheit des Verstehens überwinden zu können, wird nach dem Sammeln von möglichst umfassender Information zu einem realen Behandlungsfall die volle Fallwirklichkeit unter Hinzuziehung aller verfügbaren Informationen rekonstruiert. Hier zeigt sich der grundsätzliche Unterschied! Rekonstruktion kann nur im Sinne eines erschließenden und umfassenden Deutens erfolgen. Deuten meint hier, Bedeutung von einzelnen Fakten im Zusammenhang der realen vollen Fallwirklichkeit zu verstehen. Hermeneutische Vorgehensweise ist das typische Muster von langfristig betreuenden niedergelassenen Ärzten insbesondere von Hausärzten. Eine für die therapeutische Arbeit mit chronisch Kranken sehr geeignete Theoriebildung ist die der hermeneutischen Fallarbeit.

Ärzte und Therapeuten, die mit chronisch Kranken arbeiten, können ihr Handeln nur umschreiben, da ihnen eine grundlegende Theorie ihres Handelns nicht zur Verfügung steht.

Hinter dieser Aussage steht ein Grundproblem ihres Handelns. Die Art und Weise des ärztlichen Tuns bei chronisch Kranken könnte man in einer Forschungshypothese mit dem Begriff „habituelles ärztliches Handeln" beschreiben. Habituell meint hier ein Handeln, das sich aus naturwissenschaftlichem Wissen, aus klinischer Erfahrung, aus situativer Gestimmtheit entsprechend der Arzt-Patienten-Beziehung und aus den gesellschaftlichen Rahmenbedingungen herleitet.

Alles zusammen verbindet sich beim Arzt nach Gadamer (Gadamer, 1960) zu einer subjektiven Alltagstheorie ärztlichen Handelns. Für den einzelnen Arzt ist das Grundproblem, dass er sich dieser Theorien nicht oder kaum bewusst ist. Damit ist auch eine kritische Weiterentwicklung und eine wissenschaftliche Fundierung des eigenen Handelns weitgehend unmöglich.

Hermeneutische Fallarbeit als Lösungsversuch – Systemische Praxis und Poesis

Wie können wir die philosophische Erkenntnismethode der Hermeneutik Oevermanns und Weidners Überlegungen für das therapeutische Handeln nutzen?

Auf der Ebene des klinischen Handelns im Behandlungsfall ist die hermeneutische Vorgehensweise genau die notwendige gedankliche Operation. Hermeneutik ist der Weg, alle Elemente der Fallwirklichkeit über widerspruchsfreie Deutung so zusammenzubringen, dass ein umfassendes realitätsnahes Fallverstehen und eine angemessene Falllenkung entstehen können.

Die Methode des hermeneutischen Fallverstehens kann dabei selbst das Problem ihrer widersprüchlichen Verstrickung mit den Naturwissenschaften als Basis ärztlichen Regelwissens auflösen: indem sie die naturwissenschaftlichen Anteile der Medizin als Vorverständnis betrachtet, das in den umfassenden Deutungsprozess des Fallverstehens einfließt.

Die analytische Distanz bringt dem Arzt die ausreichende Unabhängigkeit in der Fallarbeit und die Vorgabe der Respektierung der Lebenswirklichkeit schützt den Grundwert der Freiheit des Patienten. Die Vorgabe der nicht vollständigen Standardisierbarkeit in der Fallarbeit schützt den Raum für die individuelle, fallangepasste hausärztliche Betreuuung.

Dieses Verfahren ist bestens geeignet für die Arbeit mit chronisch Kranken.

Systemische Praxis

Ganz im Gegensatz zur platonisch-aristotelischen Denkungsweise ist der systemisch denkende Forscher wie auch der systemisch denkende Arzt extrem auf den Praxiskontext angewiesen. Da er nicht mehr davon überzeugt sein kann, dass sein Handeln eine ausschließliche Werteführung durch Vernunftgebrauch erfährt, ist er ständig gezwungen, in einer Wertereflexion zu verharren. So kommt es nicht darauf an, ob etwas für Wissenschaft, für den Forscher oder Therapeuten sinnhaft erscheint, sondern ob das System selber etwas als sinnhaft oder nicht erkennt. Dieses offene Umgehenmüssen mit nicht vorgegebener Werteorientierung im praktischen Feld ist eine bestimmende Größe systemisch therapeutischen Handelns. Insbesondere ist dem Systemiker eine Sehweise zugänglich, die ihm klarmacht, dass der Eingriff an einer Stellgröße oder einem Funktionszusammenhang des Systems Auswirkungen auf das ganze System haben wird. Diese Verantwortlichkeit vor Augen ist das Denken dieser Forscher- und Therapeutengruppe weitaus komplexer und weitaus vorsichtiger im Wissen um die Auswirkungen eigenen Handelns. Werteführungen müssen offen gemacht und mit allen Betroffenen abgestimmt werden.

Zur systemischen Praxis gehört die Klärung von Behandlungsaufträgen. Sprache spielt hier eine bedeutende Rolle. Im therapeutischen Geschehen kommt es oft zur „Als-ob-Übereinkunft". Ärzte glauben zur gleichen Zeit das Problem des Patienten und dessen Lösung zu kennen. Sie fühlen sich als Wahrheitsbesitzer. Patienten bleibt dann nur, so zu tun, als ob sie das anerkennen, um einen guten Kontakt zum Arzt zu haben.

In Wirklichkeit haben sie oft ganz andere Aufträge. Ärzte wissen das nicht und sind oft verwundert, warum ihre Therapien, in denen sie auf die Unterstützung des Patienten angewiesen sind, scheitern. Ungeklärte Therapieaufträge sind nach de Shazer (de Shazer, 1995) die häufigsten Ursachen für das Therapiescheitern bei psychosomatischen Patienten.

Systemiker nehmen Patienten beim Auftragsklären wörtlich. Durch das Wissen um die eigene „Verstricktheit" in einem solchen Prozess lassen sie die Auftragsklärung streng formal ablaufen. Damit erfüllen sie den Anspruch an praktisches Handeln, indem sie kontinuierlich ihre Therapie hinsichtlich der Werteführung überprüfen (Siebolds, 1997). Auf erkenntnistheoretischer Ebene lässt sich diese Vorgehensweise mit dem Modell der hermeneutischen Fallarbeit nach Weidner beschreiben (Weidner, 1995). Diese Theorie ist hinreichend tragfähig, die Arbeit mit chronisch komplexkranken älteren Menschen zu steuern. Sie ermöglicht die Integration naturwissenschatflicher und psychsozialer Anteile auf theoriegeführter Basis.

Diese Theorie löst damit den Anspruch an eine hinreichend betriebene Praxis im aristotelischen Sinne ein.

Systemische Poesis

Für den systemisch Handelnden ist das Endergebnis seiner Bemühungen nicht mehr Maß der Dinge. Vielmehr wird es für ihn wichtig sein zu reflektieren, was für Entwicklungspotenziale ein System hat. Sein Handeln wird darin bestehen, diese vom System gewünschten Prozesse zu unterstützen und in Entwicklung zu bringen. Überzeugt von der Unadministrierbarkeit von Systemen (Willke, 1993), also auf therapeutischer Ebene von der Tatsache, dass sich Gesundheit nicht herstellen lässt, wird hier ein wesentlich kritischerer Umgang mit dem Begriff der Ergebnisqualität vorgenommen.

Zusammenfassung

Die hier dargestellten Reflexionen zum Thema divergenter Wissenschaftssysteme, die zur Erklärung der therapeutischen Realität im Bereich akuter und chronischer Erkrankungen herangezogen werden können, werden dadurch kompliziert, dass diese vorgestellten Wissenschaftssysteme weder den wissenschaftlichen Protagonisten in Lehrkanzeln oder Fachgesellschaften noch den Basisbehandelnden, also Ärzten und Therapeuten vor Ort bewusst sind.

Stellt man sich einmal vor, dass eine somatologische Therapie wie die Insulin-Therapie mit unbewussten Wissenschaftskriterien vorgenommen würde, so käme der Vorwurf unverantwortbarer Unprofessionalität auf. Im Bereich der komplexen Interventionen in Schulung und täglicher Diabetestherapie wird das extrem hohe Maß an Unprofessionalität im wissenschaftskritischen Raum bei Wissenschaftsprotagonisten und Basisbehandlern als scheinbar gottgegeben und wenig problemhaft akzeptiert. Hierin ist die eigentliche Ursache der Schwierigkeiten zu sehen, warum real ärztlich-therapeutisches Handeln so unendlich schwer im Sinne eines alltagstauglichen, also auf die realen therapeutischen Gegebenheiten ausgerichteten Medizinverständnisses, weiter entwickelbar ist.

Der Übersichtlichkeit halber seien die beiden diskutierten Wissenschaftssysteme hier noch einmal als Grafik dargestellt.

Wissenschaftliche Problemlösungsversuche

	Naturwissenschaftlich	Systemisch
Erkenntnistheorie	Platonismus – Aristotelismus • Leib-Seele-Trennung • Die Welt bestimmt das Erkennen, es gibt Wahrheit • Klare Ursachen-Wirkungszusammenhänge • Die Welt ist „gottfrei", kann durch Messen erkannt werden • Forschung und Forscher sind absolut frei • Glück wird durch wissenschaftliche Vernunft hergestellt	Konstruktivismus • Aufhebung der Leib-Seele-Trennung • Das Erkennen bestimmt die Welt, keine Wahrheit • Klare Ursache-Wirkung-Beziehungen lassen sich nicht mehr ausmachen, unauflösbare wechselseitige Verstrickung • Forschung und Forscher sind Teil der Realität und vollständig abhängig von ihr • Glück hängt nicht nur von Vernunft ab, sondern auch von anderen Faktoren
Paradigma	sensualistische Reduktion, Welt kann durch Messen im zentralen Gesichtsfeld erkannt werden	kybernetisch, Welt als selbst organisierendes und regulierendes System
Denkstil und -kollektiv	Naturwissenschaftliche Medizin • „Alles Messbare kann letztlich geheilt werden", klare, isolierte Ursache-Wirkung-Beziehungen	Systemisch-hermeneutisch • Krankheit als Teil unteilbarer Realität kann nur in dieser angegangen werden. Hermeneutisch bezeichnet die Vorgehensweise, die über eine mehrdimensionale Rekonstruktion der vollen Fallwirklichkeit zu einer umfassenden Deutung des Falls kommt.
Theorie	klassisch naturwissenschaftliche Diabetologie	„systemisch-hermeneutische" Diabetologie
Praxis	nicht nötig, da Vernunft Wert an sich ist	immer neue, am Kontext orientierte Werteprüfung und Führung der Therapie im Rahmen der hermeneutischen Fallarbeit
Poesis	Diabetologische Behandlung der „Krankheit Diabetes", nur somatologisches Ergebnis wichtig	Behandlung des Diabetikers im realen Kontext von Patient, Arzt, Medizin und Lebenswelt, also unter hermeneutischer Lesart in der vollen Fallwirklichkeit

1.2 Die therapeutische Wirklichkeit und ihre beiden grundlegenden Formen

1.2.1 Wie entsteht therapeutische Wirklichkeit?

Aufbauend auf den wissenschaftskritischen Reflexionen lassen sich zwei grundsätzliche Entstehungsweisen unterscheiden:

Die medizinisch-wissenschaftliche (aristotelisch-platonische) Entstehungsweise

Ärzte gehen in ihrem wissenschaftlichen Modell davon aus, dass das, was sie Krankheit nennen, z. B. Diabetes, eine in der Wirklichkeit vorkommende wahre Tatsache ist (Erkenntnistheorie). Da diese als wahre Tatsache auch tatsächlich vorliegt, kann sie durch ärztliches Bemühen, also durch Diagnostik, erkannt werden (Paradigma). Letztlich erkennen dann Ärzte z. B. beim Typ-II-Diabetes auf molekularbiologischer Ebene eine Insulinresistenz. Weil diese als Wahrheit vorliegt, müssen alle Ärzte, die nach den Regeln naturwissenschaftlicher Forschung arbeiten, zu den gleichen Erkenntnissen kommen und in ihrer Beschreibung der Wirklichkeit des Typ-II-Diabetes übereinstimmen (Denkstil). Delikaterweise gibt es zur Molekulargenetik und Ätiologie des Typ-II-Diabetes vollständig kontroverse Auffassungen, die öffentlich auf Kongressen aufeinander prallen. Dabei wird natürlich nicht in Frage gestellt, dass der Typ-II-Diabetes eine wahre Wirklichkeit ist, man unterstellt dem anderen nur, dass er sie falsch erkennt (Theorie).

Patienten haben prinzipiell die gleiche Möglichkeit, einen Zugang zur wahren Wirklichkeit ihrer Erkrankung, also des Diabetes, zu finden. Sie sind dann darauf angewiesen, dass Ärzte ihnen die scheinbar wahren pathophysiologischen, ätiologischen und molekulargenetischen Grundlagen erklären, so dass die Patienten dann – in gleicher Weise die Ärzte – die Krankheit, also die wahre Wirklichkeit, die sie selbst betrifft, erkennen und mit ihnen kommunizieren. Dies wäre der Prototyp des nach klassischer Lehrmeinung geschulten Patienten, der jetzt auf gleicher Ebene mit dem gleichen Wirklichkeitskonzept und mit annähernd gleicher Sprache mit dem Arzt sprechen kann.

Patienten haben aber auch noch eine andere Zugehensweise zu ihrer Krankheit. Sie können nämlich Krankheitskonzepte, also Beschreibungen ihrer subjektiven tatsächlichen Wirklichkeiten, die sie als ursächlich für ihre Krankheit halten, formulieren. Solche Vorstellungen sind z. B. „Ich habe etwas an den Drüsen", „Ich bin ein guter Futterverwerter", „Dick sein ist wichtig, denn nur ein dicker Mann ist ein gestandener Mann" und so weiter, und so weiter. Hier kommt es dann, wie später beschrieben, zu heftigen Kommunikationskonflikten zwischen Ärzten und Patienten.

Fassen wir also zusammen, dass Sprache im medizinisch-wissenschaftlichen (aristotelisch-platonischen) Sinne therapeutische Wirklichkeit dadurch herstellt, dass sie das, was sie für die tatsächlich wirkliche Ursache von Krankheit hält, genau beschreibt. Mit der Sprache wird quasi das, was der Forscher naturwissenschaftlich findet, beschreibend abgebildet. Er stellt „Gleichheit" her. Das wird auch „ikonische Übereinstimmung" genannt (Glaserfeld, 2001). Diese Beschreibung der Wahrheit wird dann auch selbst für die Wahrheit gehalten.

Sprache ist dabei immer abhängig von der Art und Weise, wie die Naturwissenschaftler ihre Wirklichkeit erkennen.

Diese oben vorgestellte Art und Weise, Wirklichkeit herzustellen, ist für die akuten Krankheiten, beim Diabetes also die akuten Anteile der Erkrankung (isoliert betrachtete Blutzuckereinstellung, Hyper- und Hypoglykämie etc.) gültig.

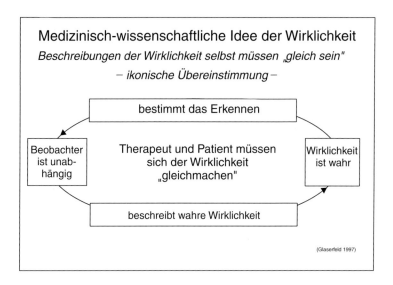

1.2.2 Die konstruktivistisch-systemische Wirklichkeit

Wirklichkeit ist in diesem wissenschaftlichen Modell das Produkt eines aktiven Konstruktionsprozesses (Glaserfeld, 2001). Dabei ist die Grundannahme, dass Wirklichkeit nicht außerhalb der Menschen existiert und durch Forschung erkannt und durch Sprache beschrieben werden kann, sondern dass das, was wir Wirklichkeit nennen, ein unendlicher Konstruktionsprozess ist, der seinen Ausdruck im sprachlichen Miteinander aller Wirklichkeit konstruierenden Personen findet. Würde ein Mensch allein auf der Erde leben, so wäre das Konstruieren für ihn völlig unproblematisch. Alles, was er sich in seinen Vorstellungen an Konstrukten nur einfallen lassen kann, wie Vorstellungen, Imaginationen, Glauben, Gefühle, leibliche Wahrnehmungen, Bilder, Phantasien, wären für sich nichts anderes als seine konstruierte Wirklichkeit. Die Sache wird viel problematischer, wenn mehrere Individuen dazu gezwungen sind, ihre erst einmal von sich aus erbrachten Konstruktionen miteinander abzustimmen. Dieser Abstimmungsprozess wird bei Glaserfeld (Glaserfeld, 2001) passend machen genannt.

„Wirklichkeit ist Gemeinschaft"

Eine Wirklichkeit entsteht letztlich erst dann, wenn subjektive intrapersonale Konstruktionen in der Gemeinschaft aller Konstruierenden geteilt, abgestimmt, besprochen, beschlossen und gelebt werden müssen.

Dem Begriff der Wirklichkeit kommt hier eine besondere Bedeutung zu. Da sie nicht vorgefunden werden kann und nicht das Erkennen bestimmt, ist die größte Leistung der Menschen, ihre Individualkonstrukte über Welt miteinander so abzustimmen, dass sie miteinander leben können. Foerster spricht hier über die Probleme der Begriffe „Passen" und „Gleichsein".

Der Begriff „Gleichsein" steht für die ikonische Übereinstimmung der Beschreibung von Wirklichkeit mit ihrer tatsächlichen Entsprechung in der außerhalb der Menschen vorgefundenen Welt. Sie gehört also zum aristotelisch-platonischen Wissenschaftskontext. Insofern sind Ärzte, die so verfahren, immer Suchende nach Übereinstimmung mit dem, was sie für wahr halten und was sie in ihrer „scheinbaren Wirklichkeit" davon wieder finden. Dies entspricht dem alltäglichen Diagnostizieren und Behandeln akuter Erkrankungen.

„Passend" besagt etwas ganz anderes. Mit „Passen" wird beschrieben, dass eine bestimmte konstruierte Wirklichkeit passt, damit sie mit anderen Individuen in einer bestimmten Situation so geteilt werden kann, dass sich daraus eine für alle nachvollziehbare und akzeptable Form von intersubjektiver Wirklichkeit ergibt. Damit wird sehr genau die alltägliche Arbeit mit chronisch Kranken beschrieben.

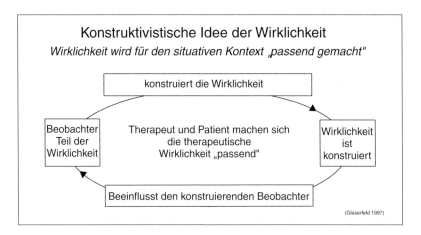

Dieser Gedankengang ist für den weiteren Verlauf der Diskussion von allergrößter Bedeutung, denn häufig entstehen in therapeutischen Systemen vollkommen verrückte Szenen, in denen eine „verrückte Sprache" dazu dient, mit dem Problem des Passendmachen von Wirklichkeiten umzugehen.

1.2.3 Wann ist die Wirklichkeit eine Wirklichkeit?

Dieses oben beschriebene „Passendmachen" braucht nun nach Glaserfeld ganz bestimmte Grundbedingungen, um zu funktionieren.

Diese Grundbedingungen sind:

- *Konstanz*

  Eine Wirklichkeit muss ausreichend konstant sein. Sie muss im Erleben des Beobachters dieses Konstruktes ausreichend lange existieren, damit er sich auf ihr Bestehen verlassen kann (subjektive Dimension).

- *Wiederholung*

  Wirklichkeiten müssen sich im Erleben des Einzelnen ausreichend oft wiederholen, um als stabiles Wirklichkeitskonstrukt anerkannt zu werden. Hiermit ist angedeutet, dass zum Beispiel im therapeutischen Bereich Konstrukte notwendig sind, die im Erleben und im Zusammentreffen mit anderen Menschen (potenziellen Patienten von Ärzten) ähnlich konstruiert sind. Damit wird die intersubjektive Dimension von Konstrukten angesprochen.

- *Regelmäßigkeit*

  Hierunter ist zu verstehen, dass das wiederholte Erleben von Wirklichkeitsanteilen dem Beobachter das Erkennen von Regelhaftigkeit ermöglicht. Ein Beispiel wäre hier die im Kontext oben beschriebene Wiederholung von gleichen anatomischen Strukturen bei verschiedenen Menschen, wobei dann Regelhaftigkeit beschreiben würde, dass jenseits der individuellen und interindividuellen Variation grundlegend regelhafte Ähnlichkeiten bestehen (Dimension der Bedeutung).

Diese drei Begriffe erlauben nun die Beschreibung von zwei fundamentalen Typen therapeutischer Wirklichkeit, nämlich die Unterscheidung in stabile und instabile therapeutische Wirklichkeiten besser zu verstehen.

1.2.3.1 Stabile therapeutische Wirklichkeiten

Bei stabilen therapeutischen Wirklichkeiten handelt es sich um Wirklichkeiten, die so konstruiert sind, dass Konstanz, Wiederholung und Regelmäßigkeit in sehr stabiler Form vorliegen. Es handelt sich dabei in der Regel um leibnahe Konstrukte, die einen niedrigen Komplexionsgrad haben. Betrachtet man den Körper, so ist dies ein Konstrukt mit niedrigem Komplexionsgrad, weil letztlich in dieser Konstruktion einfache Ursache-Wirkung-Beziehungen aufgezeigt und dargestellt werden können. Solche Konstrukte sind zeitlich konstant und finden sich in ihrer Wiederholung bei allen Individuen. Es lassen sich leicht Regelmäßigkeiten konstruieren. Der Kommunikationsmodus ist in der Regel spracharm, der Therapie- und Diagnosemodus, der gewählt wird, eher Technik. Der Prototyp solcher Konstrukte in therapeutischer Wirklichkeit sind die akuten Erkrankungen oder die akuten Dekompensationen von chronischen Erkrankungen. Lassen Sie uns dies an einem einfachen

Beispiel verdeutlichen. Hypoglykomine bei insulinpflichtigen Patienten sind in der Regel für den Patienten selbst ein relativ konstant erlebbares Konstrukt seiner Wirklichkeit. Sie wiederholen sich bei allen insulinpflichtigen Diabetikern, und als Regelmäßigkeit lässt sich eine einfache Ursache-Wirkung-Beziehung klären, nämlich ein zu starker Abfall der Blutzuckerwerte. Der Umgang mit dem Wirklichkeitsausschnitt Hypoglykämie ist technisch bestimmt. Die Hypoglykämie ist eine akute Dekompensation einer chronischen Erkrankung.

Die gesamte ärztliche Ausbildung, Sozialisation sowie die gesamte medizinische Forschung arbeiten mit diesem Typus von Wirklichkeitskonstrukt.

1.2.3.2 Instabile therapeutische Wirklichkeiten

In einer instabilen therapeutischen Wirklichkeit liegt Konstanz des beschriebenen Wirklichkeitsausschnittes nicht oder in nur geringem Maße vor. Er wiederholt sich nicht in ausreichend ähnlicher Weise bei allen Individuen und es kann nur schwer oder gar nicht eine Regelmäßigkeit, die den Wirklichkeitsausschnitt erklären könnte, gefunden werden. Die Kommunikation in instabilen Wirklichkeiten ist sprachreich. Therapie- und Diagnosemodus sind stark beziehungsorientiert. Der beschriebene Wirklichkeitsausschnitt ist leibfern und seelennah. Prototypen dieser Erkrankung sind chronische Erkrankungen.

Formen therapeutischer Wirklichkeit

	stabile therapeutische Wirklichkeit	instabile therapeutische Wirklichkeit
Konstanz	in einem Patienten stabil (individuelle Hypoglykämie des Einzelnen konstant)	in einem Patienten instabil Diabetesangst"des Einzelnen
Wiederholung	in allen Patienten stabil Hypoglykämie der Diabetiker (interindividuelle Wiederholung)	in allen Patienten instabil "Diabetesangst" aller Diabetiker ungleich
Regelmäßigkeit	in allen Patienten ausreichend übereinstimmend Theorie der Hypoglykämie (abstrakte Regelmäßigkeit) "diabetisches Angstsyndrom"	in allen Patienten nicht ausreichend übereinstimmend
Kommunikation	„leibnah/stoffnah", wenig komplex	sprachreich
Wirklichkeitsausschnitt	technisch	beziehungsorientiert
Krankheitsform	akut	chronisch

Als ein Beispiel kann die Angst in der Diabetesbewältigung angesehen werden. Die Angst vor Diabetes ist bei einem Patienten weder in ihrer qualitativen noch quantitativen Dimension konstant vorhanden und kann sich stark verändern. Die Wiederholung einer solchen Angst bei allen Patienten ist nicht gegeben, da Angst in der Regel hochgradig individuiert ist. Eine Regelmäßigkeit zur Erklärung der Angst vor Diabetes lässt sich nur schwer oder gar nicht finden. Der Umgang mit Angst erfordert eine intensive sprachreiche Kommunikation. Die Arbeit mit dem Patienten, der Angst vor seinem Diabetes hat, findet nicht auf einer technischen, sondern auf einer Beziehungsebene statt. Angst vor Diabetes ist eine Modellform eines chronischen Krankheitskonstruktes.

1.2.4 Bedeutung der verschiedenen Formen der therapeutischen Wirklichkeit

Bedeutung von stabiler und instabiler therapeutischer Wirklichkeit für grundlegende Probleme in der Medizin

Konstruktivistisches Denken ermöglicht das Überwinden entwicklungshemmender und tradierter Vorstellungen über Wissenschaftlichkeit in der Medizin. Dabei sind zwei Grundannahmen Voraussetzung:

- *Medizinisches Handeln muss wissenschaftsgeführt sein*

Damit wird deutlich, dass der Primat der Naturwissenschaften unter wissenschaftskritischen Gesichtspunkten nicht aufrechtzuerhalten ist. Ein großes Problem ist jedoch das Spiel, „das Kind mit dem Bade auszuschütten". Es gibt zur Zeit in der Bevölkerung große Trends, naturwissenschaftlich fundierte Medizin als aggressiv, schädlich, patientenfern und menschenverachtend zu deklassieren. Dies führt dann zur berühmten Abstimmung mit den Füßen, und zwar in Richtung von nicht-wissenschaftlich arbeitenden Therapeuten, denen Patienten dann, da deren Arbeiten aufgrund der Unwissenschaftlichkeit weder reflektiert noch kommuniziert oder überprüft werden kann, auf Gedeih und Verderb ausgeliefert sind. Konstruktivistisches Denken ermöglicht hier einen Zugang zu ganz anderen Sehweisen!

- *Naturwissenschaft als Konstrukt*

Naturwissenschaft kann als Konstrukt aufgefasst werden. Zwar verliert sie damit ihren Anspruch, final-wahr und vernünftig zu sein, sie hat sich jedoch als Konstrukt für bestimmte Bereiche therapeutischer Wirklichkeit als „extrem passend" erwiesen. Hier wird übrigens deutlich, wie fundamental der Begriff des Passens für den Umgang mit therapeutischer Wirklichkeit ist. Denn ein naturwissenschaftliches Konstrukt kann im Bereich der akuten Erkrankung oder der akuten Dekompensation chronischer Erkrankung von allen Beteiligten als hochgradig passend für die Lösung der anstehenden Probleme erkannt und akzeptiert werden. Neben diesem „naturwissenschaftlichen Konstrukt" existiert dann ein psychologisches, ein soziologisches oder ein phänomenologisches Konstrukt. Diese Konstrukte „passen" für den Bereich der instabilen therapeutischen Wirklichkeiten. Hier geht es insbesondere um Erkrankungen, die chronisch verlaufen, bei denen die therapeutischen Spielräume gering sind und bei denen Umgang und Verarbeitung der Krankheit eine größere Rolle spielen als deren finale Heilung. Wir sollten also in der Medizin zukünftig nicht mehr von wahr oder falsch, erwiesen oder unerwiesen, effektiv oder ineffektiv sprechen, sondern den Begriff des „Passens" von Glaserfeld einführen. Möglich wird ein integriertes Nebeneinander verschiedener wissenschaftlicher therapeutischer Konzepte für verschiedene Krankheitsformen (akute gegenüber chronischen Erkrankungen).

1.3 Ist der Patient wissenschaftlich?

Die Gestaltung therapeutischer Wirklichkeit auf konstruktivistischem Boden, die sowohl naturwissenschaftliche wie geisteswissenschaftliche Therapiekonzepte gestattet, ermöglicht noch eine weitere, sehr bedeutsame Wendung. Was Patienten subjektiv erleben, ihre eigenen Zuschreibungen, Erfahrungen, Mythen, Traditionen, Genealogien im Kontext ihrer Krankheit, müssen nicht mehr als privat und unwissenschaftlich abgetan werden. Dieser Patientenseite kann nun versucht werden, eine entsprechende Ebene wissenschaftlichen Verstehens entgegenzusetzen, die es wiederum ermöglicht, auch die Seite des Patienten, jetzt aber theoriegeführt verstandenerweise, „passend" in die Therapie einzubringen. Ein Beispiel ist die systemische Familientherapie.

1.4 Sprache und Tragödien der real-therapeutischen Welt

„Dick in dünner Umgebung"

Mythen und Mysterien im universellen Verschlankungswahn in der Diabetologie

Der Titel dieses Kapitels bezieht sich auf einen für die Psychiatrie bahnbrechenden Aufsatz von David L. Rosenhahn (Rosenhahn, 1997). Rosenhahn hat im Rahmen seiner empirischen Forschung nachgewiesen, dass psychiatrische Erkrankung nicht als reale Entitäten existieren, sondern Patienten häufig im Prozess der psychiatrischen Therapie erst zu dem werden, was sie eigentlich sein sollen. Die Argumentationskette dieser Wirklichkeitskonstruktion ist einfach. Die Diagnose erschafft den Zustand; der Zustand macht das Bestehen der Institution nötig, indem er „behandelt" werden kann; das Milieu der Institution (der Anstalt) erzeugt eben jene Hilflosigkeit und Depersonalisierung des „Patienten", die rückbezüglich die Richtigkeit der Diagnose bestätigt. Hierbei spielen Paradoxien im therapeutischen Handeln eine große Rolle.

Man kann nun diese Idee Rosenhahns mit gewissen Einschränkungen auch auf die Diabetologie, speziell den Umgang mit Älteren (über 65 Jahre) und chronisch Adipösen (d.h. Adipositasdauer mehr als 10 Jahre) anwenden.

Im Folgenden soll dies vor dem Hintergrund der vorgestellten Idee erfolgen.

1.4.1 Von der Idee des pädagogischen Paradoxes

Wie beschrieben, befinden sich aus systemischer Sicht Behandelnder und Patient in einem System. System heißt, es gibt wechselseitige Beeinflussungen, die sich nicht mehr isoliert nach Ursache und Wirkung trennen lassen. Watzlawick beschreibt das pädagogische Paradox, das sich sehr gut auf die Probleme der Diabetologie anwenden lässt (Watzlawick, 1992). Dieses Paradox besteht im Kontext Adipositasbehandlung darin, dass Behandelnde ihre Berechtigung, einen Dicken behandeln zu können, darin sehen, dass dieser Patient mit seinem Dicksein ein Problem hat. Nun ist die Sozialisation, Ausbildung und der Arbeitsalltag aber davon bestimmt, dass sie nur ganz bestimmte Formen von Problemen im Kontext Adipositas als für die Behandlung passend und richtig anerkennen. Solche Probleme sind meist rein körperlicher Natur, beziehen sich auf die Gefährdung der Patienten durch die schlechte Stoffwechsellage und der daraus resultierenden Gefahr der Entstehung von diabetischen Folgeerkrankungen. Solche Probleme werden als wissenschaftlich bedeutsam und richtig anerkannt. Andere Probleme, wie sie in eigenen Untersuchungen erfasst werden konnten, nämlich Sorge um soziale Kontakte, materielle Verelendung, Pflegeabhängigkeit im Alter, werden als nicht bedeutsam eingestuft (Siebolds, 1999a). Behandelnde gehen bei den dicken Diabetikern davon aus, dass die Patienten genau diese Behandlerprobleme als für sich wichtig anerkennen und dass die Behandelnden diese Probleme lösen können. Auf der anderen Seite stehen die Patienten. Sie haben oft ganz andere Probleme mit dem Übergewicht, die sie mit den Problemmustern der Behandelnden, nämlich den körperbezogenen Problemen, nicht in Übereinstimmung bringen können. Ihre Probleme sind überwiegend psychosozialer und biographischer Natur. Neben den oben beschriebenen Problemen älterer Typ-II-Diabetiker geht es um das Gefühl des Sich-Wohlfühlens, des Zurechtkommens mit schwierigen Gefühlen, bei denen ja Essen eine wichtige Rolle spielt. Es geht um Probleme sozialer Anerkennung und Ausgrenzung oder auch sehr stark um Paar-Probleme. Es stellt sich den übergewichtigen Diabetikern oft die Frage, was denn von ihren vielen nicht-naturwissenschaftlichen Problemen das Richtige sei, mit dem sie in der Behandlung oder in der Schulung „landen können". Das Paradox entsteht in der realen Beratungs- und Schulungssituation dadurch, dass der Arzt oder der Schulende natürlich die Autonomie des Patienten achtet und ihn beraten will, damit der Patient sich selbst für die für ihn stimmigste Lösung seines Problems entscheidet (individuelle Therapieziele in der Diabetologie), aber unbewusst immer wieder geleitet wird von der Vorstellung, dass die Problemdefinition des Arztes und der Schulenden im Kontext des Übergewichtes die eigentlich richtige sei. Dies setzt den Patienten einer erheblichen Doppelbotschaft aus:

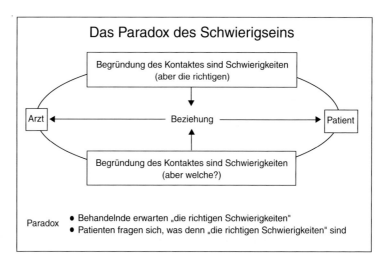

Du bist frei, wir akzeptieren deine Entscheidung für oder gegen dein Übergewicht und wollen dich zur Mündigkeit hin beraten (letztlich die Grundidee des Empowerments in der Diabetologie), aber löse doch bitte deine Probleme so, wie es uns als Behandelnden richtig erscheint. Nehme ab, damit dein Stoffwechsel besser wird und diabetische Folgeerkrankungen verhindert werden, dann sind wir nämlich erfolgreiche Therapeuten.

1.4.2 Von der Idee der doppelseitigen Fixierung

Wie man sehen kann, verbindet nun das Paradox des Schwierigseins Arzt und Patient in einer doppelseitigen Fixierung in sehr ungnädiger Weise. Der Arzt hat die Idee, welche Lösungen er als richtig für die Probleme des Patienten hält, der Patient versucht, dem Arzt diese akzeptierten Lösungsmuster anzubieten. Dies ist übrigens die Ursache, warum uns Patienten immer wieder berichtet haben, dass man Ärzten das sagen soll, was man glaubt, was Ärzte hören wollen. Denn nur, wenn man sich so verhält, bekommt man eine stabile und wertgeschätzte Beziehung zu seinem Arzt (Siebolds, 1999a).

Es stellt sich nun die Frage, warum so viele unendliche Versuche des Abnehmens vorgenommen werden. Denkt man doch, dass bei unserer Befragung die mittlere Anzahl der durchgeführten Diäten bei den Patienten im Behandlungskontext sieben war. Hier kommt das Problem der doppelseitigen Fixierung zum Tragen. Arzt und Patient nämlich scheitern an der Aufgabe, erfolgreich die Adipositas zu behandeln. Damit der Arzt nicht als „Versager" und der Patient nicht als „incompliant" erscheint, müssen beide sich vor eigenen Versagens- und Ohnmachtgefühlen schützen. Aus diesem Grunde einigt man sich auf ein so genanntes „Als-ob-Spiel". Man tut nämlich immer so, als ob man etwas an der Adipositas

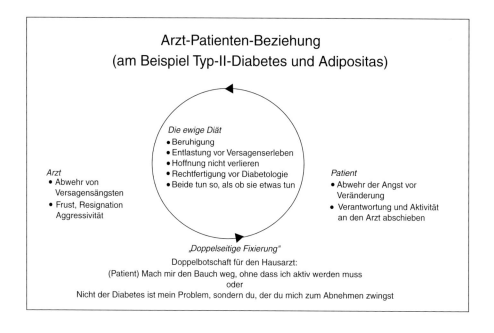

tut. Diese unendlichen Versuche sind zwar nutzlos, aber machen klar, dass man bis zum Tode am Problem der Adipositas kämpft und deshalb für das Versagen nicht verantwortlich gemacht werden darf. Auf der anderen Seite gibt es nichts wandlungshemmenderes als sich darauf zu einigen, dass man immer wieder Unnützes tut, um das Gefühl des Versagens besser aushalten zu können. Man ist dann quasi in diesem „Als-ob-Spiel" vollständig gefangen und versucht letztlich mit dem Motto „mehr des Gleichen" immer wieder gegen ein an sich von beiden als unlösbar erkanntes Problem anzukämpfen. Dieses Problem „mehr des Gleichen" ist in den Wandlungstheorien von Watzlawick eine der wichtigsten Ursachen für das Beibehalten eines Problems.

Diese „Als-ob-Therapie" ist deshalb so verhängnisvoll, weil letztlich ja gerade die Chance, die in einer Wandlung läge, in diesem Beharren im „Als-ob-Therapieren" verhindert, ja sogar verunmöglicht wird. So ist das Beharren auf der unendlichen Diät eigentlich die beste Garantie für ewiges Dickbleiben.

Diese Darstellung von Paradox und doppelseitiger Fixierung beschreibt ein ganz reales therapeutisches Konstrukt im Kontext chronischer Erkrankungen.

Die beschriebene doppelseitige Fixierung stellt ein typisches Muster des „Passendmachens" von therapeutischer Wirklichkeit dar.

Passendmachen heißt hier, durch unendliche Diäten die Versagensängste vor dem nicht beherrschbaren „Dicksein" zu beherrschen.

Interessant ist, dass „passend" hier zwar das Problem der Versagensängste löst, nicht aber das des Dickseins.

Beispiele der sprachwirklichen Wirklichkeit seien hier exemplarisch aufgeführt.

Die therapeutische Realität im Arzt-Patienten-System

- „Die Verantwortung auf den Arzt übertragen"
- Katz und Maus spielen (alle befragten Ärzte)
- „Verheimlichen", „Mogeln"
- Das ewige Spiel lässt Ärzte „erlahmen" (alle Ärzte)
- „Im Stillen hoffen, dass nichts Schlimmes passiert"

Fazit: „Was können wir denn machen, bevor wir sagen, wir können gar nichts machen."

1.5 Insulinpumpentherapie – Mythos und Tragödien in der realpraktischen Insulintherapie

Doppelseitige Fixierungen finden sich auch in der Therapie mit Insulinpumpen. Häufig wünschen Patienten, die einen sehr instabilen Typ-I-Diabetestyp haben, eine Insulinpumpe, um ihre Stoffwechselsituation zu stabilisieren. Dabei gibt es eine auffällige Untergruppe. Dies sind die Patienten, die trotz mehrfacher Schulung und intensiver Begleitung unter einer ICT-Therapie dekompensieren. Verordnet man diesen Patienten eine Insulinpumpe, so gibt es kurzfristig zwischen zwei und acht Wochen eine deutliche Stoffwechselverbesserung. Dann allmählich werden die Stoffwechselwerte wieder schlechter, die Gesamtstoffwechselsituation wird instabiler. Diese Patienten haben häufig als Ursache ihrer Stoffwechseldekompensation Schwierigkeiten mit einem langfristig gelingenden Therapieselbstmanagement. Ursachen dafür sind meistens im psychischen Bereich zu suchen. Diese Patienten lehnen jedoch jeden Zugang zu psychischen oder sozialen Problemen für ihre Schwierigkeiten mit dem Stoffwechselselbstmanagement ab. Die Antwort auf ihre Abwehr der Reflexion psychischer Probleme ist die Flucht in die technische Dimension der Insulinpumpentherapie. Diese Patienten bieten sich Ärzten als extrem technik-interessiert und aufgeschlossenen gegenüber der Insulinpumpentherapie dar, erweisen sich auch als fähig und kooperativ im Handling einer Pumpe. So einigen sich dann Arzt und Patient darüber, das eigentlich psychosoziale Problem als Ursache der Stoffwechseldekompensation zu negieren und sich ganz der als gemeinsam anerkannten, bedeutsamen technischen Dimension von Therapieschwierigkeiten zuzuwenden. Willi bezeichnet einen solchen Prozess auch als Kollusion, also als verborgenes Zusammenspiel von zwei Partnern in der gemeinsamen Abwehr eines negierten und verdrängten psychischen Konfliktes.

Was aber nun bedeutet das für die Idee der Bedeutung der Sprache für das Konstruieren therapeutischer Wirklichkeiten? Bei solchen Patienten wird mit Hilfe der sprachlichen Interaktion zwischen Arzt und Patient eine „technische therapeutische Wirklichkeit" hergestellt. Die von beiden verwendete Sprache beschreibt die Therapieprobleme mit Worten wie Algorithmus, Insulindosisanpassung, Pumpenhandling, Basalratenabsenkung, optimale Anpassung der Basalrate an zirkadialen Basalinsulinbedarf. Der Arzt bietet hier dem Patienten eine Sprache an, die technikfixiert und -orientiert ist. Diese Sprache wird vom Patienten gerne angenommen, da sie vermeidet, über psychosoziale oder affektive Probleme zu sprechen. Spannend ist es hier, die Idee von stabilen und instabilen therapeutischen Wirklichkeiten zur Anwendung zu bringen. Patient und Arzt erleben den Umgang mit den eigentlich ursächlichen psychisch-sozialen Problemen als beängstigend. Eine Hauptursache ist die Instabilität solcher therapeutischer Wirklichkeiten. Die psychosozialen Konflikte, meist die affektiven Probleme des Patienten, sind ja weder konstant noch wiederholen sie sich bei vielen Patienten, so dass man üben könnte, damit umzugehen, noch lassen sie sich regelmäßig auf abstrahierbare Gesetzlichkeiten zurückführen. Dies macht Patienten Angst, und insofern auch in der Interaktion ihren Therapeuten. Die Insulinpumpe stellt also eine Möglichkeit dar Ängste abzubauen, in dem beide so tun, „als ob" es sich bei der Insulinpumpentherapie um die wahre Abbildung einer stabilen therapeutische Wirklichkeit handelt.

1.6 Synopsis

In der folgenden Übersicht wird eine kurze Zusammenschau des ersten Kapitels dargelegt:

Synopsis

- Sprache beschreibt nicht therapeutische Wirklichkeit, sie konstruiert sie. Therapeutische Wirklichkeiten sind konstruktive Wirklichkeiten.
- Das Wissenschaftssystem des Arztes bestimmt, wie er seine therapeutische Wirklichkeit konstruiert. Es bestimmt auch die Sprache.
- Das Konstruieren therapeutischer Wirklichkeiten ermöglicht „Passendmachen" für den jeweiligen Kontext.
- Es gibt „stabile" und „instabile" therapeutische Wirklichkeiten.
  - Stabile Wirklichkeiten liegen bei wenig komplexen, meist akuten Erkrankungen vor. Sie sind die Prototypen naturwissenschaftlicher Medizin.
  - Instabile Wirklichkeiten liegen bei hochkomplexen, meist chronischen Erkrankungen, deren Verlauf vom Umgang mit der Krankheit abhängt, vor.
- Therapeuten versuchen so zu tun, als ob alle therapeutischen Wirklichkeiten stabil seien. Daran scheitern sie oft bei real chronisch Kranken. Sie betreiben dann eine „Als-ob-Medizin" (Adiposites).
- Die beste Art „die konstruierte Wirklichkeiten des Patienten zu verstehen" ist das Wörtlichnehmen des Patienten.

2 Theorie einer lösungsorientierten Therapie – damit die Problemlösung nicht selbst zum Problem wird

> **Leseziel**
>
> Der folgende Text soll Ihnen helfen folgende Fragen zu bearbeiten:
> - Welche Kriterien professioneller Fallarbeit gibt es?
> - Welche grundsätzlichen Fragen ergeben sich für Therapeuten, wenn sie mit chronisch kranken Menschen arbeiten?
> - Welche Besonderheiten sind bei geriatrischen Patienten zu beachten?
> - Welche Instrumente können die therapeutische Arbeit bei diesen Patienten unterstützen?

2.1 Die fünf Kriterien professioneller hermeneutischer Fallarbeit (nach Oevermann und Weidner)

Versucht man sich mit Fallplanung im Bereich chronisch und komplex kranker Petienten zu beschäftigen, so bietet das Modell, das Oevermann ein Modell entwickelt hat, sehr interessante Ansatzpunkte. Es handelt sich um ein Modell professioneller Fallarbeit. Dessen Grundidee ist, dass ein Professioneller eine ausreichend rationale Begründungs- und Entscheidungskompetenz als Grundlage seines professionellen Handelns in der Fallwirklichkeit braucht. Oevermann beschreibt die Idee der professionellen hermeneutischen Fallarbeit anhand von fünf Kriterien. Dieses Modell wurde von Weidner (Weidner, 1995) zum ersten Mal im therapeutischen Bereich für Pflegeberufe angewandt. Die Grundelemente der Fallarbeitskompetenz bezogen auf hausärztliches Handeln sind in Anlehnung an Oevermann und Weidner:

Im Folgenden sollen diese Kriterien genauer erörtert werden.

Widersprüchliche Einheit von universaler Anwendung medizinisch wissenschaftlichen Wissens und hermeneutischer Fallarbeit am Patienten

In dieser Äußerung verbirgt sich ein Grundkonflikt zwischen medizinisch-wissenschaftlichen Vorgaben und der ärztlichen hermeneutischen Arbeit. Klassisch naturwissenschaftlich-medizinische Erkenntnisse beziehen sich immer auf wissenschaftliche Probleme. Dabei ist es in solchen Überlegungen erlaubt, die volle Fallwirklichkeit auf den reinen Problemzusammenhang zu reduzieren. Diese gedankliche Operation nennt man in dem Zusammenhang medizinisch naturwissenschaftlicher Medizin „sensualistische Reduktion des

Kriterien	Bedeutung für ärztliches Handeln
• widersprüchliche Einheit von universaler Anwendung medizinisch wissenschaftlichen Wissens und hermeneutischer Fallarbeit am Patienten	• Das Regelwissen entspricht dem Wissen bester Evidenz im Sinne David Sackett (kontrollierte randomisierte, klinische Studien, oder evidenzbasierte Leitlinien soweit vorhanden, also Wissen hoher wissenschaftlicher Güte). • Es kann nicht 1:1 auf die klinische Situation angewandt werden, da es an die volle Fallwirklichkeit angepasst werden muss.
• Dialektik aus Begründungs- und Entscheidungszusammenhängen im klinischen Handeln	• Oftmals kann der Arzt nicht sofort begründen, wozu er sich in der klinischen Situation sofort entscheiden muss. Seine Entscheidungsgrundlagen entspringen oft dem Verfahren des habituellen ärztlichen Handelns. Eine rationale Begründung muss die Entscheidungen vor dem Hintergrund des oben beschriebenen Regelwissens reflektieren. Aus dem kritischen Abgleich beider Entscheidungsgrundlagen (berufsgeführtes Erfahrungswissen und medizinisch-wissenschaftliches Regelwissen) entsteht dann die bewusste Begründung klinischer Entscheidungen.
• subjektive Betroffenheit des Patienten durch seine Krankheit	• Für den Patienten ist sein subjektives Erleben ausschlaggebend, nicht ein wissenschaftlicher Vernunftbegriff • Nicht die Krankheit an sich ist für ihn relevant, sondern die Bedeutung, die die Krankheit für ihn hat.
• hinreichende analytische Distanz des Professionellen als Ausdruck eines verstehenden Umgangs mit der Arzt/Therapeuten-Patienten Beziehung im Sinne Michael Balints	• Therapeuten müssen ihre Beziehungen zu Patienten verstehen, um sich in einem angemessenen Rahmen abgrenzen zu können.
• Respektierung der Autonomie der Lebenspraxis des Patienten durch den Professionellen	• Bei chronisch Kranken ist die Freiheit der Entscheidung des Patienten eine der maßgeblichen Kriterien für den Krankheitsverlauf. Diese Entscheidungen gehorchen in derRegel keinem wissenschaftlichen Vernunftprimat.
• Keine vollständig gestaltbaren Handlungsstandards für das hausärztliche Handeln im Einzelfall	• Verpflichtung zur nachvollziehbaren Darlegung und Begründung des Handelns als Grundlage der Legitimation des unabhängigen, ärztlichen Entscheidens im Einzelfall.

Fallgeschehens auf trivial technische und trivial naturwissenschaftliche Zusammenhänge ärztlichen Arbeitens" (Siebolds, 1999b). Dieses Verfahren ist hoch effizient im Bereich der Akutmedizin. Im Bereich der Arbeit mit chronisch komplexkranken Menschen, wie sie die Hausärzte schwerpunktmäßig vollziehen, muss sie aber scheitern, weil durch das Ausblenden der vollen Fallwirklichkeit ein verstehender und angemessener Fallumgang und Falllenkung kaum möglich ist. Hier bietet professionell hermeneutische Fallarbeit ein sehr wirksames Modell an. Der Arzt reduziert das Fallgeschehen nicht auf trivial technische oder rein naturwissenschaftliche Anteile, sondern versucht alle naturwissenschaftlich medizinischen, psychosozialen und biographischen Informationen, die er zum Fallgeschehen hat, so miteinander zu verbinden, dass ein möglichst widerspruchsfreies und sinnhaftes Verständnis des gesamten Fallgeschehens möglich wird. Hermeneutisch meint in diesem Zusammenhang, dass die gedankliche Operation, die hierbei Verwendung findet, das Deuten ist. Deuten beschreibt genau dieses Zusammenführen aller Erkenntnis-, Wissens- und Erfahrungsbestände zu einem Verstehen des Falls durch ein „sich Hineinversetzen in den Fall" (Dilthey). Die eigentlich interessante Bedeutung des Arbeitsansatzes liegt darin, dass keines der Fallelemente ausgeblendet werden darf oder auch muss. So wird verständlich, warum für die ärztliche und therapeutische Arbeit die Anwendung mit evidenzbasierter Medizin oder evidenzbasierten, qualitätsgesicherten Leitlinien von hoher Bedeutung ist: weil sie genau das oben beschriebene universelle wissenschaftliche Wissen repräsentieren. Die Problematik ist aber nun, diesen Wissensbestand in das gesamte Fallgeschehen hinein zu integrieren. Ärztliche Traditionen haben dies schon immer versucht und durch die entsprechende Berufsreife der handelnden Kollegen in vielen Fällen auch gut geschafft. Ein Problem dieser „traditionell informellen hermeneutischen Arbeit" aber ist, dass sie zu wenig nach außen darlegbar ist und schwer in Lehre und Weiterbildung fortgeschrieben und weiterentwickelt werden kann. Der Ausdruck widersprüchlicher Einheit deutet darauf hin, dass keiner der beiden Anteile den anderen dominieren oder ausschließen kann. Gerade dieses Integrieren von Widersprüchen ist ein typisches Moment ärztlicher Arbeit. Denke man doch an die Arbeit mit den vielen schwer adipösen Patienten. Die Leitlinien geben klar vor, das Gewichtsreduktion der entscheidende Ansatz therapeutischer Arbeit ist. Das intime Wissen um die biographischen Gründe der Adipositas lassen eine solche Maßnahme bei den meisten dieser Patienten aber eher als fragwürdig erscheinen. Diesen Spagat auszutarieren ist ärztliche Behandlungskunst.

Dialektik aus Begründungs- und Entscheidungszusammenhängen im klinischen Handeln.

Dies beschreibt ein klassisches ärztliches Handlungsproblem. Man muss oft sehr schnell Entscheidungen treffen, um Behandlungsfälle sicher zu lenken, ohne dass man diese gleich vollständig rational und explizit begründen kann. Denke jeder Kollege an die Arbeit mit einem Patienten im nächtlichen Hausbesuch, der akute schwerste Bauchschmerzen hat. Sitzt man nun am Bett des Patienten und untersucht ihn, so stellt man sich die Frage, handelt es sich um eine einfache Gastroenteritis, die dem Patienten große Beschwerden macht oder liegt ein akutes Abdomen vor, das eine sofortige Klinikeinweisung und Operation erfordert? Ärztliche Berufsreife wird hier in der Regel eine sehr angemessene und pragmatische Entscheidung treffen. Würde man in dieser Situation einen Arzt aber fragen, ob er sofort begründen kann, warum er die eine oder andere Entscheidung getroffen hat, so werden die Ärzte meistens relativ sprachlos sein. Es kommt dann häufig der Bericht, dass die Entscheidung aus der ärztlichen Erfahrung und Intuition getroffen wurde. Die Bedeutung dieses Phänomens liegt nun gerade in der ärztlichen Arbeit darin, dass man oft erst, nachdem man gehandelt hat, Begründungen für Handeln entwickelt oder entwickeln kann.

Dieses Problem ist in einer Arbeit von Benner für die Pflegepraxis beschrieben. Es lässt sich mühelos auch auf Ärzte übertragen. Dort hat man Berufsprofessionelle in fünf Klassen unterteilt. Die Stufe des Anfängers beschreibt denjenigen, der quasi ausschließlich durch Anwendung von Regelwissen seine beruflichen Pflichten erledigt. Das wäre der Arzt in den ersten Monaten seines AIPs. Im Mittelfeld der fünf Stufen liegt der Arzt, der sowohl das medizinische Regelwissen als auch schon Intuition und Berufserfahrung in der Fallarbeit anwendet. Dies wäre der in seiner Ausbildung schon weit fortgeschrittene, aber noch nicht vollständig berufsreife Arzt. Die oberste Stufe in dieser Skala stellt der berufserfahrene Arzt dar, der in kürzester Zeit intuitiv und sicher die Situation erfasst und beherrscht. Die Problematik, die sich in diesem Zusammenhang ergibt, ist nun am Beispiel der Einführung von evidenzbasierter Medizin (EBM) oder evidenzbasierten Leitlinien beschrieben. Beide Quellen stellen reflektiertes und qualitätsgesichertes medizinisches Regelwissen dar. Ein berufsreifer Arzt würde aus seinem Selbstverständnis heraus durch das konsequente Anwenden von EBM und Leitlinien in der Handlungsbegründung und -entscheidung in der Skala der eigenen Berufsprofessionalität nach unten absinken, er würde in seiner Selbsteinschätzung dadurch ins Mittelfeld hineinkommen, in dem der handelnde Arzt immer noch bewusstes Regelwissen und schon teilweise Intuition und Erfahrung nutzt. Diese Ergebnisse aus empirischen Untersuchungen lassen sich auch auf die ärztliche Behandlungsproblematik übertragen. Denn ein sich als hochprofessionell erlebender Arzt wird einen erheblichen Widerstand haben, seine Professionalität in seinem Professionalitätsselbstverständnis quasi abzugeben und auf eine aus seiner Sicht unreifere Stufe ärztlichen Handelns zu gehen. Hier könnte gerade im Bereich der EBM und der Leitlinien eine bessere Kommunikation dieses Problems zu einer weitaus besseren und angemesseneren Arbeit mit Leitlinien führen.

Subjektive Betroffenheit des Patienten durch seine Krankheit

Hier zeigt sich ein großes Dilemma ärztlicher Arbeit. Das professionell hermeneutische Fallverstehen lässt dem Arzt keine Möglichkeit, eigene Vorstellungen des Patienten als unvernünftig oder wenig sinnhaft auszublenden. Sie sind ernst zu nehmen und in die Entwicklung des Fallverständnisses mit einzubeziehen. Subjektive Betroffenheit ließe sich mit dem moderneren Begriff des „subjektiven Krankheitsverständnisses" übersetzen. Ein sehr schönes Beispiel hierfür sind Patienten mit chronischen, psychogenen Rückenschmerzen, die eine psychische Ursache ihrer Schmerzen negieren. Diese Patienten werden immer wieder neu radiologische Untersuchungen fordern, weil sie glauben, dass man doch bei ihnen irgendwann einmal die körperliche Ursache ihrer unerträglichen Rückenschmerzen ergründen können muss. Diese subjektive Betroffenheit und die daraus entstehenden subjektiven Krankheitsvorstellungen werden das Fallverstehen des Arztes enorm beeinflussen. Wie will er sich diesen aus seinem Vernunftbegriff heraus unbegründeten Untersuchungswünschen widersetzen? Wie kann er mit dem Patienten in der oben beschriebenen Aushandlung von Zentralwerten zu einem therapeutischen Vorgehen kommen, das seinen Kostenrahmen in der Praxis nicht völlig sprengt? Fachärztlich, medizinisch-naturwissenschaftliches Denken würde solche subjektiven Betroffenheiten oder Krankheitstheorien als unvernünftig, irrational und nicht ernst zu nehmen abtun können. Hier erkennt man eindeutig einen zweiten großen Vorteil des Modells der sensualistischen Reduktion. Es lässt dem so denkenden Arzt die Möglichkeit, sich vor der Auseinandersetzung mit der subjektiven Betroffenheit zu schützen.

Hinreichende analytische Distanz des Professionellen als Ausdruck eines verstehenden Umgangs mit der Arzt-Patienten-Beziehung im Sinne Michael Balints

Ärzte arbeiten in verschiedenem Umfang biographieorientiert mit ihren Patienten. Dies führt zu einer enormen sozialen und emotionalen Nähe zwischen Arzt und Patient. Häufig ist dies eines der wesentlichen und vom Patienten am meisten gewünschten Momente in der Hausarztarbeit. Die große Schwierigkeit besteht nun darin, im Rahmen der analytischen Distanz des Hausarztes Nähe und Distanz so einzustellen, dass beide sich in der Arzt/Patienten-Beziehung wohl fühlen können, dass ein tragfähiges Therapiebündnis entsteht und dass der Arzt seine eigenen Grenzen nicht aufgibt. Gerade diese Form von „Beziehungsverwicklung" ist für Ärzte etwas, das sie als genuin für ihre Arbeit beschreiben, unter dem sie aber erheblich leiden (Balint). Sehr bedenklich in diesem Zusammenhang ist die geringe Zahl der deutschen Ärzte, die Balint-Gruppen wahrnehmen. Gerade die hausärztlichen Kollegen, die diesen Reflexions- und Weiterbildungsprozess durchlaufen haben, beschreiben ihn als ungeheuer wichtig, um menschlich mit Patienten umzugehen, ohne menschlich an Patienten unterzugehen. Auch ermöglicht die hinreichende analytische Distanz einen verstehenden, würdigenden und angemessenen Umgang mit der oben beschriebenen subjektiven Betroffenheit des Patienten durch seine Krankheit.

Respektierung der Autonomie der Lebenspraxis durch den Professionellen

Hier zeigt sich die Problematik des Umgangs mit der Freiheit des Patienten in seinen lebenspraktischen Entscheidungen. Sensualistische Reduktion geht von einem naturwissenschaftlich-technischen Vernunftsbegriff aus, der es quasi als undenkbar erscheinen lässt, sich gegen solche Vernunftsmodelle im eigenen Handeln auszusprechen. Ein sehr schönes Beispiel ist hier die Behandlung von hochdruckerkrankten Bürgern. Die evidenzbasierten Leitlinien zur Hochdrucktherapie sind in ihrer Qualität gut und zeigen große gesundheitliche Gewinne bei der konsequenten Durchführung der Hochdrucktherapie auf. Evidenzbasierte, qualitätsgesicherte Leitlinien enden aber am Mund des Patienten, der die dort beschriebenen Medikamente einfach nicht einnimmt: Nach neueren Untersuchungen werden zwischen 30 und 50 % der Hochdruckmedikamente schlicht nicht eingenommen. Wie will ein Arzt damit umgehen? Sind Patienten unvernünftig, incompliant, charakterlos und unverantwortlich? Eine solche Denkweise verbietet sich für einen professionell arbeitenden Arzt!

Hier kommt das Modell des Empowerments zum Tragen. „Patients Empowerment" meint, dass man Patienten durch Informationen, Beratung, Schulung und Begleitung zu eigenverantwortetem Entscheiden und Handeln bezüglich der eigenen Krankheit ermutigt. Ist ein Patient durch Beratung, Information und Schulung verantwortlich für seine Krankheitsentscheidungen, dann muss er letztlich auch verantwortlich sein für die daraus entstehenden Probleme. Der Arzt übernimmt hier die Angebotsverantwortung, also das Bereitstellen von qualitätsgesicherten und hochwertigen Angeboten. Gerade für Ärzte ist der Umgang mit dieser in Artikel 7 des Grundgesetzes verbürgten Freiheit des Patienten ein erhebliches Problem. Denn führt das aus Freiheit entstandene Patientenverhalten zu Gesundheitsproblemen, die die oben beschriebenen Zentralwerte tangieren, so wird er in der heutigen gesundheitspolitischen Diskussion häufig dafür verantwortlich gemacht. Für Hausärzte ist es wichtig, das Modell des „Patients Empowerment" als ein Grundmodell des Umgehens mit der Verantwortlichkeit für die Arbeit mit komplex-chronischen Kranken zu übernehmen.

Keine vollständig gestaltbaren Handlungsstandards für das hausärztliche Handeln im Einzelfall

Hier kommt die ganze Tragik des Modells der sensualistischen Reduktion zum Tragen. Rein naturwissenschaftlich denkende Ärzte und Gesundheitspolitiker glauben, dass das Behandeln kranker Menschen und hier insbesondere komplexkranker Bürger ein technischer Prozess ist, den man bei ausreichender Struktur- und Prozessqualität einfach leisten kann. Dass aber gerade das ärztliche Handeln nach dem Modell des professionellen hermeneutischen Fallverstehens die Freiheit des Patienten respektieren muss und die oben beschriebene widersprüchliche Einheit aus Regelwissen und hermeneutischem Fallverstehen in Anwendung bringen muss, bleibt bei einem solchen naturwissenschaftlichen Grundverständnis von ärztlichem Handeln völlig ungewürdigt. Hier kommt das oben beschriebene Modell der Angebotsverantwortung voll zum Tragen. Der Arzt muss demnach sicherstellen, dass er qualitätsgesicherte Angebote für seinen Patienten vorhält, diesen Patienten zu einer mündigen Entscheidung befähigt hat und dass er dann den Behandlungsverlauf nachvollziehbar darlegen kann. Die sehr klare und gut nachvollziehbare Darlegung ärztlicher Arbeit wird in Zukunft wahrscheinlich in diesem Problemkontext von allergrößter Bedeutung sein. Durch die detaillierte Begründung des „so und nicht anders Handeln-Könnens" wird deutlich, in welchen Bereichen ärztlichen Handelns die oben beschriebene sensualistisch reduktive Haltung nicht zum Tragen kommen kann. Damit wird auch klar, dass die „Dokumentationsfeindlichkeit" der Ärzte ein völlig falscher Gedankenansatz ist. Es geht hier nicht um das bürokratische Dokumentieren und um das Kontrolliertwerden, sondern um das Transparentmachen von komplexen Begründungs- und Entscheidungszusammenhängen von Ärzten, die sich eben mit einfachen Werten, Formeln und Datensätzen nicht beschreiben lassen. Durch die nachvollziehbare Darlegung wird aber ein verstehender Zugang zu den ärztlichen Begründungs- und Entscheidungsleistungen möglich, und damit sind diese zu respektieren. Sie erhalten so ihre inhaltliche medizinische Legitimation.

Um zusammenzufassen: Das Modell von Oevermann lässt sich vorzüglich auf die Fallplanung chronischer und chronischer komplexer Erkrankungen anwenden. Der große Charme des Modells liegt darin, dass es vollständig anschlussfähig an das Sackett'sche Modell der sensualistischen Reduktion bei akuten Erkrankungen ist. Für den hier zu bearbeitenden Gegenstand ist jedoch mit komplex chronisch kranken Patienten zu arbeiten, was letztlich dieses Modell als Planungsgrundlage für das anzustrebende Fallplanungsprotokoll erscheinen lässt.

2.2 Zum grundlegenden Problem

Im Kapitel 1 konnte deutlich werden, welche wissenschaftlichen Grundlagen hinter der Art und Weise stehen, wie man verschiedene Formen von Therapie in der Diabetologie, aber auch ganz allgemein in der Medizin betreiben kann. Es wurde deutlich, dass der systemische Ansatz gerade für den, der mit chronisch kranken Patienten arbeitet, große Gewinne bringt. Wie kann man aber einen wissenschaftlich-abstrakten, systemischen Ansatz in ein einfach erlernbares und in der Alltagswirklichkeit gut umsetzbares und nutzbringendes Therapieverfahren umsetzen? Im folgenden Kapitel soll als eine Möglichkeit die Idee der lösungsorientierten Therapie vorgestellt werden. Die folgenden Konzepte beruhen auf grundlegenden Arbeiten von Paul Watzlawick (Watzlawick, 1992) und Steve de Shazer (De Shazer, 1982; 1995).

Wie im Kapitel 1 schon erwähnt, ist für die praktische Arbeit von Therapeuten (Ärzten, Pflegenden, Diät-Assistentinnen, Diabetesberaterinnen etc.) die Unterscheidung zwischen akuten und chronischen Erkrankungen von großer praktischer Bedeutung.

2.2.1 Akute Erkrankung

Akute Erkrankungen beruhen meistens auf klar abgrenzbaren Zusammenhängen von Krankheitsursache und Krankheitswirkung. Dieser meist klar abgegrenzte Ursache-Wirkung-Zzusammenhang ermöglicht es, auf einer eher technisch orientierten Ebene durch medikamentöse oder operative Therapie eine Behandlung einzuleiten und durchzuführen. Die dabei zugrunde liegenden meist einfachen Ursache-Wirkung-Zusammenhänge erlauben auch relativ einfache, eher technisch orientierte Behandlungsverfahren. Unter technisch soll hier verstanden werden, dass man durch Eingreifen in einen klar definierten Ursache-/Wirkung-Mechanismus (im weiteren U/W-Zusammenhänge) mit einem bekannten Behandlungsinstrument wie einem Medikament oder einer operativer Therapie behandelt. Das Problem kann dann in der Weise gelöst werden, dass durch das Verständnis der Krankheitsursachen eine ursachenorientierte Therapie die so erkannten Krankheitsursachen in der Weise beeinflusst, dass das therapeutische Problem gelöst werden kann. Diese Art der Therapie nenne ich ursachenbezogene Therapie. Die in dieser Therapieform entstandenen Therapieergebnisse sind in ihrem Lösungsweg rational nachvollziehbar und das Ergebnis ist mit hinreichender Sicherheit vorhersehbar. Weiter bedeutet dies, dass der Therapieerfolg in erster Linie den Behandelnden durch Einsatz ihrer Behandlungstechniken zuzuschreiben ist. Das heißt praktisch, dass der Behandelnde das Behandlungsergebnis quasi technisch herstellen kann. Das ist die Idealvorstellung klassisch naturwissenschaftlicher Medizin.

Krankheitstyp: Akute Erkrankungen

Krankheitsmodell	einfache Ursache-Wirkungs-Vorstellungen
Therapiekonzept	technisch-naturwissensch. – ursachenorientiert
Abhängigkeit des Patienten vom Arzt	extrem hoch
Vorherbestimmbarkeit des Therapieerfolges durch den Arzt	hoch
therapeutisches Zeitfenster	kurzfristig, situativ
wissenschaftlicher Ansatz	eindimensional naturwissenschaftlich

(Dieser Gedanke sollte unbedingt im Hinterkopf behalten werden, weil er später bei der Frage der Qualitätssicherung und des Qualitätsmanagements insbesondere von chronischen Erkrankungen wie Diabetes, Hypertonie etc. von großer Bedeutung werden wird.) Die Art und Weise, wie der Patient sich im Verlauf einer akuten Erkrankung verhält, ist in den allermeisten Fällen von untergeordneter Bedeutung für den Verlauf der Erkrankung. Hier kann der Patient getrost eine Haltung einnehmen, die vom Behandelnden die Lösung seines Problems durch Therapie erwartet. Er selber bleibt passiv. Die Art und Weise der Therapie ist in der Regel wenig sprachgebunden, Kommunikation spielt eine untergeordnete Rolle. Die gefühlsmäßige und soziale Situation von Patient und Behandelndem spielt zwar auch eine Rolle, aber bei weitem eine geringere als bei chronischen Erkrankungen.

2.2.2 Chronische Erkrankung

Chronische Erkrankungen sind wesentlich komplexerer Natur als akute. Sie sind ihrer Definition nach unheilbar, laufen über eine lange Zeit. Sie sind bestimmt durch die unauflösbare Verbindung naturwissenschaftlich-medizinischer mit psychosozialen Faktoren. Die Art und Weise, wie der Patient mit seiner Erkrankung umgeht, ist hier von großer, am Beispiel des Diabetes von ausschlaggebender Bedeutung für den Verlauf seiner Erkrankung.

Krankheitstyp: Chronische Erkrankungen

Krankheitsmodell	komplexe Ursache-Wirkung-Zusammenhänge
Therapiekonzept	mehrdimensional, integrativ-lösungsorien
Abhängigkeit des Patienten vom Arzt	gering, da der Patient frei entscheiden kann
Vorherbestimmbarkeit des Therapieerfolges durch den Arzt	gering, da der Arzt nur geringe Einflussmöglichkeiten auf das Verhalten des Patienten hat
therapeutisches Zeitfenster	lebenslang, biographieorientiert
wissenschaftlicher Ansatz	mehrdimensional, naturwissenschaftlich und psychosozial

Viele unterschiedliche Faktoren sind wechselseitig und unlösbar miteinander verbunden. Einzelne isolierte U/W-Zusammenhänge lassen sich nicht abgrenzen. Geht man aber dennoch so vor und tut so, als ob es einfache U/W-Zusammenhänge gäbe, so muss man therapeutisch scheitern. Ein derart vernetztes „Krankheitssystem" wird auf jede Einzelintervention, die an nur einem Ansatzpunkt im System ansetzt, mit einer das gesamte System betreffenden Systemveränderung reagieren (De Shazer, 1982). Dies setzt aber voraus, dass die anderen Systemelemente überhaupt veränderbar sind. Verhalten sich nun aber die anderen Systemelemente veränderungsunfähig, oder ist eine Veränderung nicht erwünscht, so werden diese die Veränderungen am zuvor isoliert therapeutisch bearbeiteten U/W-Zusammenhang neutralisieren. Ich spreche dann von den „Rückstellkräften", die in vernetzten Systemen Außeneinwirkungen an isolierten U/W-Zusammenhängen neutralisieren, also im Gesamtsystem unwirksam werden lassen. Willke beschreibt diesen Zusammenhang auch für soziale Systeme und benennt ihn mit dem Begriff der „operativen Geschlossenheit" (Willke, 1993).

Die für die akuten Erkrankungen typischen technischen Behandlungsvorgehensweisen müssen in solch komplexen Krankheitssystemen versagen. Die Beziehung zwischen Behandelndem und Patienten spielt eine große Rolle im therapeutischen Geschehen, da die Art und Weise der Beziehungsgestaltung sehr stark den Verlauf der gemeinsamen Therapie bestimmen wird. Das Ergebnis der Therapie ist im überwiegenden Teil durch die Entscheidungsfreiheit des Patienten, also durch die Art und Weise, wie er mit seiner Erkrankung umgeht und sich für oder gegen ein gesundheitsförderndes Verhalten seiner Krankheit gegenüber entscheidet, bestimmt. Diese Entscheidung ist in Deutschland in Artikel 7 des Grundgesetzes als ein Bürgerrecht festgeschrieben, für dessen Wahrnehmung niemand benachteiligt werden darf.

Die bei den akuten Erkrankungen einfache Zuschreibung von Behandlungserfolg gleich Leistung des Behandlers ist hier also nicht mehr gegeben. Das Therapieangebot kann nur „beste Chancen für mehr Gesundheit" bereitstellen, das Behandlungsergebnis erarbeitet der Patient in weitestgehender Freiheit seiner Entscheidungen. Die Ergebnisqualität ist somit nicht mehr dem Behandelnden ursächlich zuzuschreiben. Auch diese Fragestellung sollten wir für das Kapitel Qualitätssicherung/Qualitätsmanagement auf jeden Fall im Hinterkopf in Erinnerung behalten.

2.2.3 Der chronisch Kranke als dauernder Grenzgänger

Besonders verwirrend wird die Sache nun, wenn wir uns den Diabetes ansehen, Diabetes hier als Modell für eine typische chronische Krankheit gesehen. Der Diabetiker verbindet beide Krankheitsformen in dauernd wechselnder Weise in seiner Person. Liegen keine gravierenden Diabetes-Folgeerkrankungen oder akute Stoffwechselentgleisungen vor, so befindet sich der Patient im Zustand der „stabilen Chronizität". Hier sind Schulung, Beratung oder psychosoziale Begleitung angezeigt. Diese gehen stillschweigend von an die Komplexität der Erkrankung angepassten Interventionsformen aus. Kommt es jedoch zur akuten Stoffwechselentgleisung wie zu Hypoglykämien oder gefährlich erhöhten Blutzuckerwerten oder kommt es zum Auftreten von Folgeerkrankungen, dann wechselt der Patient sehr schnell in den Bereich der akuten Erkrankungen. Dies kann zum Beispiel bei einer Hypoglykämie mit Bewusstseinsverlust entstehen, die unter Umständen eine Injektion von Traubenzuckerlösung, also eine technische Therapieintervention, notwendig machen kann. Oder er hat eine diabetische Folgeerkrankung, wie eine diabetische Retinopathie, die dann eine technische Behandlung durch Lasertherapie erfordert. Das verwirrende für Behandelnde ist nun, dass einem ein und derselbe Patient in ganz verschiedenen Krankheitszuständen begegnen kann. Im Rahmen der akuten Phasen der Diabeteserkrankung ist eine streng naturwissenschaftlich orientierte Therapie von großem Nutzen und kann großen Gewinn bringen. Im Bereich der stabilen chronischen Erkrankungsphase gelten jedoch ganz andere, nämlich komplexere, psychosoziale sowie naturwissenschaftliche Behandlungskonzepte und Behandlungsmuster, die deutlich weniger erfolgreich und von den Behandelnden, wie oben dargelegt, nicht mehr mit „technischer Sicherheit" handhabbar sind. Dieser Wechsel bei den Patienten verwirrt alle Beteiligten. Da Ärzte nun in der Regel im Management akuter Erkrankungen ausgebildet sind, werden sie immer versuchen, auch die chronischen Anteile einer solchen Erkrankung so zu behandeln, „als ob" sie akute Erkrankungen wären.

Das nenne ich „akut machen" von chronischen Erkrankungen. Man kann das am Beispiel der Adipositas sehr genau analysieren, bei der Ärzte ja sehr häufig noch die Idee haben, dass man den Bauch durch Diätprogramme in der gleichen Weise behandeln könne wie eine Knochenfraktur und hinterher dann fürchterlich enttäuscht sind, wenn - wie wissenschaftlich erwiesen – der überwiegende Teil aller Versuche der Diätinterventionen bei übergewichtigen Diabetikern scheitern müssen

Pflegende, Diabetesberaterinnen und Diät-Assistentinnen dagegen sind wesentlich geübter im Umgang mit chronischen Erkrankungen. Sie haben eine wesentlich realistischere Einschätzung der Möglichkeiten und Fähigkeiten der Patienten und gehen nicht mehr davon aus, dass bei der Behandlung chronischer Krankheitsanteile des Diabetes, wie Adipositas, Stoffwechselselbstmanagement, tertiäre Komplikationsprophylaxe am Beispiel des diabetischen Fußes, einfache technische U/W-Zusammenhänge vorliegen. Dies erklärt übrigens häufig die erheblichen Kommunikationsschwierigkeiten zwischen den Berufsgruppen.

Zur Verdeutlichung des Zusammenhangs noch einmal die folgende Grafik:

Krankheitstyp: Akute Erkrankungen	
Krankheitsmodell	einfache Ursache-Wirkung-Vorstellungen
Therapiekonzept	technisch-naturwissensch. – ursachenorientiert
Abhängigkeit des Patienten vom Arzt	extrem hoch
Vorherbestimmbarkeit des Therapieerfolges durch den Arzt	hoch
therapeutisches Zeitfenster	kurzfristig, situativ
wissenschaftlicher Ansatz	eindimensional naturwissenschaftlich

2.3 Was bedeutet dieser Diskurs für die lösungsorientierte Therapie?

2.3.1 Akute Erkrankungen

Therapie im ganz allgemeinen Sinne heißt Veränderung herstellen, ermöglichen oder fördern. Auf jeden Fall geht es darum, dass etwas anders wird. Diese Tatsache mag banal erscheinen, ist aber für die therapeutische Alltagsarbeit von großer Bedeutung, wie wir später sehen werden. Im weiteren Verlauf werden die Begriffe „Wandel", „Veränderung", „Inkonstanz" immer synonym gebraucht werden (Watzlawick, 1992). Übertragen auf das Problem akuter und chronischer Erkrankung oder Krankheitsanteile lässt sich nun vieles besser verstehen. Bei akuten Erkrankungen lässt sich Veränderung durch den Behandelnden herstellen! Er hat es durch Verstehen einfacher, technischer U/W-Zusammenhänge in der Hand, dass am Ende eine Veränderung zu mehr Gesundheit eintritt. Hier könnte man also von einem Prozess der Veränderungsherstellung sprechen. Für diese nachvollziehbare Veränderungsherstellung braucht der Arzt das Wissen um die Ursache der Erkrankung - das nennt er Diagnostik - und Ideen, wie Therapie diese Ursachen beseitigen kann!

2.3.2 Chronische Erkrankungen

Bei chronischen Erkrankungen sieht die Sache ganz anders aus. Wie wir gesehen haben, lässt sich Veränderung im Therapieprozess hier nicht im technischen Sinne sicher herstellen, da sie in einem entscheidenden Ausmaß von der Art und Weise des Umgangs des Patienten mit seiner Erkrankung abhängig ist, also auch von der Frage, wie sich der für oder gegen seine Erkrankung entscheidet. Zum anderen ist der chronische Krankheitsprozess so komplex (im Sinne der systemischen Therapie würden wir sagen zirkulär, das heißt durch unauflösbar wechselseitig verbundene Krankheitsfaktoren bestimmt), dass ein einfacher technischer Behandlungseingriff nicht mehr möglich ist. Hier wird es also darauf ankommen, den Patienten so zu begleiten, dass er Möglichkeiten erhält, selber etwas an seiner Krankheit zu tun.

Das nenne ich Veränderungsförderung.

Hier versagen die klassischen Formen der Diagnostik. In diesem Kontext wird es um ein Verständnis des gesamten Krankheitssystems gehen. Das setzt die Kenntnis der Möglichkeiten (Assessment) und der Behandlungsaufträge (Auftragsklärung) des Patienten auf der einen Seite sowie der verfügbaren wissenschaftlich begründeten Therapiemöglichkeiten aus den Bereichen der Naturwissenschaften und der psychosozialen Wissenschaften (Psychologie, Psychosomatik, Systemtheorie) auf der anderen Seite voraus.

Naturwissenschaftlich sind die Techniken zur Behandlung der akuten Anteile des Diabetes sehr weit entwickelt und bringen große therapeutische Gewinne. Im Bereich der Begleitung chronisch Kranker wird letztlich alles, was nicht naturwissenschaftlich verstanden werden kann, unter dem Begriff „Psychologie" oder „psychosoziale Probleme" zusammengefasst. Diese sehr vage und unscharfe Bezeichnung deutet zwar auf einen richtigen Zusammenhang hin, nutzt aber dem Behandelnden in seinem Alltag nicht. Sie beinhaltet die Gefahr der Psychopathologisierung von im diabetologischen Sinne „nicht funktionierenden" Diabetikern. Außerdem ist heute zu fordern, dass Therapie, egal ob sie nun am akuten Anteil oder am chronischen Anteil der Diabetes ansetzt, wissenschaftlich, im Sinne evidenzbasierter Medizin oder Pflege, geführt werden muss.

Hier bieten die Arbeiten der Arbeitsgruppe um Paul Watzlawick (Watzlawick, 1992) und Steve De Shazer (De Shazer, 1994) eine brauchbare wissenschaftliche Grundlage. Sie sind seit 15 Jahren in die klinische Alltagspraxis der Beratung und Therapie chronisch Kranker eingeführt und gut evaluiert. In der Anwendung solcher theoriegeführter Behandlungskonzepte steckt eine große Chance, den nicht naturwissenschaftlichen Anteil der Therapie wissenschaftlich als einen regulär nachvollziehbaren Bestandteil der Diabetestherapie zu etablieren. Diabetesschulung, -beratung und -begleitung ist eben nicht nur ein nettes „Herumgeschwätze" mit Patienten oder ein dauerndes indoktrinierendes Belehren. Sie sind - wenn man sich nur entsprechende Quellen wissenschaftlicher Arbeit zunutze macht - wissenschaftlich fundierte therapeutische Methoden der Diabetikerbehandlung.

Ergänzend kommt die Methode der hermeneutischen Fallarbeit nach Weidner (Weidner, 1995) hinzu, die auf die Verhältnisse in der Diabetologie angepasst wurde (Siebolds, Jacobs, Horaczek, 1999a).

Bevor das Konzept der lösungsorientierten Therapie erarbeitet wird, sollen jedoch die wichtigsten Begrifflichkeiten geklärt werden:

- **Ressource oder Ressourcen-orientiertes Arbeiten**

Unter einer Ressource versteht man ein für einen Patienten verfügbares Mittel, ein Problem zu lösen (Haley, 1997). Dieses Mittel kann eine Information sein, eine manuelle Technik, eine bestimmte emotionale Fähigkeit oder auch die Verfügbarkeit bestimmter Personen, die ihm bei der Lösung von Problemen helfen können. Ressourcen-orientiertes Arbeiten heißt also letztlich nichts anderes, als dass man erst einmal mit dem arbeitet, was der Patient in seiner Person, in seiner Lebensgeschichte und in seinem sozialen Umfeld an Möglichkeiten zur Problemlösung mitbringt. Das heißt, man geht davon aus, dass Patienten in der Regel Möglichkeiten mitbringen, ein Problem aus sich heraus zu lösen. Übersetzt auf den Diabetes heißt das, dass nicht immer wieder alles neu erklärt, geschult, gemacht, analysiert und bearbeitet werden muss, sondern dass man erst einmal sehr genau darauf schaut, was der Patient schon an Informationen, Wissen, Erfahrungen und auch an Möglichkeiten der Unterstützung mit in die Therapie bringt.

- **Wandel herbeiführen**

Unter „Wandel herbeiführen" versteht man, dass eine wirkliche Veränderung entsteht. Was ist eine wirkliche Veränderung? Eine wirkliche Veränderung ist zu unterscheiden von einer „Als-ob-Veränderung". Hierbei ist wieder der Ressourcen-Begriff nützlich!

- **Die Scheinveränderung**

Eine Scheinveränderung besteht in der Regel darin, dass man die Ressourcen, die ein Patient mitbringt, einfach neu zusammenstellt, verknüpft oder neu anwendet, ohne dass dabei im Vergleich zum Vorzustand wirklich anderes passiert. Ein Beispiel wäre das immer wiederholte Anwenden diätetischer Maßnahmen beim Adipösen oder das wiederholte Anwenden von Schulungsmaßnahmen beim chronisch rezidivierenden diabetischen Fußsyndrom. Hier wird das Wissen, die Erfahrung und das soziale Umfeld immer wieder neu in gleicher Weise genutzt, das Ergebnis ist wie beschrieben keine Veränderung, sondern Beharren im Zustand der Adipositas bzw. das rezidivierende Auftreten von diabetischen Fußverletzungen. In der Systemtheorie nennt man es Lösungen erster Ordnung (Watzlawick, 1992).

- **Reale Wandlung**

Das Merkmal ist, dass hier etwas wirklich Neues entsteht. Also etwas, was vorher im Patienten und seinen Ressourcen noch nicht vorhanden war. Etwas, das ihn irritiert und das durch den Unterschied, der entstanden ist, ein „Zurückfallen in alte Gewohnheiten verhindert". Analog bezeichnet man das in der Systemtheorie als Lösung zweiter Ordnung (Watzlawick, 1992).

- **Assessment**

Unter einem Assessment versteht man ein strukturiertes Verfahren zur Ermittlung von Fähigkeiten ein bestimmtes Problem zu lösen oder bestimmte Anforderungen, die zur Problemlösung nötig sind, zu erfüllen. Sehr weit ist dieser Gedanke in der Rehabilitationsmedizin vorangeschritten

In der Diabetologie bezieht sich der Begriff auf die Fähigkeiten zum Therapieselbstmanagement durch den Diabetiker. Gerade in der Behandlung von Typ-II-Diabetikern kommt es darauf an, die nicht mehr vorhandenen Fähigkeiten zum Selbstmanagement aufzudecken. Der Sinn liegt weniger in der exakter Analyse von deren Fähigkeiten und Defiziten, sondern vielmehr in der Bearbeitung der Fragen, die sich daraus für die Alltagstherapie in Behandlung und Schulung von älteren Typ-II-Diabetikern ergeben. Diese spezielle Sehweise bezeichne ich als „funktionelles Assessment" (Siebolds, 1998c)

- **Auftragsklärung**

Dieser Begriff stammt von Steve de Shazer (De Shazer, 1995). Er bezeichnet ein reproduzierbares Verfahren, um mit einem Patienten genau herauszufinden was er eigentlich in der Therapie erreichen will. Ziel ist es also, zu bestimmen, welchen Auftrag der Patient an den Therapeuten stellt.

- **Systemische Schulung**

Dieser Begriff bezieht sich auf die „konstruktivistische Pädagogik", die im Modell der Ermöglichungspädagogik von W. Schulz im deutschsprachigen Raum Verbreitung gefunden hat (Schulz, 1980). Diese Pädagogik steht im Widerspruch zur normativen Pädagogik, die lernzielorientiert, mit vorherbestimmbaren Erfolg, dafür sorgen soll, dass Menschen nach einer Schulungsmaßnahme, eine bestimmte Handlungsfähigkeit erlangt haben. Da die Lernziele festgeschrieben sind, wird letztlich nicht gefragt, ob der Lernende das überhaupt will. Das pädagogische Menschenbild ist von der Idee der Erziehung des Patienten geprägt. Die systemische Pädagogik will dem Lernenden ermöglichen bestimmte Handlungsfähigkeiten zu erlangen. Sie will einen Rahmen anbieten zu überlegen, ob das Lernangebot überhaupt zum Patienten passt und der es überhaupt erreichen will (Heffels, 1999) Die Selbstbestimmtheit des Lernenden ist das Maß aller Dinge. Die Kompetenz mündig zu entscheiden soll gefördert, die Entscheidung des Patienten in jedem Fall respektiert werden.

- **Systemische Therapieinterventionen**

Interventionen sind Handlungen, die darauf abzielen, deutliche Unterschiede zwischen einem Vorher und Nachher zu erzeugen.

Die im Weiteren vorgestellten Therapie-Interventionen beziehen sich auf Arbeiten von Paul Watzlawick (Watzlawick, 1992) und Steve de Shazer (De Shazer, 1982; 1995). Systemisch bezieht sich hierbei auf die grundlegende Theorie. Sie geht davon aus, dass Menschen ihre lebensweltlichen Probleme nach ganz allgemeinen Regeln lösen. Die Erforschung dieser Grundzusammenhänge ist Gegenstand der systemischen Therapieforschung. Die Metatheorien dieser Therapierichtung sind die Systemwissenschaft, die Kybernetik, die Soziologie und die algebraische Mathematik. Im Gegensatz zu den technisch ausgerichteten Ideen der Medizin, werden hier Methoden angewandt, die wesentlich angepasster an die oben vorgestellte Komplexität der realen therapeutischen Prozesse und Probleme in der Alltagsdiabetologie sind.

Das Konzept der lösungsorientierten Therapie soll in den folgenden Kapiteln schrittweise erarbeitet werden.

3 Das Assessmentverfahren in der Diabetologie – Vom „Nicht-Mehr-Können" als Maß der (Therapie-) Dinge

Leseziel

Der folgende Text soll Ihnen folgende Grundlagen des Assessments vorstellen:

- Was bedeutet das Patientenassesment für ältere Patienten mit Diabetes?
- Welche Assessmentinstrumente sind für Diabetiker sinnvoll?
- Wie verwendet man diese Instrumente in der alltäglichen Behandlungsarbeit?

3.1 Problemhintergrund

Eine der häufigsten Beobachtungen bei Behandelnden in der Diabetologie ist, dass trotz großer Mühe in der Begleitung und Behandlung von Typ-II-Diabetikern letztlich nur sehr unbefriedigende Ergebnisse erzielt werden können. Dies erzeugt, wie wir zeigen konnten, Frust, Resignation und aggressives Ausagieren der eigenen Enttäuschung und Ohnmachtsgefühle der Behandelnden am Patienten (Siebolds, Jacobs, Horazcek, 1999a). Das steht ganz im Widerspruch zur Lehrmeinung in der derzeitigen diabetologischen Diskussion, die davon ausgeht, dass bei optimal strukturierter, intensiver Begleitung und Behandlung der Patienten sowie mit einem nicht nachlassenden Einsatz an persönlicher Überzeugungskraft letztlich alle Diabetiker befriedigend behandelt werden können (Mehnert u. a. 1994). Dies wird ja auch in unzähligen klinischen Studien an kleinen Patientenkollektiven nachgewiesen. Neben allen methodischen Problemen, die diese Studien aufweisen, liegt das größte Problem darin begründet, das in den allermeisten Studien das durchschnittliche Alter der Patienten unter 65 Jahren liegt. Zwei Drittel aller Diabetiker sind dem gegenüber älter als 65 Jahre. Die geriatrischen Probleme scheinen in der Lehrdiabetologie demnach kaum zu existieren. Letztlich steht dahinter ein therapeutischer „Machbarkeitswahn", der davon ausgeht, dass bei Bereitstellung perfekter Therapie- und Beratungsinstrumente letztlich jeder (auch der alte Patient) behandelbar ist. Diese Vorgaben werden von real Behandelnden, also Hausärzten und Schulungsteams, als sehr belastend und mit ihrer eigenen Arbeitsrealität nicht vereinbar erlebt. Häufig kommt die Frage auf, ob die Behandelnden, die nicht die in Studien vorgestellten Ergebnisse erreichen, schlecht oder unqualifiziert sind, oder letztlich die Frage, **„warum das alles nicht wirkt".** Hier kommt dann oft die Frage auf, ob es sich hierbei nicht um „psychische Probleme" des Patienten handelt oder schlicht um seine „Non-Compliance".

Versucht man, das Problem scharf zu umreißen, so handelt es sich um ein Problem des professionellen Umgangs mit elementarer Begrenztheit. Denn trotz aller zur Verfügung stehender therapeutischer Interventionen lassen sich bessere Behandlungsergebnisse in der Masse der älteren Typ-II-Diabetiker (älter als 65 Jahre), wenn man die Behandlungsrealität anschaut, nicht oder nur in geringem Maße erreichen. Gute Beispiele dafür sind die gescheiterten Gewichtsreduktionsprogramme oder die trotz aller Bemühungen unbefriedigende Situation bei der Prävention und Behandlung des diabetischen Fußsyndroms.

3.2 Assessmentverfahren für ältere Typ-II-Diabetiker

Ein sehr gutes Modell für den professionellen Umgang mit der oben beschriebenen Begrenztheit bietet das Assessment-Verfahren.

Der Begriff „Assessment" kommt aus der Organisationspsychologie und beschreibt ein Verfahren der Personalauswahl, in dem bei Bewerbern überprüft wird, welche Fähigkeiten und Möglichkeiten sie haben, die ihnen gestellten Arbeitsaufgaben optimal zu lösen und welche Entwicklungspotenziale für die zu erwartenden Aufgaben vorhanden sind. In der Medizin hat er vor allem Einzug in der Behandlung geriatrischer Patienten gehalten. Das hier vorgestellte Modell ist sehr einfach und pragmatisch gehalten und unterscheidet sich von den klassischen geriatrischen Assessment, die viel umfassender sind. Für die Belange der Diabetesschulung haben sich diese Instrumente als sehr brauchbar erwiesen.

Spannend wird es, wenn man diese Assessment-Idee quasi „herumdreht". Man wird dann also nicht mehr prüfen, was für Fähigkeiten und Potenziale vorhanden sind, um geeignete Patienten zu finden, sondern viel spannender wäre zu fragen, was für Möglichkeiten und Fähigkeiten fehlen, die ein Gelingen eines Therapieselbstmanagements und damit einer optimalen Diabeteseinstellung im Wege stehen. Diese professionelle Analyse von elementar bestehenden Begrenztheiten, die sich auch durch intensive Schulung nicht optimal verbessern lassen, würde erlauben, die Erwartungen an die eigene Arbeit, aber auch die Bewertung der eigenen Ergebnisse vor dem Hintergrund des real Machbaren wesentlich realitätsangepasster und für alle wesentlich akzeptabler vorzunehmen (Assal, 1997). Auch könnte man damit vermeiden, Patienten weit über ihre Möglichkeiten hinaus zu begleiten und zu schulen, was erhebliche Entlastungen von Diabetikern und Schulenden zur Folge hätte.

Im Folgenden soll ein sehr einfaches und praxisnahes Assessment-Verfahren für die Begleitung und Behandlung von Typ-II-Diabetikern vorgestellt werden. Dabei ist die Zielgröße, nur exakt das im Assessment zu erfassen, was Therapie verunmöglichen oder behindern kann. Es geht nicht um das Messen von Einzelgrößen um hinterher eine möglichst genaue Diagnose zu stellen. Gerade bei der Diagnose der Demenz werden Patienten oft „etikettiert". Im Gegensatz dazu wird im Folgenden versucht, ein funktionelles Modell der Fähigkeitsprüfung vorzustellen. Mit ihm sollen sich Behandelnde anhand einfacher Fragen klar werden, was ein Patient nicht mehr kann, um seinen Diabetes eigenverantwortlich zu managen. Die entscheidende Frage ist dann, welche ganz realen Auswirkungen das auf die eigene Therapie- und Schulungsarbeit hat. In diesem Zusammenhang werden drei Leitfragen gestellt, die in der folgenden Grafik dargestellt sind:

3.2 Assessmentverfahren für ältere Typ-II-Diabetiker

Assessment für ältere Typ-II-Diabetiker

Leitfragen	Senso-Motorik	Soziales Umfeld	Frühdemenz (HOPS)
Probleme	• Sehbehinderung • Bewegungsein-schränkung	• Familiensituation • Wohnsituation und Versorgung • Versorgung bei Krankheit	• Schulbarkeit • Fähigkeit, Verhaltensänderungen zu leisten • Therapiegefährdung

Abgefragte Fähigkeiten	• Beobachtung einer Mahlzeit
	  – Kann er alles essen?
	  – Wie lange dauert die Mahlzeit?
	  – Wird regelmäßig alles gegessen?
	• Beobachtung
	  – einer Fußpflege
	  – Fußpflegetechnik
	  – Selbstgefährdung
	• Beobachtung von
	  – Insulininjektionen
	  – BZ-Messung
		• Essanamnese
		
		Fünf Schlüsselfragen
		– Allein lebend?
		– Wer kann BZ messen und Insulin spritzen?
		– Wer versorgt bei Krankheit?
		– Wer sieht täglich nach dem Patienten?
		– Wer hat Zugang zur Wohnung?
			• Prüfung der 9 Leitmerkmale nach Risse
			– Affektlabilität
			– Umschweifiges Denken
			– Erloschene Eigenanregbarkeit bei erhaltener Fremdanregbarkeit
			– Merkfähigkeitsstörungen
			– Wortfindungsstörungen
			– Sensorische Übererregbarkeit
			– Charakterzuspitzung
			– Erhaltene Fassade
			– Bewusstseinsklarheit

Dokumentation im Assessmentprotokoll			

Das Assessment sollte immer dann durchgeführt werden, wenn sich in der praktischen Arbeit Hinweise ergeben, das das Selbstsorgepotenzial des Patienten so eingeschränkt ist, dass sie in der Alltgsarbeit relevant werden können. Regelmäßig sollte es bei Eintritt von älteren Bewohnern, die an Diabetes erkrankt sind, in Einrichtung der stationären Altenhilfe durchgeführt werden. Die praktische Durchführung erfolgt nach einem vorgegebenen Assessment-Protokoll, in dem alle Befunde dokumentiert werden. Das ermöglicht eine reibungslose Kommunikation zwischen verschiedenen Berufsgruppen, die die verschiedenen Assessment-Blöcke durchführen. Außerdem kann durch genaue Dokumentation ein Verlaufsvergleich bei wiederholten Assessments durchgeführt werden. Die Durchführung des Assessments lässt sich auf mehrere Behandelnde aufteilen, so dass die Einzelbelastungen für die Teammitglieder relativ gering sind. In der Schwerpunktpraxis kann das Assessment im Laufe von mehreren Sitzungen durchgeführt werden, so dass der Einzelarbeitsaufwand im realen Sprechstundenkontakt im Rahmen normaler Zeitvorgaben bleibt. Die Beobachtung der Mahlzeiten hat sich als schwierig erwiesen, kann aber bei Hausbesuchen gelingen.

3.3 Durchführung der einzelnen Assessment-Schritte

3.3.1 Sensomotorische Prüfung

Hierbei wird eine Mahlzeit beobachtet. Dabei kommt es insbesondere darauf an, welche sensomotorischen Einschränkungen, also Behinderung der Sehfähigkeit, aber auch der mechanischen Beweglichkeit von Körper und Händen, vorliegen. Die Beobachtung ist dem Befragen bei weitem überlegen. Patienten berichten oft nur ungenau, oder aus Scham „geschönte" Mitteilungen. Das dabei entstehende Bild deckt sich meist nicht mit der Lebenswirklichkeit.

3.3.1.1 Essbeobachtung

Das Thema Essbeobachtung ist nicht unstrittig. Der Aufwand ist relativ hoch. Aus diesem Grunde sollte hier die Indikation strenger gestellt werden. Besonderes Interesse verdienen hier Patienten, die allein in ihrer Wohnung leben und aus sozialrechtlichen Gründen (fehlende Einstufung in die Pflegeversicherung) keine hauswirtschaftliche oder familienpflegerische Betreuung erhalten. Gerade bei einer Insulintherapie kann das von erheblicher Bedeutung sein!

Ziel dieses Bestandteils des Assessments ist es Fähigkeiten prüfen, sich im Rahmen einer Kaltmahlzeit selber ein Brötchen oder eine Scheibe Brot mit normal verfügbaren Aufstrichen und Belägen zuzubereiten. Insbesondere wird hier beobachtet, wie lange die Zubereitung dauert und als wie belastend die Patienten sie erleben. Es wird gefragt, ob die Patienten stets alle Mahlzeiten aufessen. Die Kaltmahlzeit ist ein ideales Modell zur Abarbeitung dieser Fragen. Der dabei oft an den Tag gelegte Perfektionismus ist dabei wenig hilfreich. So braucht es kein Frühstücksbuffet unter Anleitung einer Diätassistentin zu sein. Das Schulungsfrühstück kann in der stationären Schulung, aber auch in der Arztpraxis ohne viel Aufwand gestaltet werden. Die Nahrungsmittel sollten auf einem Tablett im Kühlschrank gelagert werden können. Ein Teammitglied sollte immer anwesend sein. Es kommt dabei nicht auf eine tiefgründige Analyse des sog. „Ernährungsverhaltens" an, vielmehr soll erst einmal wahrgenommen werden, wie die Patienten mit ihrer Alltagsernährung umgehen. Um den gefürchteten Vorführeffekt zu vermeiden, sollten nach eigenen Beobachtungen immer mindestens drei Mahlzeiten so mit den Patienten eingenommen werden. Bei **Warmmahlzeiten** wird beobachtet, wie die Patienten mit Messer und Gabel eine Mahlzeit essen. Es hat sich als sinnreich erwiesen, hier unter Umständen mehrere Mahlzeiten zu beobachten, weil ältere Patienten zum Beispiel beim Essen von unzerkleinerten Kartoffeln oder Nudeln erhebliche Schwierigkeiten haben. Dies kann dazu führen, dass sie solche Kohlenhydrate im Rahmen einer KE-bilanzierten insulinangepassten Ernährung meiden werden, was Auswirkungen auf die Therapie haben kann. Es wird erneut gefragt, ob die Patienten alle Mahlzeiten stets aufessen. Die Einschätzung des Teammitgliedes wird immer auf den vorbereiteten Assessmentprotokollen dokumentiert.

Der eigentliche Sinn dieses Assessmentschrittes ist es, ein Verständnis dafür zu bekommen, dass einfache sensomotorische Probleme mit Augen oder Händen das Essverhalten von älteren Diabetiker so beeinflussen können, dass eine z. B. insulinangepasste Ernährung nicht mehr möglich ist. Die älteren Menschen erleben das Essen als unter Umständen so anstrengend, dass sie entweder die notwendige Kohlenhydratmenge nicht mehr zuverlässig herrichten können oder ihnen der Appetit darüber vergeht und sie die hergerichteten Speisen schlicht nicht mehr verzehren. Die Verordnung einer Kohlenhydrat bilanzierten Formaldiät, also einem klassischen BE-Gerüst, muss dann zwangsläufig an diesem Fähigkeitsdefizit scheitern.

3.3.1.2 Beobachtung einer Fußpflege

Dabei soll der Patient seine üblichen Fußpflegematerialien benutzen. Einen sehr interessanten Beobachtungsaufbau stellt das Tablett der „sieben Grausamkeiten" dar. Nehmen sie ein Tablett und legen sie folgende Fußpflegeutensilien darauf:

- Nagelknipser
- Seitenschneider (für handwerklich orientierte Pat.) oder ein Okuliermesser (für gärtnerisch interessierte Pat.)
- Scharfe Nagelschere
- Hornhauthobel mit Rasierklingen
- Hornhautraspel aus Metall
- Sandpapier Feile
- Weicher Hornhautschmirgelstein aus Kunststoff

Der Maxime folgend „Beobachtung vor Befragung" bitten Sie nun den Patienten seine Fußpflegeutensilien vom Tablett zu nehmen. In diesem Beobachtungszusammenhang greifen die Patienten zu den von ihnen im Alltag verwendeten Materialien.

Er soll seine Füße entkleiden und Ihnen vormachen, wie er eine Fußpflege mit diesen Materialien durchführen würde. Im Rahmen dieses einfachen Beobachtungsaufbaus wird sich sofort zeigen, ob der Patient in der Lage ist, selbstständig Fußpflege durchzuführen oder ob sie durch Dritte durchgeführt werden muss. Weiter sprechen Patienten im Rahmen dieser Beobachtung oft über ihre bisher durchgeführten Fußpflegepraktiken. Dabei zeigen sich oftmals gefährdende Praktiken wie Benutzung von Hornhauthobeln mit Rasierklingen, von Nagelknipsern oder von Nagelzangen und scharfen Nagelscheren. Auf deren Vermeidung kann dann gezielt hingewiesen werden.

Man kann das Verfahren abkürzen, indem man dem Patienten eine einfache Sandpapiernagelfeile in die Hand drückt und ihn bittet, am unbekleideten Fuß zu demonstrieren, wie er seinen Großzehennagel durch feilen kürzt. In diesem Beobachtungsaufbau können sie in kürzester Zeit alle notwendigen Informationen gewinnen.

3.3.1.3 Beobachtung von Insulininjektion und Stoffwechselkontrolle

Hier soll insbesondere auf die Dosiseinstellung bei Pens geachtet werden. Gerade ältere Diabetiker haben oft Schwierigkeiten im Alltag, die richtige Dosis einzustellen. Lassen Sie sich die Penhandhabung demonstrieren. Ebenso sollte ein Patronenwechsel demonstriert werden. Lassen Sie sich unbedingt die Einstellung der Morgen- und Abenddosis demonstrieren. Hier wird sich zeigen, ob die Merkfähigkeit des Patienten noch ausreicht, sich beide Dosierungen zu merken.

Beim Blutzuckermessen wird die korrekte Handhabung beobachtet und befragt, wie der Patient diese zu Hause durchführt und wo er die Werte aufschreibt. Legen Sie besonderes Augenmerk auf die Dokumentation. Nicht dokumentierte Werte sind völlig nutzlos.

3.3.2 Prüfung des soziales Umfeldes

Sozial- und Familienanamnesen haben sich in der Arbeit mit Schulungsteams als relativ schwierig und abstrakt erwiesen. Häufig wurde nicht klar, was eigentlich von dem Erhobenen für die Arbeit mit dem Patienten von Bedeutung ist. Aus diesem Grunde wurde der Ansatz gewählt, über die dezidierte Befragung des Essverhaltens einen Zugang zur realen Lebenswirklichkeit des Patienten zu bekommen. Dies hat sich in der alltäglichen Arbeit als sehr wirksam erwiesen.

3.3.2.1 Essanamnese

Beschreibung des Mahlzeiten-Ablaufes über den Tag mit Uhrzeit und genauer Benennung der Menge an gegessenen Kohlenhydraten sowie insbesondere auch eventuell getrunkener alkoholischer Getränke. Begleitend dazu wird ein Tätigkeitsprofil über den Tag befragt. Da häufig Unterschiede von Werk- zu Sonntagen auch bei Rentnern bestehen, wird diese Anamnese für einen Werk- und einen Sonntag erhoben.

3.3.2.2 Fragen zur sozialen Versorgung

Zum Abschluss der Essanamnese werden folgende Schlüsselfragen zur Lebenssituation des Patienten gestellt. Diese Fragen sind:

- Leben Sie alleine oder in einer Familie (Ehepartner oder versorgende Angehörige)? Wenn der Patient allein lebt, werden fünf weitere Fragen gestellt:
  - Können Sie noch täglich einkaufen gehen, wer kauft im Krankheitsfalle für Sie ein?
  - Können Sie sich selber ausreichend mit Nahrung versorgen, wer kocht für Sie, wenn Sie krank sind?
  - Wer versorgt Sie im Krankheitsfall, wer kann Blutzucker messen und Insulin spritzen?
  - Wer sieht Sie täglich und würde bemerken, wenn es Ihnen schlecht geht?
  - Wer hat Zugang zur Wohnung?

Über das Erheben dieser fünf Schlüsselfragen entfalten sich die Versorgungsrisiken des Patienten.

Als bedeutendstes Versorgungsdefizit hat sich erwiesen, dass viele ältere Typ-II-Diabetiker alleine und ohne täglichen Kontakt zu Angehörigen oder Nachbarn leben. Daraus ergeben sich zwei Risiken:

- Im Krankheitsfall bleibt der Patient unversorgt, was gerade bei fieberhaften Infekten große Gefährdungen beinhaltet. Hier kann vorab mit einem ambulanten Pflegedienst vereinbart werden, dass der Patient von diesem in Absprache mit dem Hausarzt versorgt wird. Dies sollte vorab geschehen, da solche Situationen gerade am Wochenende auftreten und eine akute Absprache zwischen Patienten, Arzt und Pflegedienst dann nicht möglich ist.
- Bei insulinbehandelten Patienten ist das Risiko, bei einer Hypoglykämie keine Hilfe zu bekommen oder sogar bei Bewusstseinsverlust nicht gefunden zu werden. Hier ist eine praktische Hilfe ein Hausnotrufsystem (Notrufsender am Körper mit Verbindung zum Telefon, über den jederzeit ein informierter Hilfsdienst gerufen werden kann). Die Kosten tragen Kranken- oder Pflegekasse.

3.3.3 Frühdemenz (HOPS)

Definition: Das hirnorganische Psychosyndrom ist eine in beziehungshaftem Umgang mit dem Patienten oder Heimbewohner wahrnehmbare Folge eines organischen, irreversiblen Hirnabbaues, der die kognitiven, sozialen und emotionalen Fähigkeiten des Patienten einschränkt, sein Leben eigenverantwortet und selbstbestimmt zu führen.

Das hirnorganische Psychosyndrom wurde im deutschen Sprachraum von Risse (Risse, 1998) in die Diabetologie eingeführt und zeichnet sich durch neun Kriterien aus. In der unten dargestellten Grafik sind diese neun Kriterien und die daraus folgenden Probleme für die Therapieselbstmanagementfähigkeiten des Patienten aufgeführt.

Das hirnorganische Psychosyndrom (HOPS) (nach Risse)

Definition:

Die im beziehungshaften Umgang mit Patienten / Bewohnern wahrnehmbaren Auswirkungen eines primär organisch bedingten Abbaues der Hirnleistung im kognitiven, emotionalen und sozialen Kontext der individuellen Persönlichkeit.

Das **HOPS** ist durch folgende Merkmale gekennzeichnet:

1. **Affektlabilität** (häufige, oftmals stereotype, spontane Gefühlsäußerungen, die nicht zum situativen Kontext passen)
2. **Umschweifiger Gedankengang** (immer erst nach 10 Minuten ausschweifender Vorrede zum Punkt kommen)
3. **Erhaltene Fremdanregbarkeit zum Handeln bei erloschener Eigenanregbarkeit** (Schulung gut mitgemacht, zu Hause macht der Patient nichts vom Gelernten)
4. **Merkfähigkeitsstörungen** (Patient behält Therapieanweisungen nicht)
5. **Auffassungsstörungen** (Unfähigkeit komplexe Zusammenhänge zu begreifen)
6. **Intoleranz gegenüber multiplen sensorischen Stimuli** (Patienten werden bei mehreren Geräuschquellen unruhig oder aggressiv)
7. **Charakterzuspitzung** (Unfähigkeit zu Wandlungsprozessen in der eigenen Person)
8. **Erhaltene Fassade** (Patienten fallen nur in der Beziehung auf)
9. **Patient ist bewusstseinsklar** (keine neurologischen und psychiatrischen Auffälligkeiten)

Durch Erfragen dieses Merkmalsrasters kann genau definiert werden, was für Probleme in Therapie, Schulung und Therapieselbstmanagement bei einem Patienten zu erwarten sind. Es kann eingeschätzt werden, welche Erfolgsaussichten Therapie und Schulung beim Patienten haben werden. Dies ist in der Grafik noch einmal dargestellt.

Frühdemenz und Diabetes-Therapie

Frühdemenz: Merkmale	Bedeutung für Selbst-Management
Affektlabilität	schwierige Beziehung in der Schulung und Begleitung
umschweifiger Gedankengang	schwieriger Austausch über die Krankheit, man bekommt wichtige Probleme nicht mit
erhaltene Fremdanregbarkeit bei erloschener Eigenanregbarkeit	in der Schulung gute Mitarbeit zu Hause kein Antrieb, Erlerntes umzusetzen
Merkfähigkeitsstörung	erschwerte oder aufgehobene Schulbarkeit Patient erinnert sich nicht mehr an das, was er in der Therapie gemacht hat (Selbstgefährdung)
Wortfindungsstörung	Kommunikationsschwierigkeiten
Intoleranz gegen multiple sensorische Stimuli	Probleme bei der Kommunikation und dem Zuhören in einer Schulungsgruppe
Charakterzuspitzung	eingeschränkte oder aufgehobene Fähigkeit zu intellektueller, emotionaler oder sozialer Veränderung im Rahmen der Diabetestherapie
erhaltene Fassade	Im normalen Leben kommen die Patienten klar und fallen nicht auf. Eine chronische Erkrankung kann aber nicht mehr selbst gemanagt werden.
bewusstseinsklar	keine psychiatrischen oder neurologischen Auffälligkeiten

Checkliste Assessment

Zusammenfassung

- Assessmentverfahren erlauben in Diabetestherapie geriatrischer Patienten, in einem gewissen Umfang Therapie- und Schulungsprobleme vorherzusagen.
- Ein Assessment sollte immer dann durchgeführt werden, wenn es im Schulungsteam unterschiedliche Wahrnehmungen von der Fähigkeit der Patienten gibt, ihren Diabetes selbst zu behandeln.
- Regelmäßig sollte ein Assessment bei Bewohnern im Rahmen des betreuten Wohnens in Einrichtungen der stationären Altenhilfe durchgeführt werden.
- Die Familie sollte immer in ein Assessment mit einbezogen werden.
- Die Befunde müssen dokumentiert werden, um sie zur Verlaufsbeobachtung nutzen zu können.

4 Auftragsklärung in der Diabetologie

> **Leseziel**
>
> Der folgende Text soll Sie schrittweise in das Verfahren der Auftragsklärung einführen:
>
> - Welche Grundprobleme existieren im Prozess der Auftragsklärung bei älteren Diabetikern?
> - Welche Techniken können für die Auftragsklärung genutzt werden?
> - Wie wendet man die Technik der Auftragsklärung in der Diabetesschulung praktisch an?

4.1 Themenhintergrund

Der Begriff der Auftragsklärung entstammt der systemischen Familientherapie. Besonders intensiv hat sich damit Steve de Shezar beschäftigt, der dieses Konzept als Grundlage der Arbeit im Beratungskontext auffasst (De Shazer, 1995). Interessanterweise entwickelte er die Ideen zum Konzept der Auftragsklärung an der Frage, warum Therapien scheitern und warum bestimmte Beziehungskonstellationen zwischen Therapeuten und Patienten deren Vorhaben, Probleme zu lösen, zum Scheitern bringen.

Heute ist die Auftragsklärung in der systemischen Familientherapie eines der entscheidenden Rüstzeuge, um mit Ratsuchenden zu arbeiten. Letztlich wird sie als zentrale Arbeitsaufgabe der Startphase einer Beratungs- oder Therapietätigkeit angesehen, um zu verhindern, dass durch unscharfe, falsch verstandene oder gänzlich ungeklärte Aufträge die gesamte Arbeit in Beratung (Schulung) und Therapie von vornherein zum Scheitern verurteilt ist (De Shazer, 1994).

4.2 Wie werden in der Diabetologie Therapieaufträge geklärt?

In einer Befragung von 90 Assistenzärzten und 110 Pflegenden, Diabetesberaterinnen und Diätassistentinnen, die in Weiterbildungsgruppen interviewt wurden, zeigte sich, dass keiner der Anwesenden strukturiert Behandlungsaufträge mit Patienten klärt (Siebolds, 1998a). Oft wurde berichtet, dass man aber versuche, ein individuelles Therapieziel mit dem Patienten zu vereinbaren (Berger, 1995). Die Therapiezielvereinbarung ist ja seit langem in der Diabetologie eine geforderte wie auch angewandte Verfahrensweise.

Das Problem, das hinter dem Therapieziele-Vereinbaren steht, ist in der Diabetologie ihre stark naturwissenschaftliche Ausrichtung. Nach naturwissenschaftlicher Logik ergeben sich Therapieaufträge immer aus der Betrachtung von Krankheiten. Dies heißt, dass der Therapieauftrag an den Behandelnden ist, eine von ihm diagnostizierte Krankheit „nach den Regeln wissenschaftlicher Heilkunst" zu behandeln. Dies ergibt eine innere Logik, in der sich der Therapieauftrag an den Therapeuten aus der Krankheit an sich und nicht aus dem Kontext von Erkrankung, Erkranktem und seiner Lebenssituation heraus entwickelt. Daraus ergibt sich das Problem, dass diese unausgesprochene Verpflichtung, den naturwissenschaftlich formulierten und krankheitsbezogenen Therapieauftrag anzunehmen, den meisten Behandlern nicht bewusst ist. Es wird deshalb verständlich, warum naturwissenschaftlich geprägte Therapeuten das Aushandeln von Therapieaufträgen mit Patienten als ein nicht existierendes Problem ansehen.

Die Sache mit dem Therapieziel, besonders einem mit dem individuellen Patienten angepassten Therapieziel, ist also besonders delikat!

Die Tatsache, ein Therapieziel mit einem Patienten zu definieren, heißt ja, dass der Behandlungsauftrag, überhaupt zu behandeln, zwischen Arzt und Patient stillschweigend vorausgesetzt wird. Dies ist problematisch, da durch das Sprechen über Therapieziele letztlich das Aushandeln von Therapieaufträgen unnötig wird. Man redet nicht mehr darüber, ob man überhaupt einen Auftrag hat, ihn vom Patienten erteilt bekommen hat, oder einen Auftrag annehmen will, sondern man redet nur noch darüber, was im Rahmen des *stillschweigend vorausgesetzten Auftrages* letztlich in der Therapie erreicht werden soll. Da es eine allgemeine Meinung unter Diabetologen wie auch unter Diabetesbehandelnden gibt, dass die individuellen Therapieziele genau das beinhalten, nämlich die Auftragsklärung, gehen alle nach der Formulierung von Therapiezielen, von geklärten Aufträgen aus! Dies ist aus zwei Gründen verwirrend.

Die Formulierung des Therapieziels scheint sehr patientenzentriert, ist es aber im Grunde nicht, weil die grundlegende Frage, ob ein Patient überhaupt behandelt werden will und ob er mit den Behandlungszielen und Verfahrensweisen einverstanden ist, dabei völlig ausgeklammert bleibt.

Eine weitere Problematik entsteht dadurch, dass, wie wir an einer Untersuchung von 20 älteren, adipösen Typ-II-Diabetikern zeigen konnten, die Diabetiker die folgende Idee über den Umgang mit ihren Behandlern haben (Siebolds, 1998a): „Man soll dem Arzt (Berater) immer das sagen, was man glaubt, was er von einem hören will." Keiner der Patienten schätzte den Diabetes als ein wesentliches Lebensproblem ein. Die meisten hatten die Vorstellung, dass nicht der Diabetes das Problem ist, sondern der Arzt, der Veränderung will.

Nun wollen Behandelnde von Diabetikern letztlich immer hören, dass sie behandelt werden wollen. Die Patienten stimmen nun gemäß der oben beschriebenen Idee der Behandlung zu, obwohl sie eigentlich gar nicht wollen. Sie tun so, **„als ob"** sie zustimmen. Der Behandler glaubt das und ist am Ende verwundert, warum die Therapie scheitert. *Die „innere" Ablehnung des Patienten haben sie aber nicht wahrgenommen.*

Dies nenne ich „Als-ob-Therapie"!

4.2.1 Der Therapieauftragsbegriff

Ein Therapieauftrag ist eine in der Beziehung von Diabetiker (Auftraggeber) und Therapeut (Auftragnehmer) entstandene Übereinkunft. Diese Übereinkunft legt genau Umfang, Inhalt, zeitliche Vorgaben und Kriterien für die erfolgreiche Abwicklung der Therapie fest. Die Tatsache, dass überhaupt ein Auftrag verhandelt werden kann, setzt die Unabhängigkeit von Patient und Therapeuten voraus. Potenziell ist erst einmal jeder Therapieauftrag verhandelbar, scheint er auch sinnlos, unvernünftig, uneinlösbar, unangemessen. Durch die Unabhängigkeit von Patient und Therapeut steht es dem Therapeuten frei, Aufträge, die er für sinnlos, uneinlösbar oder den Patienten gefährdend hält, im Aushandlungsprozess erst einmal abzulehnen. Der Patient kann den Behandelnden nicht zur Einlösung eines jeden Auftrags zwingen. Ein Therapieauftrag muss jederzeit die Möglichkeit beinhalten, verändert werden zu können. Therapieaufträge müssen offen ausgehandelt und dokumentiert werden, damit der Umgang mit ihnen später überprüft und bei Abweichungen Kritik geübt werden kann. Mit der Annahme eines Therapieauftrags verpflichtet sich der Therapeut, den Auftrag im vereinbarten Umfang zu erfüllen. In der Therapie *übernimmt* der Behandelnde damit die Verantwortung für die Auftragserfüllung. Dies verdeutlicht, dass er nicht per se für den Erfolg der Therapie verantwortlich ist. In diesem Modell ist der Arzt (Behandelnde) für sein Therapieangebot verantwortlich. Ich spreche hier von der *Angebotsverantwortung der Behandelnden*. Bei qualitativ angemessenen Angeboten, liegt die Verantwortung für die gesundheitsfördernde Umsetzung der Angebote beim Patienten.

Aufträge im therapeutischen Kontext

Wie in der Definition angeführt, kann ein Therapieauftrag nur in der Beziehung Patient und Therapeut ausgehandelt werden. Die Phase, in der der Auftrag ausgehandelt wird, wird als Auftragsklärungsphase beschrieben.

Der Auftragsstatus

De Shezar (De Shazer, 1995) unterscheidet für Patienten drei verschiedene Formen des Auftragsstatus, in dem sie sich befinden können.

Besucher

Besucher sind Patienten, die weder ein Problem haben noch eine Idee, was sie an diesem „nicht vorhandenen Problem" verändern wollen!

De Shezar beschreibt, dass Besucher Patienten sind, die in der Regel in die Therapie geschickt werden oder von Familienangehörigen mitgenommen werden. Sie geraten quasi in den Strudel einer von ihnen nicht gewollten Therapie. In der Diabetologie ist das jedem Schulenden bekannt. Sehr häufig werden Patienten von Hausärzten oder im Krankenhaus von den Stationsärzten zur Schulung geschickt, ohne selbst geschult werden zu wollen. Insofern trifft das Modell von de Shezar hier zu.

Viel komplizierter ist es sogar noch in der Diabetologie! Patienten glauben nämlich, dass man mit Diabetes eben zum Arzt oder in die Klinik geht. Dabei spielt es für Patienten überhaupt keine Rolle, ob sie selbst ein Krankheitsbewusstsein, eigene Ideen zu ihrer Krankheit oder auch eigene Ideen und Wünsche zum besseren Umgehen mit ihrer Krankheit haben. Mit Diabetes ging und geht man eben immer zum Arzt! Diese Patientenhaltung hat ihre spiegelbildliche Abbildung im naturwissenschaftlichen Medizinverständnis. In der Medizin ist nämlich klar, dass eine Krankheit behandelt werden muss, und das geschieht nun mal beim Arzt oder in der Klinik.

Der Besucher geht also von einem „heimlichen Therapieauftrag" aus: „Herr Doktor, kümmern Sie sich um meinen Diabetes."

Der Klagende

Der Klagende ist ein Patient, der zum Arzt kommt, damit der Arzt (Berater) seine Wehklage anhört. Das setzt voraus, dass er ein Problem und ein an seinem Problem festgemachtes Krankheitsbewusstsein hat. In der Diabetologie können das eine einschränkende Adipositas, das Leiden unter dauernd zu hohen oder dauernd zu niedrigen Blutzuckerwerten oder die Schmerzen im Rahmen einer peripher sensorischen Polyneuropathie sein. Der Klagende hat aber keine Idee, was er an seinem Problem ändern will, also auch keine Vorstellung, welche Möglichkeiten oder welche Fragen zu Möglichkeiten er an den Arzt hat. Das Wichtigste für ihn ist, dass der Arzt (Berater) seine Wehklage erhört. Deshalb ist für ihn die Verbesserung seiner Stoffwechsellage etwas, das ihm Angst macht. Patienten haben oft die verborgene Vorstellung, dass damit ihre Legitimation zur „Wehklage" entfällt. Das verhindert bei dieser Gruppe oft – und zumeist unterbewusst gesteuert – die eigene Entwicklung zu mehr Gesundheit.

Der Kunde

Der Kunde ist ein Patient, der eine Beschwerde hat, die er dem Arzt klagt, also eine Form von differenziertem Krankheitsbewusstsein und eine Idee hat, was er an seinem Problem ändern will. Das heißt, dass er Vorstellungen hat, was er tun will, oder dass er Vorstellungen hat, was er den Arzt fragen will, was man denn zur Abhilfe seiner Beschwerde machen könnte.

4.2.2 Wie gehen Ärzte oder Schulungsteams mit Patienten in ihrem aktuellen Auftragsstatus um?

Wie man sich gut vorstellen kann, sind Besucher und Klagende die typischen Diabetiker in der Hausarztpraxis. Ihnen geht es vornehmlich um die Beziehung zum Arzt und weniger um ganz reale Veränderung des eigenen Umgangs mit der Krankheit. Das ist einer der wichtigsten Gründe, um den geringen Behandlungserfolg in der Hausärztlichen Diabetesbetreuung zu verstehen. Das funktioniert übrigens nur so lange wie die Patienten ohne klare Schnittstellen und Überweisungskonzepte zwischen Hausarzt und Spezialeinrichtungen hin und her wandern. Die Kunden kommen qua ihres Auftragsstatus in die Schwerpunktpraxis oder Fachklinik.

Wie aber gehen Ärzte oder Schulungsteams mit den Patienten entsprechend des Auftragsstatus um?

Der Besucher

Die Sache ist delikat!

Der Besucher ist ohne eigenes Interesse in Behandlung oder Schulung geschickt worden oder wurde in die Schulung mitgenommen. Dies ist die klassische Variante. Es liegt weder ein Problembewusstsein noch ein Lösungsinteresse vor. An dieser Stelle stellt sich dann die Frage, ob eine Therapie hier überhaupt möglich ist. Es muss also der „so genannte Überweisungskontext" geklärt werden. Unter Überweisungskontext verstehen wir die Art und Weise, wie ein Patient in die Schulung gekommen ist. In der Familientherapie existieren folgende Vorgehensweisen:

Den Patienten nicht behandeln oder schulen, weil nicht zu erwarten ist, dass eine Therapie irgendeinen Erfolg haben wird. Der Überweisende würde aufgefordert, mit dem Patienten zusammen den Therapieauftrag erst einmal hinreichend zu klären und dann wieder Kontakt mit dem Therapeutenteam aufzunehmen. Das ist natürlich für die Familientherapie schön gesagt und auch leicht umsetzbar. In der Wirklichkeit sieht die Sache ganz anders aus. In der Diabetologie ist es viel komplizierter, weil Diabetes-Schulungsteams oder Diabetologen oft von zugewiesenen Patienten leben. Ein Zurückweisen der Patienten würde weder beim Hausarzt noch beim Patienten auf Verständnis stoßen. Obwohl alle Beteiligten wissen, dass der Patient eigentlich überhaupt nicht in die Schulung möchte, betreiben alle die Schulung, eigentlich darum wissend, wie nutzlos sie ist. Der Patient kommt über Jahre und Jahrzehnte zu seinem Doktor, weil man mit Diabetes eben zum Doktor geht. Hier ist das Anliegen des Patienten, dass der Doktor den Diabetes „reparieren soll", wie wir es oben beschrieben haben. Da nun der Patient kein Problembewusstsein hat, erleben Ärzte das immer so, als ob Patienten indolent seien. „Der Diabetes tut nicht weh", ist so „symptomarm", wird dann immer von Hausärzten und Schulungsteams ausgeführt. Hausarzt und Schulungsteams ihrerseits fühlen sich natürlich qua naturwissenschaftlicher Auftragslogik verpflichtet und beauftragt, diesen Patienten zu behandeln. Das muss natürlich, wie man sich vorstellen kann, scheitern. In diesem Kontext längerfristiger Diabetes-Betreuung entsteht enorm viel Frust, weil die **Besucher** sich nicht ernst genommen fühlen und weil alle Beteiligten sich dauernd in ihrem für sich selbst klar definierten Behandlungsauftrag, nämlich den Diabetes erfolgreich zu behandeln, enttäuscht sehen. Das macht aggressiv, entwertet und führt zu einem ungeheuren Frust. In einer qualitativen Befragung von 20 Hausärzten (Siebolds, 1998a) konnten in Interviews Äußerungen gesammelt werden wie „Das ewige Katz- und Mausspiel lässt einen erlahmen, man rennt gegen Windmühlenflügel an, das Spiel lässt einen auf Dauer völlig resignieren."

Hier bieten sich andere, nützlichere Sehweisen an.

– Vorgehen in der Einzelberatung und Behandlung des Arztes

Die Patienten, die häufig schwerste Sekundärkomplikationen erleiden und auf einmal, scheinbar unerwartet, über diese Folgeerkrankungen invalidisieren, sind häufig die Patienten, die keinen regelmäßigen Kontakt mehr zum Hausarzt oder zu Kliniken haben. Das ist klar, denn im Rahmen eines regelmäßigen Kontaktes kann versucht werden, mit einem ganz pragmatischen und begleitenden Vorgehen Katastrophen zu verhindern. Dies kann schon geschehen durch die regelmäßige augenärztliche Untersuchung, das regelmäßige Inspizieren der Füße und den Versuch einer vom Patienten akzeptierten Hochdruckeinstellung. Also, regelmäßiger Kontakt kann Katastrophen schon recht gut verhindern. Deshalb ist es wichtig, bei Patienten, die im Auftragsstatus des Besuchers kommen, alles zu tun, dass der Kontakt nicht abbricht. De Shezar beschreibt dies als ein „dauerndes Komplimentemachen und wieder einladen". Nur ein Besucher, der willkommen geheißen wird, wird immer wieder zu Besuch kommen. Entscheidend wird hier, dass über das Verstehen des Besucherstatus des Patienten deutlich wird, dass die Therapie nur einen ganz geringen Spielraum für therapeutisches Vorgehen bieten wird, aber das ist immer noch mehr als gar nichts. Die Anerkennung des Besucherstatus des Patienten entlastet Arzt, Berater und Patient, weil das Nichtgelingen oder das nur geringe Gelingen der Therapie den Arzt nicht so aggressiv macht und beim Patienten nicht die dauernden durch die Anforderungen des Arztes hervorgerufenen Versagensängste hervorruft. In insgesammt 65 Weiterbildungsveranstaltungen wurde den Teilnehmern die Frage gestellt, wie sie ihre Patienten dem Auftragsstatus nach einschätzen würden. Bei allen Befragungen (Siebolds, 1998a) (Assistenzärzte, Hausärzte, Diabetesberaterinnen, Krankenpflegende und Diätassistentinnen) zeigte sich ein Durchschnittswert von **70 Prozent an Besuchern**. Das Verrückte an dieser Szene ist, dass darüber nicht gesprochen werden darf, weil das ja automatisch das Handeln völlig in Frage stellen würde. Das Ergebnis ist dann eine so genannte „Als-ob-Therapie". Man tut so, „als ob man therapiert", genügt damit unter Opferung eines sinnvollen therapeutischen Vorgehens dem eigenen Anspruch und dem des Überweisenden.

– Vorgehen in der Arbeit im Schulungsteam

Wahrscheinlich ist es der pragmatischste Weg, sich dieses „verrückte Spiel" klarzumachen und diese Patienten trotzdem zu schulen. Nur ist dann ganz klar, dass am Ende der Schulung wahrscheinlich nicht sehr viel Sinnvolles herauskommen wird. Macht man sich das klar, kann man viel der eigenen Aggression und der Enttäuschung über nicht gelingendes Therapieren bei solchen Patienten abbauen und eröffnet dem Patienten die Möglichkeit, über das Teilnehmen am therapeutischen Prozess ja vielleicht Klagender oder Kunde zu werden und doch erfolgreich an der Therapie teilnehmen zu können. Patienten, die von der Therapie und Schulung nicht oder nur wenig profitieren, müssen sich dann nicht dem Vorwurf ausgesetzt sehen, unkooperativ, inclompliant oder desinteressiert zu sein, da allen klar ist, warum am Ende der Therapie nichts oder nur wenig herausgekommen ist. Wichtig ist, mit diesen Besuchern von vornherein, also bei der Einladung in die Schulung, auszumachen, dass sie eben als Besucher an der Schulung teilnehmen. Die Schulung soll ihnen helfen herauszufinden, was ihre ganz persönlichen Probleme mit dem Diabetes sind und was sie für ihren Diabetes in der Therapie tun wollen. Die Schulungsvereinbarung mit diesen Patienten lautet also: Klärung der eigenen Vorstellungen und Wünsche und nicht gleich Veränderung. Dadurch wird das Schulungsangebot niederschwelliger und für jeden schulungsfähigen Patienten annehmbar. Der Erfolgsdruck der Schulung wird für alle Beteiligten geringer. Bleibt der Patient Besucher, so tut er dies nun in voller Eigenverantwortung. Er ist nicht mehr noncompliant, sondern schlicht mündig. Ich bezeichne diesen Auftragsstatus und sein Verfahren als angepasste Schulungsindikation und Einladung.

Der Klagende

Der Hauptauftrag des Klagenden ist, seine Wehklage anzubringen und in der Beziehung zu Arzt oder Schulungsteam auch in dieser Wehklage erhört zu werden. Der etwas altmodische Begriff des Erhörens ist hier von besonderer Bedeutung. Geht es doch darum, dass der Patient ein Gefühl dafür bekommt, dass seine Wehklage wirklich ernst genommen und angenommen wird. Die Wehklage annehmen heißt, dass er erlebt, dass im Arzt-Patienten-Kontext, aber auch in der Schulung Raum ist, diese Wehklage anzubringen, dass sie jemand anhört und dass sein Gegenüber ihm ein Recht zur Wehklage einräumt. Das Ganze wird nun wieder kompliziert, wenn diesem „Wehklagen-Erhören" der unausgesprochene naturwissenschaftliche Behandlungsauftrag seitens der Behandler gegenübersteht. Eine häufige Konstellation ist dann, dass der Wehklagende, um seine Wehklage anzubringen, Therapieangebote annimmt und Therapien mitmacht, die er von sich aus überhaupt nicht will und die seinen Ideen nicht entsprechen. *Er erkauft sich quasi das „Erhörtwerden" durch Mitmachen in der Therapie.* Im Behandlungs- und Schulungskontext ist für den Behandler wichtig, dass eben der Auftrag des Wehklagens Raum gewinnen kann. Hier ist wieder das Verstehen des Zusammenhanges wichtig, um die eigene Enttäuschung über geringe Therapieerfolge in Grenzen zu halten und sie nicht aggressiv am Patienten auszuagieren, sondern diesen durch Verständnis zu entlasten. Klagende sind sehr häufig Patienten, die von einem Therapie- und Schulungsangebot profitieren, da sie in diesem Kontext Vorstellungen über Lösungen erhalten können. Häufig werden in Schulungen aus Klagenden Kunden. Deshalb sind Klagende Patienten, die in jedem Falle von einer strukturierten Beratung oder Schulung profitieren werden. Im Rahmen der oben beschriebenen Befragung ergab sich ein Anteil von **20 Prozent Klagenden** unter den Alltagspatienten. Der Klagende wird in die Schulung eingeladen um zu klären, ob er Ideen entwickeln kann, was er zur Lösung seiner beklagten Diabetesprobleme unternehmen kann. Im Vordergrund steht im Rahmen der auftragsstatus-orientierten Schulungsindikation hier, Ideen über mögliche Veränderungen zu entwickeln und diese dann zu planen.

Klagende weisen leider ein weiteres bedeutsames Therapieproblem auf. Ihr Diabetes ist ihre Legitimation andauernd ihre Wehklage zu führen. Sollen Schulung und Therapie den Diabetes erfolgreich behandeln, so muss der Klagende das als Bedrohung seiner Klagelegitimation erleben. Er wird also alles unternehmen um die erfolgreiche Therapie zu verhindern. Man könnte das als die „Genesungshemmung der Klagenden" bezeichnen. Aus diesem Grund muss der Behandelnde mit dem Klagenden vereinbaren, dass seine Wehklage wie bisher vom Behandelnden angehört und aufgenommen wird.

Der Kunde

Der Kunde ist ein Patient, der sowohl Problembewusstsein wie auch Vorstellungen über mögliche Lösungen mitbringt. Das hört sich gut an, ist es aber nicht immer!

Stellen Sie sich einmal vor, Sie hätten einen schwer adipösen älteren Typ-II-Diabetiker. Sein Problem wäre, dass alle Therapeuten ihm das Abnehmen einreden wollen. Sein Auftrag an den Arzt wäre es aber, dass er sich endlich einmal mit ihm über sein „Dicksein und über sein Glücklichsein mit dem Dicksein" freuen sollte. Das ist eine Szene, die wir in einem Rollenspiel mit vielen Ärzten und Schulungsteams durchgespielt haben und die bei den Teilnehmern heftigste Verwunderung hervorrief, denn solch ein Auftrag, so „sinnig" er erscheinen mag, machte alle Therapeuten fassungslos.

Das heißt letztlich, dass Kunden eben nicht immer Kunden im ärztlich-therapeutischen Sinne sind und dass häufig Patienten, die Kundenstatus haben, völlig andere Vorstellungen über ihre Probleme und über potenzielle Lösungsmöglichkeiten haben als Ärzte oder Schulungs-Teams. Hier prallen häufig die Idee subjektiver Krankheitsvorstellung der Diabetiker und naturwissenschaftlich vorbestimmter innerer Krankheitslogik der Behandler aufeinander. Ein übles Problem ist dabei, dass Patienten sich häufig angewöhnt haben, um als Kunden, also als voll akzeptierte Patienten zu gelten, Ärzten und Schulungsteams Probleme und Lösungsvorstellungen anzubieten, von denen sie glauben, dass Ärzte und Teams damit etwas anfangen können. In unserer oben beschriebenen Patientenbefragung bei älteren Typ-II-Diabetikern formulierten alle Patienten das einheitlich so: *Man solle den Ärzten letztlich immer sagen, was man glaubt, was Ärzte von einem hören wollen!*

Es wird verständlich, dass auch Kunden sehr dazu neigen, in ein **„therapeutisches Als-ob-Spiel"** einzutreten, also Therapien, zum Beispiel wiederholte, völlig erfolglose Versuche der Gewichtsreduktion mitzumachen, um als Kunden und damit als akzeptierte Patienten gelten zu können (Rosenhahn, 1997). Der Kundenbegriff ist übrigens eng verbunden mit dem Begriff des complianten Patienten. Dies ist ja der Patient, der für den Arzt den Idealtypus darstellt. Er stimmt allen ärztlichen Ideen zu Problemen und Lösungsansätzen zu. Der Anteil der Kunden in der o. g. Befragung lag bei 10 %. Der Auftrag mit dem Kunden ist Veränderung und Behandlungserfolg.

4.2.3 Die Rolle des Assessment

Wie kann man nun in der alltäglichen Arbeit mit der Vorstellung von Auftragsstatus und Auftragsklärungsproblematik umgehen? Man kann ein Diabetiker-Assessment (Klinische Fähigkeitsprüfung) durchführen. *Dabei wird es entscheidend sein, Aufträge auszuhandeln, die zwischen Arzt und Patient wirklich eingelöst werden können. Also ist ein ganz wichtiger Schritt der Auftragsklärung im Rahmen des Assessments zu definieren, was der Patient an Fähigkeiten zum Therapieselbstmanagement mit in die Therapie bringt.* Denn wozu ein Patient nicht in der Lage ist, kann mit ihm auch nicht als sinnhafter Therapieauftrag verhandelt werden.

(Zu den Assessementtechniken s. Kapitel 3)

4.3 Der Auftragsklärungsprozess

Um Auftragsklärungsprozesse in der Alltagsarbeit sinnhaft ablaufen zu lassen ist die Unterscheidung der zwei grundlegenden Formen von Therapien in der Medizin allgemein und im speziellen in der Diabetologie notwendig:

4.3.1 Palliative Diabetologie bei hochbetagten, pflegebedürftigen Patienten

Unter palliativer Therapie oder Medizin versteht man ein speziell auf den Kontext unheilbar Kranker zugeschnittenes Konzept des therapeutischen Vorgehens. Dabei wird in Anerkenntnis der nicht mehr oder nur in geringem Umfang gegebenen Behandelbarkeit der ursächlichen Grunderkrankung versucht, den Erkrankten so zu unterstützen, dass er seinen gewünschten Lebenszuschnitt unter Fehlen von ihn beeinträchtigenden Symptomen leben kann. Entscheidend ist hier der Begriff der **Symptomkontrolle**. Dabei geht es darum, krankheitsbedingte Symptome so zu beherrschen, dass sie den Erkrankten in dem Wunsch, sein Leben nach seinem Maß leben zu können, nicht beeinträchtigen. Eine entscheidende Dimension palliativer Therapie ist die Begleitung des Erkrankten in der Vorstellung, auch bei fehlenden oder nur geringen therapeutischen Möglichkeiten durch ein differenziertes, ihn unterstützendes und seine Befindlichkeit verbesserndes Begleiten seine Lebensqualität steigern zu können.

Für das therapeutische Vorgehen bei geriatrischen, pflegebedürftigen Patienten heißt dies, dass der Diabetes nicht mehr an seinen naturwissenschaftlichen Grundgrößen wie Blutzucker, HBA1C oder sonstigen messbaren Werten orientiert behandelt wird, sondern dass das therapeutische Ziel **die Vermeidung von Symptomen** ist, die den Patienten in seinem Wunsch, sein Leben nach seinem Maß zu leben, einschränken würden. Solche Symptome können sein:

- Diabeteszeichen wie Durst, Müdigkeit, häufiges Wasserlassen
- Schwäche und Schwindel durch zu hohe Blutdruckwerte
- Erblindung
- Vermeidung des diabetischen Fußsyndroms
- Vermeidung unerwünschter Medikamentennebenwirkungen insbesondere durch Hochdruck- oder Insulintherapie (Hypoglykämie)

Palliative Diabetologie setzt zwei Grundüberlegungen voraus:

Genaue Erfassung der Wünsche des Patienten. Hierbei kommt es nicht darauf an, in den Patienten hineinzufragen, was man selber für nützlich hielte, sondern ihm wirklich die Freiheit zu lassen, die Wünsche, wie er sein Leben gestalten will, zu äußern. *In dieser Situation ist der Patient wörtlich zu nehmen!*

Zusammenfassend besteht der Auftrag bei einem palliativen Patienten darin, ihm seine Art und Weise, mit sich umzugehen, zu lassen und ihm bei der Umsetzung dieser Wünsche in jeder Hinsicht behilflich zu sein und ihn darin zu unterstützen (siehe auch Beratung).

4.3.1.1 Vier Grundelemente der palliativen Diabetologie

1. Abwendung des diabetischen Komas

Die Koma-Abwendung ist sicher nichts Neues, denkt man an klassische Vorgaben zur Begleitung älterer Diabetiker. Der entscheidende Punkt ist nur, wie dieses Ziel erreicht werden kann. Das hyperosmolare Koma des älteren Typ-II-Diabetikers existiert fast nur noch bei allein lebenden Patienten. Die sich durch Fieber und die daraus resultierende Stoffwechseldekompensation entwickelnde Exsikkose mit folgendem hyperosmolarem Koma fällt jedem Angehörigen oder Pflegenden auf. Der Patient wird immer schwächer, ess- und trinkschwach und verfällt letztlich in einen komaähnlichen Zustand. Es werden umgehend entsprechende Gegenmaßnahmen eingeleitet.

Entscheidend für die Abwendung des hyperosmolaren Komas ist also die Vorgabe, dass ein älterer Diabetiker mit hirnorganischem Psychosyndrom einmal am Tag von einer betreuenden Person, sei es nun Angehöriger, Nachbar oder ambulantem Pflegedienst, gesehen wird. Dieser tägliche Kontakt stellt sicher, dass ein hyperosmolares Koma nicht auftreten wird. Angehörige, Nachbarn oder Pflegedienst müssen in regelmäßigen Abständen den Patienten zu Blut- oder Urinzuckertests anhalten oder diese selbst durchführen, wenn er es nicht kann, um den Entwicklungstrend der aktuellen Stoffwechselsituation zu erkennen, und diese Information an den Arzt weiterleiten.

An dieser Stelle ist auf ein besonderes Problem hinzuweisen. Immer mehr Patienten haben kein sie versorgendes soziales Umfeld mehr. Sie sind auf sich selbst angewiesen. In manchen Fällen gibt es Kontakte zu Freunden oder Nachbarn, die nach ihnen schauen und sie im Krankheitsfall begleiten und unterstützen. Fehlt auch diese Versorgungsmöglichkeit, *so ist für diese Patienten eine Versorgung durch einen ambulanten Pflegedienst sicherzustellen.*

2. Verhinderung von Blindheit

Dies ist einigermaßen simpel, da regelmäßige augenärztliche Kontrollen dies verhindern können. Aber auch hier liegt der Teufel wieder im Detail. Patienten mit hirnorganischem Psychosyndrom erkennen häufig die Frühsymptome einer Netzhautschädigung nicht. Sie tun dann die optischen Sensationen häufig mit Wahrnehmungshaltungen wie „Heute sehe ich mal wieder schlecht" ab. Aus diesem Grunde sollte die Frequenz der augenärztlichen Untersuchungen mindestens zwei Untersuchungen pro Jahr betragen.

3. Verhinderung des diabetischen Fußsyndroms

Hier kommt es darauf an, dass ihre Füße einmal in der Woche inspiziert werden. Dies kann durch Angehörige geschehen, stehen diese nicht zur Verfügung, dann durch den ambulanten Pflegedienst. Angehörige und Pflegedienste sind so zu schulen, dass sie Fußveränderungen möglichst frühzeitig erkennen und sofort Kontakt mit dem behandelnden Arzt aufnehmen, um die notwendigen therapeutischen Maßnahmen einzuleiten. Zum anderen sollte das Schuhwerk dieser Patienten auf druckgefährdende innere Strukturen wie abgelöstes Innenfutter, durchgetretene Fußbetten oder auch raue und grobe Nähte untersucht werden (s. folgendes Programm).

Programm der fünf Griffe und Blicke

Erster Blick: Der angezogene Schuh

Sieht man am Oberleder sich abdrückende Zehen oder eine an der Ferse einschneidende Fersenkappe oder ist der Absatz höher als zwei Finger, so ist dieser Schuh ungeeignet.

Erster Griff: Betasten des angezogenen Schuhs

Am beschuhten Fuß wird das gesamte Oberleder abgetastet. Lassen sich abmodellierte Zehen an der Schuhkappe oder eine einschneidende Ferstenkappe tasten, so ist der Schuh ungeeignet.

Zweiter Griff: Betasten des Inneren des Schuhs

Nachdem der Schuh ausgezogen wurde, wird das Innere des Schuhs genau ausgetastet. Tasten sie harte Stellen, harte Übergänge von der Innensohle zum Fußbett oder aufgerissenes Innenfutter im Schuh, so ist dieser Schuh für Diabetiker ungeeignet.

Zweiter Blick: Der ausgezogene Strumpf

Nachdem der Patient Schuhe und Strümpfe ausgezogen hat, schaut er auf den Strumpf, ob er Sekret- oder Blutspuren findet. Dieses Vorgehen soll er jeden Abend durchführen. Es gibt Hinweise auf eine evtl. bestehende Fußverletzung.

Dritter Griff: Betasten des Strumpfes

Der Strumpf wird ausgezogen und abgetastet. Lassen sich nasse Stellen an der Fußsohle tasten, ist dies ein Hinweis auf eine Fußverletzung. Lassen sich harte, hervorstehende Nähte tasten, so ist der Strumpf ungeeignet.

Dritter Blick: Ansehen des nackten Fußes

Der Patient inspiziert den nackten Fuß und achtet vor allem auf Hornstellen und Verletzungen. Alles, was er sieht, wird genau beschrieben. Sie stellen ihre Wahrnehmung des Fußes dem gegenüber.

Vierter Griff: Der nackte Fuß wird betastet

Der Patient soll auf die Feuchte und Temperatur der Haut achten. Hat er eine trockene und raue Haut, besonders an der Fußsohle, so weiß er, dass er den Fuß täglich mit Melkfett eincremen muss.

Vierter Blick: Inspizieren der Zehenzwischenräume

Die Zwischenräume der Zehen werden durch Spreizen genau inspiziert. Der Patient wird auch auf das Aussehen von Fußmykosen hingewiesen, hat er selbst welche, beschreibt er diese genau. Er soll auf weiße und nässende Hautstellen zwischen den Zehen achten.

Fünfter Griff: Betasten der Fußsohle

Die Fußsohle und die Zehenspitzen werden genau abgetastet. Es soll auf Hornschwielen, evtl. auf Narben oder Unebenheiten an der Fußsohle geachtet werden. Die Ausdehnung der Hornschwielen, deren Dicke und Beschaffenheit sollen genau beschrieben werden. Sie tasten selber ab und stellen ihre Wahrnehmung der des Patienten gegenüber.

Fünfter Blick: Inspizierung der Nägel

Die Nägel werden inspiziert. Dann beschreibt der Patient die Nagelform. Sie weisen darauf hin, dass evtl. zu tief eingeschnittene Nägel oder eingefeilte Nägel gefährlich sind, und achten weiter auf eine möglicherweise bestehende Nagelmykose.

4. Kontrollierte Medikamenteneinnahme und Kontrolle und Vermeidung unerwünschter Medikamentennebenwirkungen Patienten, die mit Insulin behandelt werden

Die Insulinbehandlung setzt klassischerweise das Abstimmen der Kohlenhydratmenge in den Mahlzeiten mit der gespritzten Menge Insulins voraus. Die meisten Behandler nehmen dies als gegeben an und stellen ältere, auch hirnorganisch Veränderte auf kohlenhydratbilanzierte Ernährung ein. Ältere Patienten mit sensomotorischen Behinderungen oder einem chronischen hirnorganischem Psychosyndrom weisen kein regelmäßiges und kontrollierbares Essverhalten auf. Dies ist durch folgende Probleme bedingt:

- Diese Patienten vergessen häufig die Mahlzeiteneinnahme.
- Die Charakterstarre bedingt sehr festgefahrene Essgewohnheiten, die sich keiner BE-Vorgabe anpassen lassen.
- Eine Phase ausgeprägter emotionaler Labilität, die sich häufig in Phasen großer Traurigkeit und Verstimmtheit äußert, führte zu Appetitlosigkeit, die bilanziertes Essen verunmöglicht.

Ärzte vergessen, dass insulinpflichtige und hirnorganisch veränderte ältere Diabetiker in einem Jahr 1500 Mahlzeiten kohlenhydratbilanziert einnehmen sollen.

Die von Pflegediensten betreuten älteren insulinpflichtigen Typ-II-Diabetiker sind in der Regel nicht mehr in der Lage eine kohlenhydratbilanzierte Ernährung mit hinreichender Sicherheit zu sich zu nehmen. Das Risiko von schwersten Hypoglykämien durch das unvorhersehbare und unkontrollierbare Essverhalten älterer, pflegebedürftiger Typ-II-Diabetiker muss in die Therapie einkalkuliert werden. Dazu ist folgendes Vorgehen sinnvoll:

- Genaue Essanamnese und daraus folgend Anpassung der Insulintherapie an die alltäglich vorgenommene Ernährung ohne jede formale kohlenhydratbilanzierte Diät.
- Gabe des Insulins nach dem Essen. Dadurch kann sichergestellt werden, dass Patienten erst Insulin spritzen, wenn sie eine ausreichende Menge Kohlenhydrate zumindest zum Frühstück und zum Abendessen eingenommen haben. Pflegenden oder Angehörigen muss vermittelt werden, dass sie die Mahlzeiteneinnahme kontrollieren und die volle Insulindosis nur dann spritzen, wenn Frühstück oder Abendessen vollständig aufgegessen wurden.
- Isst der Patient morgens oder abends keine ausreichende Kohlenhydratmenge, so wird die Insulindosis nach Maßgabe des Arztes reduziert. Das kann Hyperglykämien nicht vollständig, aber in größerem Umfang vermeiden helfen. Eine sehr intelligente Therapievariante ist die Gabe von kleinen Normalinsulingaben nach den Mahlzeiten, also in der Regel dreimal täglich.

- Patienten, die alleine in ihrer Wohnung leben, müssen das Insulin entweder durch geschulte Angehörige nach den Mahlzeiten und nach Kontrolle der Mahlzeiteneinnahme gespritzt bekommen oder wenn diese nicht verfügbar sind, durch einen entsprechend informierten ambulanten Pflegedienst.

Diese Patienten sollten mit einem Hausnotrufsystem ausgerüstet werden. Es handelt sich dabei um einen kleinen Sender, den der Patient, an einer Kette um den Hals oder am Handgelenk befestigt, bei sich trägt. Dieser Sender ist mit einem kleinen Empfänger an das Telefon gekoppelt. Das Hausnotrufsystem leitet einen Notruf des Patienten über das Telefon an eine Zentralstelle weiter. Hilfsdienste bieten diese Dienste bundesweit an. In der Leitstelle ist dann eine genaue Information zu jedem Patienten gespeichert. Löst ein Patient seinen Notruf aus, so wird diese Information EDV-gestützt sofort bereitgestellt. Die Einsatzzentrale verfügt über einen Schlüssel zur Wohnung. Meldet sich bei dem sofort eingeleiteten Rückruf nicht sofort der Patient, der den Alarm ausgelöst hat, so fährt umgehend eine Krankenschwester mit dem Wohnungsschlüssel zur Wohnung und sieht nach dem Patienten. Dies erspart das Aufbrechen der Wohnungstür durch Polizei und Feuerwehr. Die eintreffende Pflegende weiß sofort Bescheid und kann dem gegebenenfalls benachrichtigten Notarzt sofort wichtige Informationen geben. Zum anderen bietet der Hausnotruf auch die Möglichkeit, mit dem entsprechenden Pflegedienst zu vereinbaren, dass in Phasen akuter Erkrankung des Patienten unverzüglich eine intensive ambulante Pflege eingeleitet wird. Dies kann mit dem Hausarzt abgesprochen werden.

Der Hausnotruf kann bei entsprechender Indikation von Krankenkassen, Pflegekasse oder vom Sozialamt bezahlt werden.

Antihypertensive Medikation

Aufgrund ihrer Merkfähigkeitsstörungen vergessen diese Patienten häufig, Medikamente einzunehmen. Medikamente müssen deshalb bei ihnen unter Unterstützung Dritter eingenommen werden. Das Richten von Medikamenten in so genannten „Spenderboxen" reicht erwiesenermaßen nicht aus. Weiter ist sicherzustellen, dass die Dosierung der Medikamente die Patienten nicht durch Nebenwirkungen beeinträchtigt. Eine zu starke Blutdrucksenkung kann das Hirnorganische Psychosyndrom unter Umständen verstärken. Das Dosierungsschema antihypertensiver Medikamente sollte maximal so viele Medikamenteneinnahmen am Tag vorsehen, wie durch den ambulanten Pflegedienst oder Angehörige durchgeführt und überwacht werden können.

4.3.2 Kurative Diabetologie: Beratung

Kurative Diabetologie beschreibt das therapeutische Vorgehen im Rahmen der Sekundär- und Tertiärprävention. Ziel ist hier die Verhinderung des Entstehens oder Fortschreiten von diabetesassoziierten Folgeerkrankungen. Diese Strategie setzt beim Patienten sowohl den Willen als auch die Fähigkeit zur eigenverantwortlichen Diabetestherapie voraus.

– Das Schwelligkeitsproblem in der Diabetologie

Das wichtigste Element jeder Auftragsklärung zwischen Arzt oder Schulungsteam und dem Patienten ist der Beratungsprozess. Dabei ist die Schwierigkeit, dass die Begriffe Beratung und Schulung nicht klar definiert sind und häufig miteinander gleichgesetzt werden.

Zur Unterscheidung von Beratung und Schulung betrachten Sie bitte die folgende Grafik.

Schwelligkeitsproblem in der Diabetikerschulung

	Beratung (niederschwellig)	Schulung (höherschwellig)
Auftragsstatus	Besucher/Klagende	Kunden
Absicht	Klärung der Fragen: • Was für grundlegende Beschränkungen hat der Patient (HOPS)? • Welche Informationen braucht der Patient zur Entscheidung, was er will • Was will der Patient?	Erwerb von Handlungstechniken: • Abnehmen • Insulinmanagement • Komplikationsprophylaxe
Ziel	Auftragsklärung	Verhaltensänderung
Umsetzung	Klärungsprozess • Erfahrung • Problem • Wunsch	Schulung nach Curriculum
Qualitätsmerkmale	Struktur und Prozess-Qualität	Ergebnisqualität???

Wie führt man Beratung im Rahmen des Auftragsklärungsprozesses durch?

– Klärung der eigenen Haltung

Das „Beratenkönnen" setzt eine vollständig neutrale Haltung dem Patienten gegenüber voraus. Wenn Sie vorgeben, einen Patienten zu beraten, aber letztlich die innere Haltung haben, dass der Patient sofort etwas an seiner Krankheit verändern soll und dass er Dinge, die Sie für richtig halten, machen soll, setzen Sie den Patienten einer Doppelbotschaft aus, die lautet: „Wir sind in einer Beratung, und alles ist möglich, aber bitte machen Sie doch letztlich das, was ich für richtig halte, aber bitte freiwillig" (Watzlawick, 1992).

Solche Doppelbotschaften erleben Patienten als sehr verwirrend und unverständlich und reagieren dann häufig im Sinne eines „Als-ob-sie-mitmachen" in einem solchen Beratungskontext. Das verhindert das ehrliche Aussprechen eigener Ideen, was ja eine zentrale Voraussetzung für den Beratungsprozess wäre. Die professionelle Beraterhaltung ist dadurch gekennzeichnet, dass sie dem Patienten Raum gibt alles auszusprechen, was er denkt, fühlt, oder auch was er will, und **es wörtlich zu nehmen**. Nur dieses Wörtlichnehmen ermöglicht dem Patienten hinterher eine reale Entscheidung.

– Die Beratungsdramaturgie

Bei der Entwicklung eines Beratungsprogrammes für Typ-II-Diabetiker (Siebolds, 1997) zeigte sich, dass die vom Patienten positiv bewertete Beratung letztlich immer in fünf Schritten abläuft. Diese Schritte sind:

Erster Schritt: Erfragen der bisherigen Erfahrungen mit der Krankheit

Dabei geht es darum zu fragen, was im Rahmen der Krankheitsbewältigung funktioniert und was nicht funktioniert hat, welche Erfahrungen der Patient bisher mit Therapeuten gemacht hat und welche Erfahrungen er im Kontext der Krankheit mit dem sozialen Umfeld machte. Eine ganz konkrete Frage nach Erfahrungen zeigt sich zum Beispiel in der Arbeit mit adipösen Patienten, wenn eine dezidierte möglichst grafisch aufbereitete lebensgeschichtliche Gewichtsanamnese erhoben wird. Nur über diese Anamnese wird wirklich klar, was bisher im Kontext Übergewicht mit dem Patienten gelaufen ist (siehe Kap. 5.)

Zweiter Schritt: Das größte Problem

Im Rahmen der Diskussion über den Auftragsstatus von Patienten wurde klar, welche Bedeutung das eigene Krankheitsbewusstsein für den Umgang mit der eigenen Erkrankung hat. Indem man den Patienten nach seinem größten, für ihn bedeutsamen Problem fragt, zielt man genau auf diesen Sachverhalt ab. Hat der Patient sich bisher noch überhaupt keine Gedanken darüber gemacht, so wird er dies jetzt tun. Hat er zur Zeit keine realen Probleme mit dem Diabetes, was ja gerade bei älteren Typ-II-Diabetikern relativ häufig ist, so kann es wichtig sein, den Patienten zu fragen, ob er sich vorstellen kann, welche Probleme er bekommen könnte. **Diese so genannte Frage nach den hypothetisch vorgestellten Problemen** führt häufig zu einem Reflexionsprozess beim Patienten, in dessen Verlauf zum ersten Mal eine Auseinandersetzung mit möglichen Problemen stattfindet. Hat der Patient schon reale eigene Probleme mit dem Diabetes, so wird er über diese Frage gezwungen, sie genau und differenziert zu benennen. Bietet der Patient einem Antworten an, die vage sind, zum Beispiel „Mit Diabetes geht es mir nicht so gut", so kann es hilfreich sein, ihn zu bitten, diese vage Antwort möglichst weiter auszudifferenzieren. Dies führt dazu, dass aus vagen Beschwerden, die wenig tauglich sind, ein Problem zu lösen, möglichst genau beschriebene Problemkontexte werden. Die Wahrscheinlichkeit, das Problem lösen zu können, nimmt nämlich mit der Differenziertheit und Genauigkeit seiner Problembeschreibung zu.

Dritter Schritt: Der größte Wunsch

In dieser Frage geht es um das Abfragen von vorhandenen eigenen Lösungsideen. Hat der Patient bisher gar keine Ideen, wie er seine Probleme lösen kann, so kann auch hier wieder die Frage nach hypothetischen Lösungen weiterhelfen. Häufig ist dies das erste Mal, dass Patienten differenziert nachdenken, was sie eigentlich für die Lösung ihres Diabetesproblems tun können. Hat der Patient nur sehr vage Lösungsvorstellungen wie zum Beispiel beim Thema Adipositas „Ich sollte ja eigentlich abnehmen", dann kann die Bitte nach einer weiteren genauen Differenzierung dieses geäußerten größten Wunsches dazu führen, dass aus den vagen Wünschen, die wenig geeignet sind, Probleme zu lösen, viel differenziertere und detailliertere Wünsche werden. Die Wahrscheinlichkeit, dass eine solche Wunschvorstellung als Problemlösung taugt, nimmt nämlich wieder mit der Differenziertheit und Detailliertheit des Wunsches zu.

Vierter Schritt: Nötige weitere Informationen

An dieser Stelle eines Beratungsgespräches sollte mit dem Patienten besprochen werden, welche Informationen er noch braucht, um einen möglichst klaren Behandlungsauftrag zu formulieren. Hat ein Patient keine Ideen, welche weiteren Informationen er zur Problemlösung braucht, so kann die Frage weiterhelfen, welche Informationen er schon hat, um sich im Rahmen des Auftragsklärungsprozesses zu entscheiden. Ein Sammeln dieser Informationen zeigt häufig Lücken im Informationsnetz auf, die dann im Beratungsprozess zu Nachfragen des Patienten führen, die Sie als Arzt oder Diabetesschulungsteam beantworten können.

Fünfter Schritt: Rekapitulation und Behandlungsauftrag

Es folgt zuletzt eine genaue Beschreibung, wie der Patient die erarbeiteten Beratungsergebnisse zur Problemlösung nutzen will und welchen Behandlungsauftrag er, bezogen auf sein Problem, an den Therapeuten vergibt. Der Patient wird befragt, welche Ideen er hat, wie er die Beratung nutzen will, um mit seinem Problem weiter zu verfahren. Es kommt dabei nur auf die Vorstellungen an, nicht auf deren Umsetzung. Der Patient sollte dann versuchen den Therapieauftrag, den er an den Therapeuten vergeben will, zu formulieren. Diese Formulierung liegt ausschließlich in der Freiheit und Entscheidung des Patienten.

Vorstellung eines modellhaften Ablaufes eines Auftragsklärungsprozesses mit einem Diabetiker

Prozess der Aufklärung

Vor jeder Aufklärung muss strukturiert beraten werden

Zu Beginn der Arbeit in einem Auftragsklärungsprozess steht die Beratung. Lassen Sie diese genau wie oben beschrieben ablaufen. Es sei noch einmal darauf hingewiesen, dass Ihre Haltung wirklich eine neutral offene sein muss, da Sie ansonsten wie oben aufgezeigt den Patienten mit einer Doppelbotschaft konfrontieren, die ihn verwirrt und ihn zu einem „Als-ob-Spiel" mit Ihnen verleiten wird.

Während des Beratungsgespräches muss der Auftragsstatus berücksichtigt werden

Während des Beratungsgespräches sollten Sie Ihr Augenmerk auf drei Fragen richten.

– *Habe ich einen Besucher vor mir?*

Wenn Sie den Eindruck haben, dass Ihr Patient ein Besucher ist, also weder ein Problembewusstsein noch eine Lösungsidee mitgebracht hat, dann machen Sie ihm Komplimente. Bekräftigen Sie, dass Sie es erst einmal gut finden, als er überhaupt gekommen ist und dass er bei Ihnen jederzeit willkommen ist. In der Hausarztpraxis haben Sie die Möglichkeit, ihn wieder einzubestellen und über einen längerfristigen Kontakt und mehrere Beratungsgespräche unter Umständen seinen Besucherstatus in den eines Klagenden oder Kunden umzuwandeln.

In der Diabetesschwerpunktpraxis oder im Krankenhaus, also für das Diabetesschulungsteam, stellt sich hier eine einfache Vorgehensweise dar. Sie werden den Patienten an Ihrer Schulung teilnehmen lassen, aber wissen nun, dass die Erfolgsaussichten Ihrer Schulung eher gering sind. Sie können aber davon ausgehen, dass Ihr Patient unter Umständen von der Teilnahme an der Schulung insofern profitiert, dass er Vorstellungen von eigenen Problemen oder auch Vorstellungen von eigenen Lösungsideen entwickelt. Diese gelassenere und realitätsangepasstere Haltung schützt Sie davor, enttäuscht und aggressiv auf mangelnde Schulungserfolge beim Patienten zu reagieren. Vereinbaren Sie mit dem Patienten wie oben besprochen seinen Besucherstatus in der Schulung

– *Habe ich einen Klagenden vor mir?*

Wenn Sie den Eindruck gewinnen, dass Ihr Patient im Auftragsstatus eines Klagenden steht, dann wird es sehr darauf ankommen, seine Klage zu konkretisieren. Die meisten Patienten, die als Klagender wünschen, dass ihre Wehklage erhört wird, formulieren eine ausgesprochen vage Beschwerde. Im Rahmen des Beratungsprozesses können Sie nun versuchen, aus dieser vagen Beschwerde durch Aufforderung an den Patienten, seine Beschwerde so genau und realistisch als möglich zu formulieren, eine differenzierte, detaillierte und damit lösungstaugliche Beschwerde entwickeln. Zumeist entsteht über das detaillierte und differenzierte Benennen einer realen Beschwerde auch schon eine Idee, was der Patient an Wünschen hat zur Verbesserung seiner Situation. Damit ist oft der Schritt zum Kunden getan.

– *Habe ich einen Kunden vor mir?*

Wenn Sie glauben, dass Ihr Patient im Auftragsstatus des Kunden steht, dann wird es wichtig sein, seine Lösungsideen so genau als möglich zu definieren. Bietet er Ihnen nur vage Lösungsvorstellungen an, so beginnen Sie mit dem Prozess der Konkretisierung. Versuchen Sie, am Ende eine möglichst detaillierte und differenzierte Vorstellung über mögliche Problemlösungen zu gewinnen. Hier ist die Frage wichtig, ob die Problemlösungsvorstellungen des Patienten schon einmal funktioniert haben oder nicht. Haben Sie nämlich einen Patienten, der schon funktionierende Problemlösungen zur Verfügung hat, können Sie versuchen, diese weiter gezielt einzusetzen. Stellt er Ihnen aber Problemlösungsansätze vor, die nicht funktionieren, insbesondere immer wieder nicht funktionieren, so wissen Sie, dass Sie diese Lösungsansätze in Ihrer Therapie nicht noch einmal versuchen müssen.

Zusammenfassend kann man also sagen, dass im Rahmen des Beratungsprozesses folgende Aufträge definiert werden können: Besucher bleiben Besucher, und Klagende sollen ihre Beschwerde so detailliert als möglich formulieren. Kunden sollen Beschwerde und Lösungsidee so detailliert und lösungstauglich als möglich benennen. Dabei sei noch einmal darauf hingewiesen, nichts in den Patienten hineinzudeuten oder ihm eigene Lösungsvorschläge quasi in den Mund zu legen. Beides wird nicht zu einer realen Lösung beitragen. Der oben beschriebene Sachverhalt ist in folgender Grafik noch einmal dargestellt.

Prozess-Algorithmus

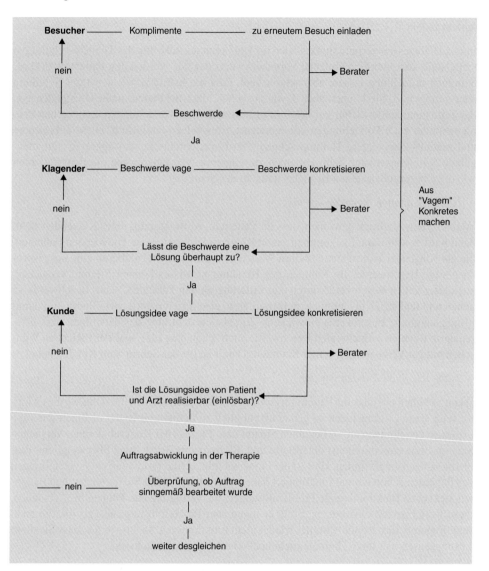

4.3 Der Auftragsklärungsprozess

Im Folgenden ist ein Instrument, eine Checkliste, vorgestellt, mit dem Sie in der Therapie oder Schulung einen Auftragsklärungsprozess durchführen können.

Check-Liste „Auftragsklärung"

1. Schritt: Beraten

Erfahrungen des Patienten

Was funktioniert gut?
_____
_____

Was funktioniert schlecht?
_____
_____

Größtes Problem

Was stört mich am meisten?
_____
_____

Größter Wunsch

Wovon verspreche ich mir die größte Wirkung in Bezug auf mein oben beschriebenes Problem?
_____
_____

Noch nötige Informationen zur mündigen Entscheidung
_____
_____

2. Schritt: Auftragsstatus definieren

Wen habe ich vor mir?
  Besucher   _____
  Klagender   _____
  Kunde   _____

Besucher

Was braucht der Patient zum Wiederkommen?
_____
_____

Klagender

Wie kann die Beschwerde konkreter werden, wie kann das Entstehen von Ideen zur Veränderung gefördert werden?

_____
_____

Kunde

Wie können Problembewusstsein und die Lösungsidee zur Veränderung genutzt werden?

_____
_____

3. Schritt: Formulierung des Auftrages

Was will der Patient, was weiter mit ihm im Schulungs- und Therapieprozess unternommen werden soll?

_____
_____

Zusammenfassung

- Auftragsklärung ist eine Schlüsselintervention in der Diabetestherapie.
- Therapieziele sind abstrakte Gedanken über Wünschenswertes, Therapieaufträge sind reale Vorgaben, Machbares in der Therapie umzusetzen.
- Therapieaufträge kommen vom Patienten!
- Eine Unterscheidung von palliativer und kurativer Diabetologie kann im Rahmen der Auftragsklärung gerade bei geriatrischen Patienten hilfreich sein.

5 Das interprofessionelle Diabetesschulungsteam – auf dem Weg zum Schulungsteam zwischen Wunschdenken und bitterer Realität

5.1 Themenhintergrund

Seit den Kindertagen der Diabetesschulung Mitte der siebziger Jahre wird im Zusammenhang mit Diabetikerschulung immer vom Diabetesschulungsteam gesprochen. In dieser Historie war der Begriff „Team" anfänglich eher ein Etikett für eine anders erlebte Form der Zusammenarbeit von Ärzten, Diätassistentinnen und Krankenschwestern. So hat sich „das Team" über die Jahre zu einem Strukturmerkmal der Diabetikerschulung entwickelt.

Dies ist an den im Folgenden dargelegten zwei Beobachtungen festzumachen.

5.1.1 Qualitätsrichtlinien der DDG

In den 1997 veröffentlichten Qualitätsrichtlinien für die Therapie und Schulungseinrichtung für Typ-I- und Typ-II-Diabetiker wird das Wort „Team" zwar nicht gebraucht, es wird jedoch vorgeschrieben, dass Ärzte und Diabetesberaterinnen/Diabetesassistentinnen gemeinsam Diabetiker schulen. Die Richtlinien der DDG sehen folgende Kriterien vor:

- Chefarzt muss Diabetologe DDG sein.
- Schulungsteam aus Arzt und Diabetesberaterin/Diabetesassistentin DDG. Arzt muss an der Schulung teilnehmen.
- Gruppenschulung nach DDG Curriculum (Stundenplan)
- Zusammenfassung der Schulungspatienten auf einer Station
- Räumliche und technische Ausstattung
- Qualitätssichernde Maßnahmen

Dieser Prozess ist in der deutschen Medizingeschichte einmalig. Die Diabetes-Gesellschaft als Fachgesellschaft schreibt die interprofessionelle Art und Weise, mit der Diabetiker in Schulungseinrichtungen behandelt werden sollen, auf der Struktur- und Prozessebene vor. Ein Verstoß gegen diese Richtlinien bedeutet den Entzug der Anerkennung als ein von der DGG akkreditiertes Schulungs- und Therapiezentrum. Dies hat erhebliche Auswirkungen auf den Status der Einrichtung, da in Zukunft Mittelvergaben im Sinne von Sonderentgelten für die Behandlung von Diabetikern wahrscheinlich daran geknüpft werden. Dies macht deutlich, welche weitreichenden Folgen die Forderung nach teamorganisierter Arbeit in der Diabetologie hat. Interessanterweise ist bei der Deutschen Diabetes-Gesellschaft die Auswirkung, die diese Vorgaben für die Struktur von Teams in den realen Krankenhäusern und Schwerpunktpraxen haben, nicht bedacht. Verkehrt sie doch damit die ansonsten streng hierarchisch, fast feudalistisch aufgebaute Krankenhausorganisation in eine eher demokratisch organisierte, gleichberechtigte Arbeitsweise im multiprofessionellen Team. Auf die Auswirkungen dieser völlig unreflektierten Organisationsvorgabe, die im Sinne von Willke ein erhebliches Risikopotenzial für die Organisation darstellt (Willke, 1993), soll später eingegangen werden.

5.1.2 Der Teammythos der Therapeuten

Dieser Teammythos zeigt sich an zwei Phänomenen:

1. Die vielfachen Selbstzuschreibungen der Beteiligten Therapeuten als „Teammitglieder".

Die Ärzte im Team definieren sich nach außen sehr stark über ihren Teamstatus. Oft behalten sie jedoch eine innere therapeutische Haltung, die auf der Idee des unabhängigen Einzeltherapeuten beruht. Diese unterschiedlichen Positionen führen zu einer „als ob" Haltung im Team. Man ist dann gerne Teammitglied, solange die anderen machen was man will! Diese paradoxe Selbstzuschreibung ist ein häufiges Phänomen bei Teamkonflikten.

2. Die vielfachen Bemühungen von Schulungsteams ihr Team selbst zu organisieren.

Das Diabetesschulungsteam ist heute zu einem Strukturmerkmal der Diabetikerschulung geworden. Die Wirklichkeit von Schulungsteams ist dagegen gekennzeichnet von vielfachen Problemen. Bei dieser Entwicklung zeigte sich in den letzten sechs Jahren eine erhebliche Nachfrage nach Diabetes Fall-, wie auch Team-Supervision bei Diabetes-Schulungsteams. Im Rahmen der Durchführung solcher Supervisionsprozesse wurden von den Teams oftmals Patienten unter der Fragestellung psychosozialer Konflikte als Ursache von letztlich dauerhaft nicht befriedigend behandelbarem Diabetes vorgestellt. Im weiteren Verlauf zeigte sich jedoch, dass in mehr als zwei Drittel der Fälle nicht psychosoziale Probleme des Patienten die dauerhafte dekompensierte Stoffwechseleinstellung verursachten. Die Ursache lag in ungeklärten Problemen des Teams begründet Diese Probleme waren den Teams nicht bewusst. Somit war ihnen auch eine rationale und theoriegeführte Bearbeitung nicht möglich.

5.2 Empirische Teamforschung: Bericht über ein Projekt

Aufbauend auf diesen Beobachtungen zeigte sich ein erheblicher Forschungsbedarf. Ausgehend von diesen Beobachtungen wurden bestimmte Fragestellungen in einem Projekt zur empirischen Teamforschung bearbeitet. Ziel dieser Untersuchung war es, erste Hinweise auf typische Teamprobleme, die etwas mit „mangelhafter Therapietechnik oder mangelhaftem theoriegeführten Therapieverständnis" zu tun haben, aufzudecken (Siebolds, 1999b). Darauf aufbauend wurden dann sehr einfache Interventionen zur Verbesserung von Therapiestruktur und -prozess entwickelt und im Rahmen einer Erst-Evaluation eingeführt.

Das Forschungsprojekt hatte folgende Arbeitsziele:

- Erforschung von Teamentwicklungsprozessen am Beispiel von Diabetesschulungsteams
- Entwicklung von Konzepten zur Verbesserung von interprofessioneller Teamarbeit und Teamentwicklung

Im Rahmen einer qualitativen Forschungsphase wurden folgende Untersuchungen durchgeführt:

- Erprobung von quantitativen Fragebögen
- Qualitative Evaluation von einfachen Weiterbildungsinstrumenten bei 65 Teams im Rahmen von 14 Weiterbildungsveranstaltungen
- Strukturierte Tiefeninterviews bei je acht Assistenzärzten und Schulungsschwestern/ Diabetesberaterinnen
- Erprobung von Team-Coaching-Konzepten bei vier Schulungsteams über zwei Jahre
- Erprobung eines Team-Trainings-Konzeptes in zwölf Testveranstaltungen mit insgesamt 24 Teams

Insgesamt wurden in einem Zeitraum von zwei Jahren 65 Teams untersucht. Die Untersuchungen fanden im Rahmen von Team-Weiterbildungen statt, in deren Verlauf jeweils vier Teams mit vier Mitgliedern über drei Tage im Kontext Teamentwicklung gecoacht wurden. Methodisch wurde dabei mit teilstrukturierten und themenzentrierten Gruppeninterviews gearbeitet. Diese Gruppeninterviews wurden angelehnt an die Techniken von Lamnek (Lamnek, 1989) ausgewertet. Die Dokumentationen der Gruppeninterviews erfolgten durch Simultanprotokollierung mit Metaplanplakaten. Darüber hinaus wurden alle Teams mit einem strukturierten geschlossenem Fragebogen befragt. Ergänzend hierzu konnten zu einigen Bereichen auch freie Antworten gegeben werden.

Bei den Teams handelt es sich bei 5 Teams um Mitglieder der Arbeitsgemeinschaft strukturierter Diabetesschulung im Rahmen der DDG, die übrigen 60 Teams waren an Krankenhäusern der Grundversorgung etabliert. Diese Auswahl der Stichprobe war von Interesse, um „alltagsnahe und zentrumsferne" Informationen über Teams in der Fläche besser erfassen zu können.

5.2.1 Die Teamwirklichkeit von Schulenden

In der oben genannten qualitativen Vorstudie wurden mit den teilnehmenden Teams Interviews durchgeführt. In der folgenden Zitatensammlung geht es einmal darum, völlig ungewertet Äußerungen von Schulungsteams und Schulungsteammitgliedern darzustellen:

- Wenn ein Patient in der Schulung einmal richtig aufgetaut ist, dann erzählt er mir oft sehr schwerwiegende persönliche Probleme. Ich weiß dann gar nicht, wie ich damit umgehen und wie ich mich davon abgrenzen soll.
  (Diabetesberaterinnen aus einer Reha-Klinik)

- Der Chefarzt findet die Diabetikerberatung sehr gut, nur kosten soll sie nichts, und wir sollen sie neben der gesamten normalen Stationsarbeit erledigen.
  (Stationsarzt in einem Krankenhaus der Grundversorgung)

- Da sollten Sie mal in unsere Klinik kommen. Unser Chefarzt hat sehr genaue Vorstellungen, wie es mit der Diabetikerschulung laufen soll. Wenn wir da eigene Ideen entwickeln, haben wir keine Chance oder werden sogar von ihm angegriffen.
  (Krankenschwester aus einer Universitätsklinik)

– Da haben Sie gerade mit einer Patientin mühevoll besprochen, dass die intensivierte Insulintherapie für sie wahrscheinlich viel zu kompliziert ist. Wir haben mit ihr vereinbart, dass man auch mit einer konventionellen Insulintherapie eine für sie akzeptable und handhabbare Blutzuckereinstellung leisten kann. Und dann kommt der Chefarzt auf Chefvisite und setzt die ICT an. Da wissen wir überhaupt nicht mehr, was wir machen sollen.
(Diabetesschulungsteam aus einem Krankenhaus mit Diabetesschwerpunkt)

– Mittlerweile lasse ich da gar nicht mehr mit mir reden! Ich bestelle die Oberärzte zu einem Dienstgespräch ein und ziehe das knallhart durch. Etwas anderes funktioniert überhaupt nicht.
(Pflegedienstleitung einer Diabetesklinik)

– Wir haben uns schon oft um Supervision bemüht. Aber irgendwie hat es immer einem von uns nicht gepasst, manche hatten große Ängste, und es ist bisher, obwohl eigentlich alle denken, dass es gut wäre, nie dazu gekommen.
(Diabetesschulungsteam aus einem Krankenhaus der Grundversorgung mit Diabetesschwerpunkt)

– Versuchen Sie mal, eine Teambesprechung anzuberaumen! Irgendwer kann immer nicht, die Ärzte sind meistens mit dem Funk unterwegs, und möglichst soll das Gespräch außerhalb der offiziellen Dienstzeit laufen. Wenn unsere Pflegedienstleitung davon erfährt, dass wir das in der Übergabezeit machen, bekommen wir wieder geharnischten Ärger.
(Schulungsschwester in einem Krankenhaus der Grundversorgung)

– Der Prozess der Teamorganisation hat fast zehn Jahre gedauert. Wir haben es nur Schritt für Schritt geschafft, uns vom übrigen Krankenhaus abzugrenzen und unsere Arbeit nach unseren Vorstellungen zu organisieren. Diese Abgrenzung war sehr wichtig und wir haben hart darum kämpfen müssen, doch heute ist sie wohl die Grundlage unserer guten Arbeit im Team.
(Schulungsschwester aus einem Krankenhaus mit Diabetesschwerpunkt)

5.2.2 Ergebnisse der quantitativen Befragung

Der Übersichtlichkeit halber haben wir die Ergebnisse in der folgenden Tabelle zusammengefasst.

Arbeitswirklichkeit von 65 Diabetesschulungsteams (5 Teams in der ASD)

	Zusammensetzung der Teams			Verweildauer im Team			Teamarbeit/Woche			Status der Schulungsarbeit	
	Zahl	Min	Max	Jahre	Min	Max	h/Woche	Min	Max	offiziell	nebenher
Ass. Arzt	2,0	0	6	2,0	0,5	8	5,4	0,5	38,5	24 %	76 %
Pflege	1,1	0	3	2,3	0,5	9	10,0	1,0	38,5	66 %	34 %
Diab. Berat.	0,8	0	4	4,0	0,5	10	10,7	1,0	38,5		
Diätassistent	1,3	0	4	3,4	0,2	18	7,8	1,0	38,5	66 %	34 %

52 % (34 Teams) verfügen über ein Curriculum als einziges Settingelement, das in 32 % (11 Teams) von Vorgesetzten nicht anerkannt ist. 73 % (47 Teams) verfügen über keinerlei Stellenbeschreibung. Supervision fand in 10,8 % (6 Teams) statt. 43 % der Diabetiker wurden gezielt zur Schulung einbestellt. 40,7 % wurden wegen anderen Erkrankungen in der inneren Klinik behandelt, 16,3 % kamen aus anderen Abteilungen, wo sie nicht wegen Diabetes behandelt wurden. Die durchschnittliche Schulungsfrequenz und Patientenzahl liegt bei Typ-I-Diabetikern bei 2,9 Schulungen und 32 Patienten. Bei Typ-II-Diabetikern betragen die Zahlen 20 Schulungen und 220 Patienten.

5.2.3 Bewertung der Ergebnisse

Fasst man die im Rahmen der Interview-Auswertung gebildeten Kategorien in ihrer Rangfolge zusammen, so ergibt sich folgendes Bild:

1. keine Zeit für Teambesprechung,
2. immer kürzere Liegezeiten
3. unabgestimmte Therapiekonzepte der verschiedenen Berufsgruppen,
4. unabgestimmte Therapievorstellungen der verschiedenen Berufsgruppen
5. kaum Berufsgruppen übergreifende professionelle Beratungs- und Schulungskopetenz,
6. Unzureichende Unterstützung durch Vorgesetzte.

Fasst man sowohl die qualitativen wie die quantitativen Daten zusammen, so lassen sich in Bezug auf Probleme der Arbeit in Diabetes-Schulungsteams folgende Aussagen machen:

- Den Teams fehlt Zeit für Kommunikation untereinander, was letztlich Ausdruck einer fehlenden Unterstützung von Krankenhaus und Vorgesetzten ist. Schulung wird quasi „nebenher" oder „in der Freizeit" betrieben. Oftmals ist Schulung erwünscht, um ein komplettes Diabetestherapieangebot vorzuhalten, weiteres interessiert Vorgesetzte und Krankenhaus aber meist nur selten. Diese starke Belastung steht im Widerspruch zu den oft hohen Ansprüchen an die eigene Arbeit der Teammitglieder. In dieser Situation werden oft eigener Frust und viel zu hohe Ansprüche auf den Diabetiker übertragen. Dieser Prozess führt dann bei Patienten oftmals zu erheblichen Überforderungen. Erfüllen die Patienten dann die Erwartungen der Schulenden nicht, werden sie als „non-compliant" eingestuft. Diese fühlen sich dann unverstanden und reagieren darauf mit Frust und Resignation.

- Es fehlen berufsgruppenübergreifende theoriegeführte und wissenschaftlich anerkannte Therapie- und Schulungskonzepte sowie Prozesse der Klärung solcher Grundbedingungen im Team. Das einzige universell vorhandene Strukturelement in Teams ist die multiprofessionelle Zusammensetzung desselben sowie zumeist ein Curriculum für die Schulung. Darüber hinausgehende definierte strukturbildende Elemente fehlen. Der Therapie- und Schulungsprozess ist durch fehlende Kommunikation und fehlende Abstimmungsprozesse unterschiedlicher Therapie- und Schulungsansätze der verschiedenen Berufsgruppen gekennzeichnet. Bei Ärzten ist Schulung nur in einem Viertel der Fälle offizieller Bestandteil der eigenen Arbeit. Bei den nichtärztlichen Berufsgruppen in zwei Drittel der Fälle. Pflege- und Diabetesberaterinnen sind bezogen auf die Wochenarbeitszeit die tragenden Berufsgruppen im Schulungsteam. Diese mangelhafte Abstimmung führt fast immer zu Spaltungsprozessen in der Therapie. Ungeklärte und unvereinbare Therapieprozesse werden auf dem Rücken der Diabetiker ausgetragen. Dieser Prozess ist meist allen Beteiligten im Team nicht bewusst. Patienten erleben genau das als „Spaltung der Therapieprozesse im Team".

In der Arbeit ergab sich außerdem als interessantes Ergebnis, dass die „Teambewegung" auf breiter Front und über lange Zeit läuft, ohne dass irgendwelche Grundklärungen über das Arbeiten im Team in den Krankenhäusern stattgefunden haben.

Diese Unprofessionalität des Umgangs mit dem Gegenstand „Diabetesschulungsteams" scheint eine der entscheidenden Ursachen dafür zu sein, dass die Professionalisierungsprozesse in Schulungsteams so schleppend oder gar nicht ins Laufen kommen. Die Daten liefern interessante Erklärungen für die Arbeitshypothesen. Oftmals spiegeln sich in den auf der Patientenseite abgearbeiteten, so genannten „psychosozialen Problemen" (z. B. der incompliante Patient) letztlich die teaminternen Probleme wider. Dabei scheinen die nicht abgestimmten Therapievorstellungen und Konzepte zwischen den einzelnen Berufsgruppen eine Schlüsselrolle einzunehmen. Auf der ärztlichen Seite herrschen naturwissenschaftlich technische Vorstellungen über die Art und Weise vor, wie Patienten mit ihrem Diabetes umgehen sollen (Risse, 1998). Hier kommt es insbesondere auf perfekte Stoffwechseleinstellung, optimales Therapie-Selbst-Management und das *Anpassen der Persönlichkeit des Patienten an seine Krankheit im Vordergrund*. Dies entspricht allgemein dem „ärztlich-medizinischen Vernunftbegriff" (Siebolds, 1998a). Die nicht ärztlichen Berufsgruppen sehen dagegen wesentlich mehr den Diabetiker in seinem realen Lebensumfeld. Hier entstehen Kenntnisse und Einsichten über die Grenzen des Machbaren in der situativen Wirklichkeit von Patienten. *Es geht weniger darum, einen „ärztlich-medizinischen-Vernunftbegriff" am Patienten durchzusetzen, sondern vielmehr darum in den Grenzen des Machbaren mit dem Patienten Wege und Möglichkeiten zu suchen, wie dieser von ihm benannte Diabetesprobleme lösen kann.*

Die oben vorgestellten Einsichten legten nahe, ein möglichst universelles, einfaches und gut umsetzbares Konzept der Teamentwicklung zu konzipieren. Dabei sollen die interne Teamkommunikation sowie die Abstimmung der verschiedenen Therapievorstellungen und –Konzepte im Team gefördert werden.

5.3 Die Grundprobleme der Entwicklung eines multiprofessionellen Schulungsteams

5.3.1 Begriffsdefinitionen

Da es ein Wirrwarr von Vorstellungen, Meinungen und Haltungen zu wichtigen Grundbegriffen der teamorganisierten Arbeit gibt, soll hier erst einmal der Versuch unternommen werden, einige der Grundbegriffe zu definieren, um im Weiteren mit genauer geklärten Begriffen manches vielleicht klarer bekommen zu können.

Team

Nach Forster wird unter einem Team „eine kleine, funktionsgegliederte Arbeitsgruppe mit gemeinsamer Zielsetzung, relativ intensiven wechselseitigen Beziehungen, einem ausgeprägten Gemeinschaftsgeist sowie einem relativ starken Gruppenzusammenhalt unter den Mitgliedern und damit einer spezifischen Arbeitsform verstanden".

Neben dieser allgemein gehaltenen Definition bietet die Literatur letztlich vier charakteristische Merkmale, die ein Team ausmachen.

- Die Größe: Das Team ist eine Kleingruppe zwischen zwei und zwei Dutzend Mitgliedern (Hare, 1962), in der alle Mitglieder eine unmittelbare „von Angesicht zu Angesicht"-Beziehung haben (Homans, 1960).
- Die Dauer: Teams werden als überwiegend dauerhafte oder zumindest für einen längeren Zeitraum gebildete Arbeitsgruppen definiert.
- Die Leistungsorientierung: Ein Team ist als Gruppe eine zielorientierte Leistungsgemeinschaft (Insko, 1962).
- Der Arbeitsstil: Teamarbeit wird von einem besonderen Arbeitsstil gekennzeichnet. Dabei kooperieren Spezialisten kollektiv und tragen gemeinsam die Verantwortung für ihr Handeln. Dieser Arbeitsstil ist eher demokratisch auf Gleichberechtigung der Mitglieder angelegt und folgt somit dem nicht direktiven Modell der Sozialorganisation, das mit dem Begriff Partizipation bezeichnet wird (Homans, 1960).

Multiprofessionalität

Das Problem des Begriffes der Multiprofessionalität liegt darin, im Handlungsalltag die Professionalität mehrerer Berufsgruppen in einem Handlungsfeld zu vereinen. Die Schwierigkeit entsteht durch das den Mitgliedern in der Regel nicht bewusste Vorliegen verschiedener Professionalitätskonzepte der unterschiedlichen Berufsgruppen. Für Ärzte bedeutet Professionalität zum Großteil Naturwissenschaftlichkeit, für Pflegende den Umgang mit eher beziehungsorientierten Pflegetheorien, und für Diätassistentinnen der auf traditionellem Erfahrungswissen ihres beruflichen Handelns beruhende Berufsidentität (Weidner, 1995; Siebolds, 1998b).

Interprofessionalität

Unter Interprofessionalität versteht man den Prozess in einem Team, in dem alle Professionen aus dem gemeinsamen Handeln heraus einen Professionalitätsbegriff für ihr Gruppenhandeln bilden. Die Interprofessionalität ist immer mehr als die Summe der Einzelprofessionen (Siebolds, 1998b; Weidner, 1995).

Personalentwicklung (PE)

Leistung einer Organisation, den Qualifikationsbedarf ihrer Mitarbeiter zur kompetenten Aufgabenerfüllung und Organisationsentwicklung zu sichern.

Organisationsentwicklung (OE)

Leistung einer Organisation den Bedarf an Regeln für ihre Weiterentwicklung zu definieren und ihre Umsetzung sicherzustellen.

Aufbauorganisation

Die Aufbauorganisation eines Teams ist vor allem definiert durch:

- notwendige Berufsgruppen, die im Team vertreten sein müssen (damit Vorgabe von notwendigen Planstellen),
- Vorgaben zur Qualifikation der Mitarbeiter,
- Vorgaben zur räumlichen und technischen Ausstattung,
- Einbindung in die Gesamtorganisation (Anschlussfähigkeit).

Ablauforganisation

Beschreibt die Regeln, nach denen die Prozesse in der Organisation ablaufen, sowie die angewandten Steuerungsstrategien. Für Schulungsteams bedeutet das:

- Stundenplan
- Curriculum
- Vorgaben zum Stundenaufbau (Schulungskonzepte)
- Leitlinien und Standards
- Setting
- Überleitungskonzepte
- Qualitätssicherungskonzepte.

5.3.2 Die wichtigsten Teamprobleme

Rollenkonflikte

In der oben zitierten Befragung stellte sich interessanterweise heraus, dass die klassischen Rollenkonflikte zwischen ärztlichen und nichtärztlichen Teammitgliedern eine nur untergeordnete Rolle zu spielen scheinen. Alle Befragten zeigten ein hohes Maß an Kollegialität und die Überzeugung, dass nur ein demokratischer und gleichberechtigter Umgang im

Team eine gute Arbeit ermöglichen würde. Dabei zeigte sich im Rahmen dieser Fragestellung, dass sowohl Teamärzte wie auch Pflegende oder Diabetesberaterinnen ihre Arbeit im Diabetesschulungsteam als nicht anerkannt und sehr gering geschätzt einstufen. So kamen immer wieder in den Interviews Bemerkungen, dass „die Kollegen glauben, dass man in der Diabetesschulung nur miteinander Kaffee trinke und dann nur mit Patienten herumlabere" oder „dass Schulung ja eh nur die machen, die sich vor richtiger Arbeit drücken wollen, dazu nicht taugen oder zu jung und unerfahren sind". Dies fand seine Widerspiegelung darin, dass viele Teamärzte im Status des Arztes im Praktikum waren und dass viele Pflegende, die sich sehr intensiv um Teamarbeit bemüht haben, am Anfang ihrer Berufstätigkeit standen. Eine solche Einschätzung verwundert nicht, da Schulungsteams ja in der Regel an Akutkrankenhäusern arbeiten, deren Entwicklung eindeutig in eine naturwissenschaftlich orientierte und technikzentrierte Medizin hinläuft. Dies führt dazu, dass das Schulungsteam in vielen Krankenhäusern als solches wenig Anerkennung und Wertschätzung in der Gesamtinstitution Krankenhaus erhält, was sicher ein Argument ist um zu verstehen, warum Teams ihre Verankerung in Krankenhäusern als so schwierig beschreiben.

Die klassischen Rollenkonflikte waren unserer Beobachtung nach eher in die Beziehung zur Leitung des Krankenhauses, also Chefärzte, Oberärzte und Pflegedienstleitungen, aber auch Küchenleitungen, verschoben. Zeigte sich im Team ein eher demokratischer und partizipatorischer Arbeitsstil, so kommt es gehäuft zu Konflikten, wenn Leitungen ihre Autorität durch Teamarbeit untergraben sehen. Häufig werden vom Team getroffene Entscheidungen zur Indikation und Durchführung von Therapien durch Oberärzte oder Chefärzte umgeworfen und durch wenig angepasste und verstehende Therapieansätze ersetzt. Auch zeigen Pflegedienstleitungen häufig wenig Verständnis für das Engagement der Pflegenden in Schulungsteams. Dies wird als eine „nicht pflegerische Tätigkeit" disqualifiziert, was nach Lesart moderner Pflegetheorien absoluter Nonsens ist!!! Pflegenden, die sich intensiv in einer Schulung engagieren, wird häufig von der Pflegedienstleitung erheblicher Druck gemacht. Die Diätassistentinnen haben ähnliche Konflikte mit ihrer Küchenleitung, die häufig das Engagement in der Schulung nicht akzeptiert und darin die Gefahr sieht, dass immer mehr „von der Arbeitskraft der Diätassistentin aus der Küche abwandert". Die Rolle der Chef- und Oberärzte wird als besonders problematisch beschrieben. Meistens sind sie keine direkten Mitglieder des Schulungsteams, sind also nicht im kontinuierlichen Prozess der Teamarbeit integriert und greifen immer wieder, meistens ohne den Kontext zu kennen, in die Arbeit des Teams ein. Dies verunsichert Teammitglieder sehr, weil dadurch die kontinuierliche Entwicklung des Teams und die Planbarkeit der Therapien immer wieder in Frage gestellt werden. Häufig wird gerade in diesem Zusammenhang die Frage nach Supervision gestellt. Sie scheitert in der Regel daran, dass Klinikleitungen nicht bereit sind, an Teamsupervisionen teilzunehmen. Als oft irritierend erleben Teams die dazu im krassen Gegensatz stehenden Äußerungen über die Bedeutung der Teams in der Öffentlichkeit.

In Schwerpunktpraxen sieht die Situation anders aus. Hier ist der Praxisinhaber abhängig vom Team, um die Vorgaben, die an seine Praxis gestellt werden zu erfüllen. Dies führt zu einem deutlich gleichberechtigteren Umgang im Team. Der Fokus der Probleme liegt hier nicht auf der Ebene formaler Rollenkonflikte.

Unterschiedliche Therapieansätze

Die ärztliche Idee von Diabetestherapie ist zwiegespalten. Auf der einen Seite geht es um die naturwissenschaftlichen Therapiekonzepte, also Diagnostik und medikamentöse Therapie des Diabetes. Die Ergebnisqualitäten werden gemessen am HBA1C, der Frequenz der Hypoglykämien oder der Zahl der Krankheitstage. Auf der anderen Seite wird das Empowerment, also die Autonomie und die völlige Entscheidungsfreiheit des Patienten gefördert und die Idee der Diabetesschulung mit großem Druck implementiert. Gerade Ärzte sind in diesem Ambivalenzkonflikt zwischen naturwissenschaftlich ausgerichteter Diabetologie und der eher beziehungshaft ausgerichteten Diabetestherapie in der Diabetesschulung hin- und hergerissen. Häufig entstehen Konflikte daraus, dass auf der einen Seite ein Achten der Freiheit des Patienten und der damit verbundenen Begrenztheit der therapeutischen Möglichkeiten im Kontext der Schulung akzeptiert und eingeräumt wird, dann aber die Angst kommt, auf der Ebene der Qualitätssicherung als Versager zu gelten, da die geforderten Therapieziele in der Therapie und Schulung nicht erreicht werden. Bei den Pflegenden findet man häufig, dass keine von den befragten Pflegenden eine Idee hatte, wie man moderne und etablierte Pflegetheorien, zum Beispiel die Theorie der Aktivitäten des täglichen Lebens (ATL s) von Juchli, die heute als Standardpflegetheorie in den Pflegeausbildungsstätten gelehrt wird, zur Gestaltung der Diabetesschulung und der eigenen Rolle im Diabetesschulungsteam nutzen kann. Pflegetheorien würden vielfache Hinweise darauf bieten, wie mit Pflege Diabetesschulungsarbeit wissenschaftlich begründet, betrieben und entwickelt werden kann. Dies macht die Pflegenden eher in ihrem Rollenverständnis konturloser, und ihr Handeln wird viel eher von der eigenen Erfahrung im Stationsalltag und von dem Interesse geleitet, Patienten in Beratung und Schulung zu begleiten. Diese Haltung lässt sich aber schlecht in Sprache fassen und im Schulungsprozess einbringen, weshalb sie dann häufig, verglichen mit naturwissenschaftlichen Therapievorstellungen, untergeht.

Ein besonderes Problem sind die Diabetesberaterinnen und Diätassistentinnen. Bei den Diätassistentinnen ist das große Engagement in der Diabetikerschulung sicher ein entscheidender Motor der Entwicklung der Schulungsarbeit in Deutschland gewesen. Fragt man Diätassistentinnen, warum dies so ist, so kommt klar zur Antwort, dass die Arbeit als Assistentin in der Küche wenig befriedigend ist und häufig dem eigenen Ausbildungsniveau als wenig entsprechend erlebt wird. Diätassistentinnen haben als Problem, dass sie keine klinisch therapeutische Ausbildung haben, sondern eine qualifizierte Ausbildung im Bereich Küchenmanagement und Beratung aufweisen. Diese Berufsgruppe tut sich somit schwer, eine eigene wissenschaftlich grundlegende Berufsidentität zu entwickeln und darauf aufbauend eigene therapeutische Vorstellungen im Rahmen des Teams zu formulieren. Hier liegt, wie bei den Pflegenden, noch die Identität des „ärztlichen Assistenzpersonals" vor, das sich aber mit der Rolle der Diätassistentin in den Schulungsteams nicht mehr deckt. Noch problematischer ist sicher die Rolle der Diabetesberaterin. Das besondere Problem besteht darin, dass der Beruf der Diabetesberaterin von der Diabetes-Gesellschaft kreiert wurde. Das heißt, hier hat sich eine ärztliche Fachgesellschaft „eigenes Assistenzpersonal" herangebildet. Die nachvollziehbaren Bemühungen der Diabetesberaterinnen um ein eigenes Tätigkeitsprofil müssen bei der DDG und Ärzteschaft auf wenig Gegenliebe stoßen. Trotzdem hat diese Berufsgruppe die am weitesten entwickelte Berufsgruppenidentität.

Unterschiedliche Kooperationsstile

In den Diskussionen mit den Teams wurde oft thematisiert, dass die nichtärztlichen Teammitglieder häufig Schwierigkeiten haben, eigene Ideen gegenüber den Ärzten durchzusetzen. Es besteht immer noch die Haltung, dass der Arzt ja letztlich alles machen kann, weil er für die Therapie alleine verantwortlich ist. Die Unsicherheit über die verschiedenen Kooperationsstile führt häufig dazu, dass Konflikte vermieden werden. Das wirkt sich im Prozess der Teamentstehung und Teamweiterentwicklung hemmend aus und wird von den Teammitgliedern als belastend, weil klärungsverschleppend, erlebt.

Der Kooperationsstil des anweisenden und verordnenden Arztes steht in der Teamarbeit dem Kooperationsstil der offenen und geregelten Auseinandersetzung gegenüber. Dieser Kooperationsstil ist für Ärzte oftmals sehr irritierend, da das bisher gewohnte Handeln über Anweisung und Verordnung gestaltet wird. Dass sich Offenstellen gegenüber Kritik und das Infragestellen eigener therapeutischer Entscheidungen wird als beängstigend und eher beunruhigend erlebt. Häufig jedoch entscheiden sich die Ärzte in den Teams zu diesem Kooperationsstil, weil es zwischen den Teammitgliedern ein hohes Maß an Wertschätzung und Respekt gegenüber der Person des anderen gibt. Dies scheint eine wichtige Ressource für Ärzte zu sein, sich auf diesen Prozess einzulassen.

5.4 Teamaufbau und -entwicklung

Patientenschulung in stationären Einrichtungen oder Schwerpunktpraxen ist eine sehr komplexe therapeutische Strategie. Diese wird immer im multiprofessionellen Schulungsteam geleistet. Strukturbildung heißt hier also, einen klaren Rahmen und klare Strukturen zu schaffen, in denen solch ein komplexes therapeutisches Geschehen in einem multiprofessionellen Team ablaufen kann. Ein sehr gut etabliertes Konzept ist das des Settings. Dieser Begriff ist in multiprofessionellen Teams in Psychiatrie und Psychotherapie entwickelt worden, die seit etwa 30 Jahren nach solchen Strukturvorgaben auf deutlich höherem Strukturniveau mit ihren Patienten arbeiten, als es in der Diabetologie der Fall ist.

Definition des Setting-Begriffs

Unter einem Setting versteht man das Regelwerk, das den Rahmen der Zusammenarbeit und insbesondere das therapeutische Handeln im multiprofessionellen Team regelt. Ein Setting muss alle wichtigen Punkte wie Zusammensetzung des Teams, Wahl von Teammitgliedern, deren Aufgaben und Kompetenzen, Behandlungs- und Schulungskonzepte, Kooperationskonzepte von Teammitgliedern untereinander sowie Grundkonzepte zur Qualitätssicherung in Form von allgemein gültigen, von allen anerkannten und mit allen besprochenen Regeln enthalten. Ein Setting muss mit allen Verantwortlichen in der Institution besprochen, abgeklärt und von diesen anerkannt werden. Damit werden im Setting Ziele, Aufbau- und Ablauforganisation der Schulungsarbeit (Strukturqualitätsmerkmale) als reguläre Organisationsstruktur im Krankenhaus anerkannt und festgeschrieben. Ebenso sind Grundlagen des therapeutischen Handelns am Patienten zu definieren (Prozessqualitätsmerkmale).

Letztlich stellt ein Setting die Adresse des multiprofessionellen Teams in der Institution dar (Grossmann, 1996). Indem sich das Team klare Regeln für seine Zusammenarbeit, aber auch für die Arbeit am Patienten gibt, markiert es sich in der institutionellen Landschaft und stellt sich als geschlossene Einheit dar. Ein Setting hat keinen Ewigkeitsanspruch, es muss immer wieder auf seine Gültigkeit hin überprüft und gegebenenfalls über umfassende Diskussionsprozesse in Frage gestellt und abgeändert werden. Nur wenn ein Setting lebt, wird es dauerhaft von der Institution anerkannt.

Eine solche Setting-Definition mag abschrecken, doch deutet sie darauf hin, wie komplex die therapeutische Arbeit in einem multiprofessionellen Behandlungsteam ist. Nebenbei lassen sich Struktur- und Prozessqualität nur über solche Definitionen letztlich auch überprüfen sowie wissenschaftlich evaluieren und weiterentwickeln. Die Umsetzung einer solch komplexen Definition in der Alltagswelt von Krankenhäusern und Schwerpunktpraxen, in denen Patientenschulungen angeboten werden, hat sich als relativ schwierig erwiesen. In den letzten drei Jahren wurde ein praxisorientiertes Konzept zur Teamentwicklung entworfen und evaluiert, das im Folgenden beschrieben wird.

5.4.1 Die Settingkonferenz

Definition der Setting-Konferenz

Die Setting-Konferenz ist eine 6-8 Stunden dauernde Arbeitssitzung (in der Regel ein Arbeitstag) aller Teammitglieder einschließlich des verantwortlichen Oberarztes oder Chefarztes und PDL für das Krankenhaus oder dem Praxisinhaber in einer Schwerpunktpraxis, unter Leitung eines speziell ausgebildeten Teamcoaches.

Die Arbeitsergebnisse werden in einem vorgefertigten Protokoll genau festgehalten und allen Teilnehmern zur Kenntnisnahme und Billigung zur Verfügung gestellt. In diesem Protokoll können weitergehende Arbeitsaufträge an das Team, die bis zu einem möglichen weiteren Treffen bearbeitet werden müssen, definiert und festgehalten werden.

Die neun Fragen der Setting-Konferenz

1. Wer gehört zum Team und wie wird man Teammitglied?

– An der Frage „Wer gehört zum Team?" werden folgende Probleme deutlich:

Es muss geklärt werden, ob leitender Arzt oder ein Oberarzt in der Klinik Teammitglied sind oder es überhaupt werden wollen. Das größte Problem liegt darin, dass sich leitende Ärzte im Team mit dem Grundsatz der Gleichberechtigung aller Mitglieder schwer tun. Immer wieder ist die Verführung groß, die Chefrolle herauszukehren und zu bestimmen, was passieren soll. Das führt dann augenblicklich zum inhaltlichen Abbruch der Teamarbeit und frustriert alle Beteiligten. An dieser Frage muss geklärt werden, wie unabhängig ein Team gegenüber dem Chefarzt oder Oberarzt ist und wo Chefarzt und Oberarzt Grenzen der Autonomie des Teams setzen. Sind Oberarzt oder Chefarzt nicht Teammitglied, muss abgeklärt werden, wie Teamentscheidungen und Beschlüsse mit der Leitung besprochen werden, und wie Konflikte zwischen der Meinung der leitenden Ärzte und des Teams geklärt werden können. In der Schwerpunktpraxis erübrigen sich diese Fragen.

2. Was sind die „therapeutischen Menschenbilder" der Berufsgruppen und wie sollen sie in der Schulung zur Wirkung kommen?

In allen Veranstaltungen ist diese Frage bisher auf entsetztes Unverständnis gestoßen. Wozu braucht man die Diskussion von Menschenbildern in der Diabetikerschulung? Die Antwort ist sehr einfach. Diabetikerschulung ist pädagogisches Arbeiten und lässt sich ohne die Klärung nach dem Menschenbild nicht durchführen. Hier ist zu klären, ob der Patient in der Schulung wirklich als gleichberechtigtes Gegenüber anzusehen ist und ihm auch ganz real der Freiraum für die von ihm gewünschte Entscheidung bleibt. Das wird in der Diabetes-Gesellschaft mit dem Begriff des „Empowerments" umschrieben. Dies führt häufig zu erheblichen Konflikten, da Ärzte sehr häufig die Diabetesschulung als Mittel ansehen, den Zweck einer optimalen Stoffwechseleinstellung zu erreichen. Der Patient nimmt hier eine abhängige und therapiebestimmte Rolle ein. Ein Menschenbild, das den Patienten als gleichberechtigten, entscheidungsfreien Menschen ansieht, wird Diabetestherapie und Schulung eher als ein Angebot auffassen. Dieses Angebot muss höchst professionell und sorgfältig dargeboten werden. Was der Patient letztlich damit macht, ist seine Sache. Klären Teams diese Grundfragen nicht, dann wird immer wieder die Frage aufkommen, wessen Menschenbild das gültige im Rahmen der Behandlung von Diabetikern ist.

3. Wer ist der „Kunde" (Patient, Hausarzt, Kostenträger)?

In der Frage „Wer ist der Kunde?" wird die oben gestellte Menschenbildsfrage noch einmal sehr deutlich. Ist er nämlich Kunde, so hat er über sich zu bestimmen. Das Schulungsteam kann ihn nur beraten und begleiten und dies möglichst professionell machen. An diesem Punkt sei nochmals auf die Problematik des Begriffes der Ergebnisqualität in der Diabetologie hingewiesen. Ergebnisqualität setzt nämlich letztlich voraus, dass Schulung so wirkt wie die Insulinspritze, nämlich völlig unabhängig vom Patienten und unabhängig von dem, der sie gibt. Das ist natürlich völliger Unsinn, denn zwischen dem Schulungsangebot und dem Ergebnis der therapeutischen Arbeit steht der freie Wille des Patienten, sich für oder gegen seine Diabetesgesundheit zu entscheiden. Ein naturwissenschaftliches Menschenbild, das Schulung als Mittel zum Zweck der Erreichung naturwissenschaftlicher Therapieziele versteht, muss immer davon ausgehen, dass man Patienten durch unendliche Schulung zum naturwissenschaftlich messbaren (HBA1C, Hypoglykämie, Körpergewicht, Blutdruck) Therapieerfolg programmieren kann, ob der Patient dies will oder nicht. Demgegenüber steht die Freiheit der Person des Patienten. Ob er sich in einem medizinischen Sinne vernünftig für einen gesundheitsfördernden Umgang mit seinem Diabetes entscheidet, oder ganz und gar unvernünftig, also gefährdend mit seinem Diabetes umgeht, ist in seine Freiheit gestellt. Der ursächliche Zusammenhang von Therapie und Ergebnis ist damit fragwürdig. Das Ergebnis ist letztendlich in entscheidendem Maße von der Freiheit des Patienten abhängig. In Qualitätssicherungsprozessen werden gleichberechtigt die Art und Weise der Patientenentscheidung und die Qualität des eigenen Therapieangebots dargestellt.

In der Frage „Ist der Hausarzt Kunde?" stellt sich die Frage nach der Brauchbarkeit der therapeutischen Angebote in der Diabetesschulung für die hausärztliche Diabetestherapie des Patienten. Der Hausarzt wird gerade mit den alltäglichen Lebensbedingungen der Patienten konfrontiert und soll die Therapie unter diesen Lebensbedingungen dann optimal weiterführen. Es stellt sich die Frage, wie man herausbekommt, was der Hausarzt eigentlich vom Schulungsteam will. Denn häufig steht auf der Einweisung zur Schulung letztlich nur „Diabetes" oder „Diabetesschulung". Auch hier geht es also um eine Auftragsklärung mit dem Hausarzt.

In der Frage „Ist der Kostenträger Kunde?" stellen sich schwierige Fragen der Finanzierung von Diabetikerschulung. Kostenträger neigen heute dazu, den Empfehlungen von Fachgesellschaften zu folgen. Das mag bei der Struktur- und Prozessmerkmalen von Diabetesschulung in der Klinik oder der Schwerpunktpraxis auch noch angehen. Viel problematischer wird es im Kontext der Ergebnisqualität. Insbesondere, wenn man bedenkt, wie unbefriedigend die Ergebnisqualität bei Typ-II-Diabetes unter den Bedingungen der realen Langzeitbehandlung bei Hausärzten ist. Häufig wird dieser Sachverhalt diffamierend damit gedeutet, dass Hausärzte nicht in der Lage sind, Diabetiker zu behandeln. Hausärzte wiederum sagen, dass Kliniken nicht in der Lage sind, lebenskontexttaugliche Therapien bei Diabetikern anzubieten. Der Schwarze Peter wird hin und her geschoben, und letztlich wird jeder versuchen, dem Kostenträger nachzuweisen, dass seine Therapie am Patienten tauglich ist. Für stationäre Schulungseinrichtungen stellt sich ein besonderes Problem. Da Kostenträger zunehmend die Indikation zur stationären Diabetesschulung in Frage stellen, sind Teams hier gefordert zu überlegen, was für ein Angebot sie Kostenträgern machen können, um zu begründen, dass Patienten bei ihnen stationär geschult werden. Neben einer Spezialisierung auf die Behandlung des diabetischen Spätsyndroms ist ein wichtiger weiterer Kontext hierzu das Modell der klinischen „Milieutherapie". Milieutherapie bezeichnet in der Psychotherapie und Psychiatrie eine Form therapeutischen Begleitens chronisch kranker Patienten, indem Patienten trainiert werden, wie sie im alltäglichen Leben zu Hause zurechtkommen. Die Modelle der klassischen Milieutherapie aus der Psychiatrie lassen sich sehr gut auf die Verhältnisse in der Diabetikerschulung übertragen.

Die Typ-I-Diabetiker, die meistens jung, differenziert und bildungserfahren sind, werden in einer klassischen Diabetikerschulung sehr profitieren. Dies erklärt auch, warum die Schulung in dieser Gruppe so gut läuft. Sie werden in der Regel erlernen, wie sie selbstständig die Therapie zu Hause an ihre Lebensbedingungen anpassen.

Geriatrische, unsichere, u. U. beginnend frühdemente Patienten dagegen werden ein großes Maß an Unterstützung beim Umsetzen von Therapieinhalten, die sie zum selbstständigen Management ihres Diabetes befähigen, brauchen. Gerade diese Gruppe profitiert von einer stationären Diabetestherapie, die nach dem Muster der Milieutherapie angelegt sein kann. Der sichere und feste Rahmen der stationären Diabetikerschulung, die vielfachen praktischen Angebote wie auch die Möglichkeit der intensiven Einzelberatung neben der Gruppenschulung wären hier Argumente für eine stationäre Diabetikerschulung dieser Patientengruppen, denn diese Aufgaben kann der Schwerpunktdiabetologe oder der Hausarzt nicht in ausreichendem Maße erfüllen.

4. Wer hat welche Aufgabe?

Hier stellt sich immer die Frage nach dem Spezialisten oder dem Generalisten! (Siebolds, Weise, 1996)

– Der Spezialist

Die Spezialisierung von Aufgaben im Schulungsteam entlastet den Einzelnen. Er muss nur die für ihn festgeschriebenen Inhalte in der Schulung lehren. Der Nachteil besteht darin, dass beim Ausfall einzelner Teammitglieder die anderen Teammitglieder die Aufgabe erfüllen müssen, oft aber mit erheblichen Qualitätseinbußen in der Schulungsarbeit.

Zum anderen bedeutet die Idee des Spezialisten, dass gefragt werden muss, für wen welche Aufgabe wann sinnvoll im Rahmen der Schulung ist.

– Der Generalist

Eine generalistische Ausrichtung der Teammitglieder macht die Teamarbeit sicher, da bei Ausfall einzelner Teammitglieder der Schulungsprozess in der Regel bei hoher Qualität weiterlaufen kann. Es ist sehr viel aufwendiger, Generalist zu sein, da man alle Schulungsinhalte abdecken können muss. Darüber hinaus muss geklärt werden, ob die Teammitglieder in der Lage sind, alle inhaltlichen Anforderungen der Schulung zu erfüllen.

5. Wer hat welche Kompentenzen?

An dieser Frage stellt sich wie an keiner anderen Frage das Problem der verschiedenen Berufsgruppen im Schulungsteam dar.

– Ärzte

Ärzte dürfen alles, können aber vieles nicht.

Hier ist wichtig, dass Ärzten im Team häufig der eher beziehungshafte Umgang mit Patienten, wie die Pflege ihn anbieten kann, aber auch der beratende und schulende Umgang, wie Diabetesberaterinnen ihn anbieten, aus Gründen der enormen Arbeitsbelastung kaum möglich ist. Es geht bei Ärzten darum, auf wie viel ihrer berufsständisch begründeten Kompetenzen sie im Team verzichten wollen und wem sie Kompetenzen, die sie bisher wahrgenommen haben, übertragen wollen. Häufige Konfliktpunkte sind hier, wer die verschiedenen Formen der Insulintherapie indiziert, wer die Dosisanpassung und Therapieoptimierung vornimmt und wer langfristig die diabetischen Füße versorgt.

– Pflegende/Diätassistentinnen/Diabetesberaterinnen

Hier werden die verschiedenen grundständischen Ausbildungen, nämlich entweder die Pflegeausbildung oder die Ausbildung zur Diätassistentin zum erheblichen Problem. Pflegende sind zur selbstständigen Ausübung der Behandlungspflege berechtigt. Das erlaubt ihnen, Blutzuckermessungen vorzunehmen, Insulin zu spritzen und diabetische Füße im Rahmen der Grundversorgung zu betreuen. Auch ist hier das Eingreifen bei medizinischen Notfällen klar geregelt. Ganz anders bei Diätassistentinnen, die eine solche Befähigung nicht haben. Hier ist unklar, welche der der Pflege erlaubten Tätigkeiten Diätassistentinnen oder Diabetesberaterinnen, die Diätassistentinnen sind, übernehmen dürfen. Gerade die Diabetesberaterinnen werden ja intensiv in der Versorgung des diabetischen Fußes, aber auch in der Insulindosisanpassung im Rahmen der ICT geschult, ohne dass geklärt worden wäre, ob sie das überhaupt dürfen. Im Rahmen dieser Frage muss für die Diätassistentinnen und die Diabetesberaterinnen mit grundständischer Ausbildung eine hausinterne Regelung getroffen werden. Dabei bescheinigt der verantwortliche Arzt der Beraterin, dass sie diese Tätigkeiten ausüben darf.

– Interprofessionalität im Team

Häufig entsteht ein Zwist dadurch, dass im Verlauf der Behandlung unklar bleibt, wer den Behandlungsprozess eigentlich führt. Ärzte deklarieren dies für sich in der Regel, real ist es aber häufig so, dass Pflegende und Diabetesberaterinnen den Behandlungsprozess steuern und lenken. Kommt es nun zum Eingreifen des Arztes, wird dies als Übergriff und Störung erlebt und erzeugt im Team erhebliche Auseinandersetzungen. Nur durch eine Klärung der Kompetenzen kann dies verhindert werden. Letztlich trägt das ganze Team die Verantwortung (s. auch Teambegriff).

6. Nach welchen Konzepten soll behandelt und geschult werden?

In der Frage zeigt sich, dass unterschiedliche Vorstellungen über Behandlungsstrategien, wenn sie ungeklärt bleiben, im Team dauernd zum Streit führen. An diesem Punkt werden in Zukunft Leitlinien und Aussagen der evidenzbasierten Diabetologie eine wichtige Rolle spielen.

Ein wichtiger Punkt ist hierbei die Indikation zur Gewichtsreduktion im Rahmen der Schulung, die Indikation verschiedener Insulintherapiekonzepte wie konventionelle Therapie, ICT oder Pumpe sowie insbesondere der Umgang mit betagten alten Patienten, die ambulant gepflegt oder im Altenheim versorgt werden. Instrumente diese Probleme zu bewältigen können Assessment und Auftragsklärung sein (siehe Kap. 3 und 4).

In der Frage, nach welchen Konzepten geschult werden soll, ergibt sich die Frage nach dem Curriculum. Die Deutsche Diabetes-Gesellschaft deklariert für sich, dass man ein Curriculum entwerfen soll, das ihren Vorgaben entspricht. Dies ist deshalb sehr schwierig, weil in der Regel überhaupt nicht reflektiert wird, nach welchen pädagogischen, didaktischen und auch psychosozialen Begleitungskonzepten Schulung funktionieren soll. Hier zeigt sich in der Regel bei Schulungsteams ein erheblicher Weiterbildungsbedarf im Bereich Pädagogik, Didaktik und psychosozialer Begleitung, der häufig die Voraussetzung zur Klärung dieser Frage ist. Auf diese Probleme bezogen kommen die Konzepte der Ermöglichungspädagogik zum Tragen.

7. Wie soll miteinander kommuniziert und in Problemsituationen vorgegangen werden?

Diese Frage leitet auf das Problem von Teamkonflikten hin. Es muss geklärt werden, wie im Rahmen von Teamkonflikten, aber auch im Rahmen von Konflikten mit leitenden Ärzten in der klinischen Schulung, die nicht Teammitglieder sind, vorgegangen werden soll. Wie werden Konflikte mit diesen Leitungen geklärt, wann holt man sich Unterstützung? Es stellt sich die Frage der Supervision. Dabei sind verschiedene Formen zu unterscheiden. Die eine

Form der Supervision ist die Patientenfall-Supervision, in der man sich über den Verlauf von einzelnen Behandlungsverläufen auseinander setzt. Leider gibt es dazu in Deutschland wenige qualifizierte Supervisoren, was als erhebliches Problem angesehen werden muss.

Die andere Form ist die Teamsupervision. Hier muss geklärt werden, wann eine Teamsupervision einberufen werden kann, wie ein Teammitglied eine Teamsupervision einberufen kann, wie man an einen Supervisor herankommt und wie dieser letztlich bezahlt wird. Auch muss geklärt werden, wer an einer Supervision überhaupt teilnimmt.

Zum anderen stellt sich hier die ganz banale Frage nach den regelmäßigen Teambesprechungen. Von allen befragten Teams hatten nur fünf regelmäßige und feste Teambesprechungen, die innerhalb der normalen Arbeitszeit abgehalten. Wie oft trifft man sich in der Woche zur Teambesprechung, wann findet die Teambesprechung statt, und ist die Teambesprechung für alle Teammitglieder verbindlich? Es ist festzulegen, was im Rahmen der Teamsitzung zu besprechen ist. Als Mindestanforderung hat sich ein einstündiges Teamgespräch pro Woche erwiesen.

8. Mit wem muss das Setting abgestimmt und bei wem muss es durchgesetzt werden?

An diesem Punkt ist das Problem anzugehen, wie ein Setting Teil der regulären Struktur eines Krankenhauses werden kann. Letztlich läuft die Frage darauf hinaus, wie man es schafft, dass Chefärzte, Oberärzte, Pflegedienstleitung und Verwaltung in einen Diskussionsprozess einsteigen und letztlich das beschlossene Setting anerkennen und in ihren Entscheidungen berücksichtigen, so dass es wirklich Teil der Organisationsstruktur des Krankenhauses werden kann. In Schwerpunktpraxen stellt sich diese Frage nicht, da der Inhaber diese Regeln durch seine Funktion in Kraft setzt. Das erklärt auch, warum Settingabsprachen in Schwerpunktpraxen in der Regel sehr gut funktionieren.

9. Wie definiert ein Team seine Qualitätsbegriffe (DDG, ASD)?

Dies verweist auf die Notwendigkeit, von Anfang an im Teamentwicklungsprozess die Notwendigkeit von Qualitätssicherung und Qualitätsmanagement zu berücksichtigen. Dabei sind folgende Fragen zu klären.

– Wie definiert ein Team seinen Qualitätsbegriff?
– Woran erkennt das Team, dass die Qualität seiner Arbeit gut oder schlecht ist?
– Wie setzt das Team die Anforderungen der Deutschen Diabetes-Gesellschaft nach qualitätssichernden Maßnahmen um?
– Will sich das Team externer Qualitätssicherung, wie zum Beispiel der Arbeitsgemeinschaft Strukturierter Diabetesschulung (ASD), anschließen?

5.4.2 Umsetzung der Setting-Konferenz: Supervision oder Teamcoachung

Im Rahmen des Forschungsprojektes stellte sich die Frage, wie das Angebot der Setting-Konferenz ganz real umgesetzt werden kann. Anfänglich bestand die Idee, die Setting-Konferenz als eine spezielle Form der Supervision anzubieten. Die Resonanz auf Supervision bei den Befragten war hochgradig ambivalent. Zwar wurde sie als sinnvoll erachtet, aber ihr wurde mit großer Skepsis begegnet. Bei genauerem Nachfragen zeigte sich auch, warum Supervision bei Diabetesschulungsteams so widersprüchlich gesehen wird:

– Der Supervisor mit psychotherapeutischem Blickwinkel

In diesem Falle wird häufig die Grenze zwischen Supervision und therapeutischem Vorgehen mit dem Schulungsteam verwischt. Dies ist im Rahmen der psychotherapeutischen Arbeit häufig kein großes Problem und wird als normales Vorgehen akzeptiert. Das normale Mitglied eines Diabetesschulungsteams wird jedoch in der Regel nicht bereit sein, in einen solchen „Selbsterfahrungsprozess" einzutreten. Dass dies häufig in solchen Situationen passiert, führt in der Regel zu einer erheblichen Ablehnung von solchen Supervisionsformen.

– Der Supervisor mit rein organisationstheoretischem Blickwinkel

Werden Supervisionen von Organisationspsychologen oder klassisch qualifizierten Supervisoren durchgeführt, so wird die Supervision als technisches Herumgerede um den „heißen Teambrei" erlebt. Meistens wird dann hier sehr viel über Organisationstechniken gesprochen. Die Fragen, die sich in der realen Zusammenarbeit der Beteiligten im Spannungsfeld von Krankenhaus- oder Praxisalltag und eigener Arbeit mit den Diabetikern ergeben, bleiben häufig unangesprochen. Dies führt zu einer großen Unzufriedenheit der Beteiligten mit der Supervision und lässt sie oftmals als „Scheingefecht" erscheinen.

Definition des Begriffes Teamcoaching

Unter Teamcoaching versteht man die Begleitung eines Schulungsteams im Teamgründungs- und -entwicklungsprozess. Dabei geht es darum, sowohl die persönlichen Kooperationsprobleme wie auch die Strukturprobleme von Aufbau- und Ablauforganisation zu analysieren, klar zu benennen und in Lösungskonzepte zu überführen (Loos, 1991).

Wir haben mit diesem Konzept gute Erfahrungen gemacht, da es die Angst abbaut, in einen „quasi psychotherapeutischen Prozess hineingezogen zu werden", aber auch die Gefahr verringert, rein auf der Organisationsebene „hängenzubleiben".

5.4.3 Teamweiterbildung

Da das Teamcoaching eine sehr aufwendige Form der Teambegleitung ist und es einen großen Mangel an qualifizierten Coaches gibt, stellte sich die Frage, wie mehr Teams begleitet werden können. Aus diesem Grunde wurde ein Konzept der Teamweiterbildung entwickelt, in dem nicht ein einzelnes Team, sondern drei bis fünf Teams in einer Wochenendveranstaltung erfasst und begleitet werden können. Dies ermöglicht es, mehr Schulungsteams ein Angebot zur Teamweiterbildung zu machen. Zum zweiten ist es ein wesentlich sinnvollerer Umgang mit den knappen Trainerressourcen. Einen Überblick über solch eine Teamweiterbildung finden Sie in folgender Grafik.

Umsetzung der Settingkonferenz

	Teamcoaching	Teamweiterentwicklung
Teilnehmer	ein komplettes Team, in der Klinik Chefarzt und eventuell PDL	3–5 Teams
Experte	ein Coach	Trainerteam aus • Diabetologe • Gesundheitspädagoge • Diabetesberaterin
Themen	Settingkonferenz	• Curriculumentwicklung • Didaktik • Settingkonferenz
Zeitaufwand	5–6 Stunden (evtl. 3–4 Sitzungen pro Jahr)	ein Wochenende
Angebote	nach Absprache	3 Veranstaltungen/Jahr

5.5 Checkliste „Settingkonferenz"

5.5.1 Funktion der Checkliste

Diese Checkliste dient vor allem den speziell ausgebildeten Moderatoren als Leitfaden ihrer Moderationsarbeit. Es hat sich jedoch gezeigt, dass ein solcher Moderator oft nicht zur Verfügung steht. Gründe dafür sind die geringe Zahl ausgebildeter Moderatoren, fehlende Finanzierungsmöglichkeiten oder der Widerstand von Teilnehmern, einen solchen Moderator zu akzeptieren. Sehr interessierte Teams, besonders wenn sie von ihren Vorgesetzten unterstützt wurden, haben die Settingkonferenz aus sich heraus moderiert. Die Ergebnisse waren so gut, dass wir auch andere Teams ermutigen möchten, die Settingkonferenz auch ohne Moderator umzusetzen.

Dazu muss die Checkliste Schritt für Schritt abgearbeitet werden.

5.5.2 Die Arbeit mit der Checkliste

Gehen Sie bei der Bearbeitung der Checkliste gemäß den folgenden Arbeitsschritten vor. Dokumentieren Sie in den dafür vorgesehenen Feldern die Arbeitsergebnisse.

5.5.2.1 Erster Arbeitsschritt: Wie muss die Settingkonferenz vorbereitet werden?

Sind alle Teammitglieder, in der Klinik auch Chef- bzw. verantwortlicher Oberarzt und Pflegedienstleitung, eingeladen worden?

Tragen Sie alle Namen in diese Liste ein!
_____
_____
_____
_____

Sind alle Teilnehmer über Sinn, Ablauf und Inhalt der Settingkonferenz hinreichend informiert worden?

Sie können die folgenden Seiten kopiert als Information Ihrem Einladungsschreiben beifügen. Die genaue Information kann bei den Beteiligten Widerstände abbauen und sie anregen, sich schon vor der Konferenz mit den Fragen auseinander zu setzen.

Die Settingkonferenz

Definition des Setting-Begriffs

Unter einem Setting versteht man das Regelwerk, das den Rahmen der Zusammenarbeit und insbesondere das therapeutische Handeln im multiprofessionellen Team regelt. Ein Setting muss alle wichtigen Punkte wie Zusammensetzung des Teams, Wahl von Teammitgliedern, deren Aufgaben und Kompetenzen, Behandlungs- und Schulungskonzepte, Kooperationskonzepte von Teammitgliedern untereinander sowie Grundkonzepte zur Qualitätssicherung in Form von allgemein gültigen, von allen anerkannten und mit allen besprochenen Regeln enthalten. Ein Setting muss mit allen Verantwortlichen in der Institution besprochen, abgeklärt und von diesen anerkannt werden. Damit werden im Setting die Struktur- und Prozessmerkmale der Schulungsarbeit verbindlich festgeschrieben. Indem sich das Team klare Regeln für seine Zusammenarbeit, aber auch für die Arbeit am Patienten gibt, markiert es sich in der institutionellen Landschaft und stellt sich als geschlossene Einheit dar. Ein Setting hat keinen Ewigkeitsanspruch, es muss immer wieder auf seine Gültigkeit hin überprüft und gegebenenfalls über umfassende Diskussionsprozesse in Frage gestellt und abgeändert werden. Nur wenn ein Setting lebt, wird es dauerhaft von der Institution anerkannt.

Definition der Setting-Konferenz

Die Setting-Konferenz ist eine 6–8 Stunden dauernde Arbeitssitzung (in der Regel ein Arbeitstag) aller Teammitglieder. In ihrem Verlauf werden die neun unten aufgeführten Fragen zur Teamentwicklung gemeinsam abgearbeitet.

Die Arbeitsergebnisse werden in einem vorgefertigten Protokoll genau festgehalten und allen Teilnehmern zur Kenntnisnahme und Billigung zur Verfügung gestellt. In diesem Protokoll können weitergehende Arbeitsaufträge an das Team, die bis zu einem möglichen weiteren Treffen bearbeitet werden müssen, definiert und festgehalten werden.

5.5 Checkliste „Settingkonferenz"

Die neun Fragen der Settingkonferenz

1. Wer gehört zum Team, wie wird man Teammitglied?
2. Was sind die „therapeutischen Menschenbilder" der beteiligten Berufsgruppen und wie sollen sie in der Schulung zur Wirkung kommen?
3. Wer ist der Kunde? (Patient, überweisender Arzt, Kostenträger)
4. Wer hat welche Aufgabe?
5. Wer hat welche Kompetenzen?
6. Nach welchen Konzepten soll behandelt und geschult werden?
7. Wie soll miteinander kommuniziert und in Problemsituationen miteinander umgegangen werden?
8. Mit wem muss das Setting abgestimmt und bei wem muss es durchgesetzt werden?
9. Wie definiert das Team seine Qualitätsbegriffe (DDG, ASD)?

5.5.2.2 Zweiter Arbeitsschritt: Wie soll die Settingkonferenz moderiert werden?

Dabei sollte genau nach den nun im Folgenden vorgestellten Fragen moderiert werden. Die Leitfragen wurden durch Arbeitsfragen ergänzt, die die Moderation erleichtern sollen. Dokumentieren Sie in den dafür vorgesehenen Zeilen.

Die neun Fragen der Settingkonferenz

1. Wer gehört zum Team, wie wird man Teammitglied?

Auflistung aller, die von sich sagen, dass sie zum Team zählen

_____

_____

Auflistung aller, die wirklich regelmäßig im Team an Schulung und Therapie mitarbeiten.

_____

_____

Wenn beide Listen nicht übereinstimmen, klären Sie, woher das kommt!

_____

_____

Beschreiben Sie genau, wie bisher Teammitglieder ins Team aufgenommen wurden

_____

_____

Diskutieren Sie, ob das auch weiter so ablaufen soll. Wenn Änderungen gewünscht werden, definieren Sie diese genau.

_____

_____

2. Was sind die „therapeutischen Menschenbilder" der beteiligten Berufsgruppen und wie sollen sie in der Schulung zur Wirkung kommen?

Definition des Begriffes „therapeutisches Menschenbild":

Unter dem therapeutischen Menschenbild versteht man die Vorstellung darüber, was der letztliche Sinn der therapeutischen Arbeit am kranken Menschen ist.

Für Ihre Moderation ist letztlich das pädagogische Menschenbild der Teammitglieder interessant.

Bei der Bearbeitung dieser Frage lassen Sie die Teilnehmer ihre Ideen auf einem Zettel aufschreiben. Lesen Sie die am Schluss des Arbeitsblattes definierten Sätze vor und bringen Sie die Gruppe darüber in eine Diskussion. Fordern Sie die Gruppe auf eine gemeinsame Definition des therapeutischen Menschenbildes zu verfassen. Weisen Sie nachdrücklich darauf hin, dass es zu allen Berufsgruppen passen muss und dass alle damit ganz praktisch arbeiten können sollen. Verweisen Sie auch darauf, dass es handfest und alltagstauglich sein soll. Hehre und abgehobene Ideen taugen für Ihre Arbeit nicht!

Fragen Sie noch einmal nachdrücklich, ob alle auf diesem Menschenbild die Alltagsarbeit im Team leisten wollen.

Tragen Sie die Definition ein.

_____
_____
_____
_____

3. Wer ist der Kunde? (Patient, überweisender Arzt, Kostenträger)

Diese Frage führt zu Überlegungen, wer denn welche Erwartungen an das Team hat. Die folgenden drei Arbeitsfragen sollen diesen Zusammenhang erhellen.

- Wenn der Patient Ihr Kunde ist, was glauben Sie, was er als Kunde vom Team erwartet?
_____
_____

- Woran würden Sie erkennen, das der Patient zufrieden ist?
_____
_____

- Wenn der überweisende Arzt Ihr Kunde ist, was glauben Sie, was er als Kunde vom Team erwartet?
_____
_____

- Woran würden Sie erkennen, das der überweisende Arzt zufrieden ist?
  _____
  _____

- Wenn der Kostenträger Ihr Kunde ist, was glauben Sie, was er als Kunde vom Team erwartet?
  _____
  _____

- Woran würden Sie erkennen, dass der Kostenträger zufrieden ist?
  _____
  _____

4. Wer hat welche Aufgabe?

Erstellen Sie für jedes Teammitglied ein Aufgabenprofil. Nutzen Sie dazu das entsprechende Arbeitsblatt im Anhang. Tragen Sie im Folgenden die beiden wichtigsten Aufgaben für jedes Teammitglied ein:

Erste Aufgabe	Zweite Aufgabe
_____	_____
_____	_____
_____	_____
_____	_____

5. Wer hat welche Kompetenzen?

Die Frage nach den Kompetenzen ist sehr wesentlich. Aus der Supervisionserfahrung heraus scheinen folgende Fragen wesentlich zu sein. Tragen Sie die Antworten des Teams zu den einzelnen Fragen ein:

- Wer indiziert die verschiedenen Formen der Insulintherapie?

Hinter dieser Frage steht das Problem, dass die nicht ärztlichen Teammitglieder aufgrund ihrer viel größeren Nähe zum Patienten oft angemessenere Therapieindikationen stellen. Eine Variante stellt die im Teamtreffen vom ganzen Team getroffene Therapieindikation dar. Welche Leitlinien sollen benutzt werden?
_____
_____
_____

- Wer führt die Insulindosisanpassungen im Rahmen einer ICT-Schulung durch? Dahinter steht das Problem, dass diese traditionell ärztliche Tätigkeit heute qua Ausbildung von Diabetesberaterinnen mit sehr großer Kompetenz durchgeführt wird.

6. Nach welchen Konzepten soll behandelt und geschult werden?

Diese Frage bezieht sich auf Schulungskonzepte. Hier kommt die sehr heikle Frage nach Standards und Leitlinien zum Tragen, zum Beispiel der Teachingletter der EASD, DDG Curriculum etc. Tragen Sie die Antworten wieder ein:

___

- Nach welchen Leitlinien wird die medizinische Therapie durchgeführt? Wenn Leitlinien bisher nicht benutzt wurden, welche Leitlinien will das Team anwenden? (DDG Leitlinien ect.)

___

7. Wie soll miteinander kommuniziert und in Problemsituationen miteinander umgegangen werden? (Wie werden die Teamregeln für alle verbindlich?)

Diese Frage thematisiert die Sollbruchstelle der ganzen Teamarbeit. Wenn Teamarbeit und Teamregeln dauernd unterlaufen werden, nimmt die Teamarbeit und die Behandlungsqualität auf Dauer Schaden! In diesem Zusammenhang sollten Sie folgende Fragen mit dem Team bearbeiten:

- Ein Schulungsteam sollte sich mindestes zweimal in der Woche mindestens 30–45 Minuten zu einem Teamgespräch treffen. Diskutieren Sie, wie das unter realen Arbeitsbedingungen realisiert werden kann.

___

- Wie will das Team damit umgehen, wenn sich einzelne Teammitglieder nicht an die gemeinsam vereinbarten Teamregeln halten?

___

- Wann und wie soll in Problemsituationen Supervision durchgeführt werden? Wie findet man einen Supervisor? Kann das Team sich auf eine vollständige Teilnahme des Teams einigen? Wer bezahlt die Supervision?

___

5.5 Checkliste „Settingkonferenz"

8. Mit wem muss das Setting abgestimmt und bei wem muss es durchgesetzt werden?

Im Rahmen dieser Frage sollten Sie sich überlegen, wie Ihre Teamregeln in Krankenhaus oder Schwerpunktpraxis von den Verantwortlichen anerkannt werden.

_____
_____
_____
_____

9. Wie definiert das Team seine Qualitätsbegriffe (DDG, ASD)?

Bearbeiten Sie folgende Fragen:

- Was sind Ihre ganz eigenen Qualitätsziele im Team? Wie soll sich Ihr therapeutisches Menschenbild darin abbilden?

_____
_____
_____
_____

- Wenn das Team schon Mitglied in der Arbeitsgemeinschaft Strukturierter Diabetesschulung ist, wie wollen Sie Ihr Setting dort kommunizieren?

_____
_____
_____
_____

- Wenn Sie noch nicht Mitglied sind, wollen Sie es werden?

_____
_____
_____
_____

- Inwieweit haben Sie die Qualitätsrichtlinien für Schulungs- und Therapieeinrichtungen bereits umgesetzt? Wollen Sie diese vollständig umsetzen, um die Anerkennung als Schulungs- und Therapiezentrum DDG zu erlangen?

_____
_____
_____
_____

Literatur

Aristoteles: Die Nikomachische Ethik, S. 57–80. DTV, München 1978
Assal, I. P.: The Teaching Letter., IDF, Genf 1997
Bateson, G.: Ökologie des Geistes, S. 32–98. Suhrkamp, Frankfurt a. M. 1996
Berger, M.: Therapie und Schulungsprogramm für nicht mit Insulin behandelte Typ 2 Diabetiker, in: Berger, M.: Diabetes mellitus, S. 423–427. Urban und Schwarzenberg, München 1995
Böhm, W.: Theorie und Praxis, S. 11–26. Königshausen und Neumann, Würzburg 1985
Dell, P.: Understanding Beatson and Maturana: Toward a biological foundation for the social sciences, in: Journal of Martial and Family Therapie 11 (1985) 1–20
De Shazer, S.: Some Conceptual Distinctions are more useful than others, in: Family Process 6 (1982) 71–84
De Shazer, S.: Das Spiel mit dem Unterschied. Carl Auer Verlag, Heidelberg 1994
De Shazer, S.: Der Dreh, S. 101–116. Carl Auer Verlag, Heidelberg 1995
Dilthey, W.: Einleitung in die Geisteswissenschaften, 1883
Fleck, L.: Entstehung und Entwicklung einer wissenschaftlichen Tatsache, S. 31–145. Suhrkamp, Frankfurt a. M. 1994
Foerster, H. v.: Das Konstruieren einer Wirklichkeit, in: Watzlawick, P. (Hrsg.).: Die Erfundene Wirklichkeit, S. 39–60. Piper, München 1997
Gadamer, H.-G.: Wahrheit und Methode. Mohr, Tübingen 1960
Glaserfeld, E. v.: Einführung in den radikalen Konstruktivismus, in: Watzlawick, P. (Hrsg.).: Die Erfundene Wirklichkeit, S. 16–39. Piper, München 2001
Grossman, R.; Scala, K.: Gesundheit durch Projekte fördern, S. 65–86, Weinheim-München 1996
Hare, A. P.: Handbook of small Group research. New York 1962
Haley, J.: Gemeinsamer Nenner Interaktion, Strategien der Psychotherapie. Pfeiffer Verlag, München 1977
Heffels, W.: in: Diätinformationen (1999) 5–6
Hofstätter, P. R.: Gruppendynamik. Hamburg 1957
Homans, G. C.: Theorie der sozialen Gruppe. Köln-Opladen 1960
Insko, C. A.; Shopler, J.: Experimental social Psychology. New York 1962
Keeney, B.: Ästhetik des Wandels. ISKO Verlag, Hamburg 1983
Kuhn, T. S.: Die Struktur wissenschaftlicher Revolutionen. Suhrkamp, Frankfurt a. M. 1996
Lamnek, S.: Qualitative Sozialforschung, Bd. 2. Psychologie Verlagsunion, Weinheim-München 1989
Loos, W.: Coaching für Manager. Verlag Moderne Industrie, Landsberg 1991
Mehnert, H.; Standel, E.; Usadel, K.-H. (Hrsg.): Diabetologie in Klinik und Praxis. Thieme, Stuttgart 1994
Oevermann, U.: Klinische Soziologie, Konzeptualisierung, Begründung von Berufspraxis und Berufsbildung; unveröffentlichtes Manuskript 1981
Richtlinien der Deutschen Diabetes-Gesellschaft: Qualitätsrichtlinien und Qualitätskontrollen von Behandlungseinrichtungen für Typ-II-Diabetiker, in: Diabetologie-Information 1 (1997) 38–45
Risse, A.: Phänomenologische und psychopathologische Aspekte in der Diabetologie. Walter de Gruyter, Berlin 1998
Rosenhahn, D. L.: Gesund in kranker Umgebung, in: Watzlawick, P. (Hrsg.).: Die Erfundene Wirklichkeit, S. 111–137. Piper, München 1997
Sackett, David L; Richardson, W. Scott; Rosenberg, William u.a.: Evidenzbasierte Medizin. Zuckschwerdt Verlag, Germering 1999
Schulz, W.: Ein Hamburger Modell der Unterrichtsplanung – Seine Funktion in der Alltagspraxis; in: Adl-Amini/ Künzli (Hrsg.), Didaktische Modelle und Unterrichtsplanung, S. 49–87. Juventa-Verlag, München 1980
Siebolds, M.; Weise, D.: Typ 2 Diabetikerschulung im Krankenhaus. Walter de Gruyter, Berlin 1996
Siebolds, M.: Typ 2 Diabetiker Gruppensprechstunde. Walter de Gruyter Verlag, Berlin 1997
Siebolds, M.: Die therapeutische Realität in der Alltagsdiabetologie, in: Merke, K. (Hrsg.): Umbau oder Abbau im Gesundheitswesen Bd.1, S. 220–252. Quintessenz, Berlin 1998a
Siebolds, M.; Weidner, F.: Interprofessionalität und Qualität. In: Dr. med. Mabuse Heft 10/11 (1998b)
Siebolds, M.: Qualitätssicherung in der Ernährungstherapie am Beispiel der stationären Patientenschulung, Ernährungsumschau 45 (1998c) 100–104
Siebolds, M.; Jacobs, G.; Horaczek, U.: Qualitätszirkel Diabetes, in: Qualimed 4 (1999a) 102–111

Siebolds, M: Die Kunst der Falldeutung, in: Der Hausarzt 12 (1999b)
Siebolds, M.: Bedeutung psychosozialer Kontexte für die alltägliche Arbeit in der Diabetikerschulung, in: Herpertz, S.; Paust, R. (Hrsg): Psychosoziale Aspekte in Diagnostik und Therapie des Diabetes mellitus, Lengerich 1999c
Simon, F. P.: Meine Psychose, mein Fahrrad und ich, S. 20–91. Carl Auer, Heidelberg 1993
Simon, F.; Stierlin, H.: Die Sprache der Familientherapie – ein Vokabular. S. 328–331. Klett-Kotta, Stuttgart 1995
Tuckman, I. W.: Developmental Sequence in small Groups, in: Psychological Bulletin 63 (1965) 384–399
Watzlawick, P.; Weakland, I.-H.; Fisch, R.: Lösungen, S. 19–84. Huber, Bern 1992
Weidner, F.: Professionelle Pflegepraxis und Gesundheitsförderung. Mabuse Verlag, Frankfurt a. M. 1995
Willke, H.: Systemtheorie entwickelter Gesellschaften. Juventa Verlag, Weinheim/München 1993

Teil C
Pädagogische Grundlagen und Techniken in der Diabetesschulung

Wolfgang Heffels

1 Didaktische Überlegungen zur Gestaltung einer Diabetiker-Schulungsstunde

Seit 1996 finden im gesamten Bundesgebiet Fortbildungsveranstaltungen für Diabetikerschulungsteams, sog. Sommerakademien, initiiert von Herrn Prof. Dr. M. Siebolds, statt. Hierbei wurden die multiprofessionellen Diabetiker-Schulungsteams durch ein ebenso zusammengesetztes Trainerteam gecoacht. Mein Anteil in diesen Veranstaltungen war (und ist), mit den Teilnehmer/innen Überlegungen zum Schulungshandeln anzustellen. Zum Schulungshandeln gehören einerseits die Einblendung notwendiger Rahmenbedingungen zur Durchführung von Diabetikerschulungen und andererseits das Erhellen des eigentlichen Schulens bzw. des Unterrichtens von Diabetikern. Die nachfolgenden Erkenntnisse zur Gestaltung einer Schulungsstunde von Diabetikern entstanden vor allem auch durch vielfältige Beiträge der Teilnehmer/innen der Sommerakademien. Hierfür möchte ich mich bei allen beteiligten Personen persönlich bedanken.

In den oben genannten Veranstaltungen war feststellbar, dass die beteiligten Personen zum Schulungshandeln zwei Fragehaltungen hatten:

a) Wie soll ich schulen, dass die Diabetiker zuhören und etwas davon haben?

b) Wie organisiert man eine solche Veranstaltung, so dass jeder weiß, was er zu tun hat und dies neben seinem Hauptjob als Arzt/Ärztin, Diätberater/Diätberaterin, Ökotrophologe/Ökotrophologin oder Krankenschwester/Krankenpfleger usw. noch ausführen kann?

Hier wird deutlich, dass die Schulenden, egal welcher Profession, einen Informations- und Klärungsbedarf zum eigentlichen Sinn dieser Schulungen, zur Vorbereitung und Durchführung ihrer Schulungsstunde/n und zur Organisation einer Schulungswoche hatten. Diesem Bedarf musste nun in den Seminarveranstaltungen nachgegangen werden. Dies erfolgte „Step by step", d. h. dass unsere Thesen und Seminarinhalte von Veranstaltung zu Veranstaltung sich veränderten und immer weiter spezifiziert und konkretisiert wurden.

Wichtig hierbei war den Trainern vor allem eine Offenheit, d. h. dass nach Bekanntgabe des Schulungsthemas die konkreten Seminarziele und -inhalte im kommunikativen Handeln mit den Teilnehmern entwickelt wurden. Hieraus entstanden nicht nur unterschiedliche Seminarverläufe, sondern auch eine vielschichtige Betrachtungsweise des Themas. Die sich hieraus entwickelten Erkenntnisse zur Gestaltung einer Schulungsstunde werden in diesem Artikel dargestellt. Die Erkenntnisse zur Gestaltung einer institutionalisierten Schulungswoche bedürfen einer separaten Abhandlung. Mit der Überschrift „Didaktische Überlegungen zur Gestaltung einer Diabetikerschulungsstunde" wird auf die Notwendigkeit einer vor Beginn der eigentlichen Schulungsstunde durchzuführenden gedanklichen Arbeit hingewiesen. Dieser nicht zeitlich konkret bestimmbare Arbeitsvorgang beinhaltet, durch den Begriff der Didaktik, Überlegungen zur Ermittlung der Stundenabsicht (Ziel-Inhalts-Komponente) und wie dies erreicht werden kann (Methoden- und Mediengestaltung). Wohl wissend, dass Vorüberlegungen nur Vorwegannahmen sind, sind diese Planungsmaßnahmen nur als Strukturierungshilfe zur Durchführung einer Schulungsstunde zu verstehen. Hierdurch soll das konkrete Angebot des Lehrenden an sein Klientel vor sinnstiftenden Überlegungen systematisiert und verbessert werden. Diese Überlegungen beziehen sich primär auf die Schulungen erwachsener Diabetiker.

1.1 Sinnhaftigkeit von Diabetikerschulungen

Die Sinnhaftigkeit von Diabetikerschulungen kann nicht mit der Frage „was sollen Diabetiker wissen und können?" umschrieben werden. Denn die Sinnhaftigkeit ist eine Dimension, die, räumlich gesehen, hinter den konkreten Zielvorstellungen von Diabetikerschulungen steht, oder anders ausgedrückt, aus der die Zielvorstellungen für diese Schulungen konstruiert werden. Somit bildet die Sinnhaftigkeit der Schulung die Quelle zur Entwicklung der Schulungsziele. Für die Diabetikerschulung lassen sich drei sinnstiftende Quellen voneinander trennen:

1. Betrachtet man den Diabetes mellitus aus medizinischer Sicht, dann stellt er sich als eine chronische Erkrankung mit einem höchst unterschiedlichen progredienten Verlauf dar. Im medizinischen Bereich wird ihr Verlauf meist auf die symptomatisch-diagnostisch-therapeutische Geschichte und ihre Aktualität bezogen, d.h. wann wurde die Erkrankung erstmalig diagnostiziert, welchen Verlauf hat sie bisher genommen, welche medizinischen Probleme bestehen zur Zeit und wie können die Symptome kuriert bzw. minimiert werden? Die auf den endokrinen Bauchspeicheldrüsendefekt mit all seinen Folgen bezogene Betrachtungsweise bedeutet für die Schulung von Diabetikern, dass wenn der Diabetiker die Ursachen, Folgen und deren Vermeidungsstrategien kennt, er den prognostischen Verlauf seiner Erkrankung mitsteuern kann. Eine Denkweise, die dem naturwissenschaftlichen Paradigma (wenn A dann B: also wenn zu wenig Insulinproduktion, dann Diabetes mellitus, wenn Diabetes mellitus, dann Insulinbedarf reduzieren, Insulinauswertung verbessern, Insulinproduktion anregen bzw. substituieren) entspricht und dem Schulungsklienten hierdurch eine Mitverantwortung aufbürdet. Der Schulende hat unter der alleinigen Sicht dieser Sinnquelle die Verpflichtung, seine Klientel über die Krankheit und die einzuhaltenden Verhaltensrichtlinien (Gewichtsreduktion, Fußpflege, diätetische Maßregelungen, Verhalten bei Hypo- und Hyperglykämie, Selbsttherapie, Fußpflege, Blutzuckerselbstregulation) so aufzuklären, dass seine Blutzuckerstoffwechsellage möglichst im grünen Bereich bleibt. Dieses maschinistische Bild von Krankheit, als monokausales Geschehen, stellt eine sinnhafte Dimension der Diabetikerschulung dar.

2. Eine Erweiterung erhält diese Betrachtungsweise durch die Psychosomatik. Durch ihre Brille kann die Psyche auf die physiologischen Vorgänge Einfluss nehmen und physiologische Vorgänge ihrerseits wiederum auf die Psyche zurückwirken. Hierdurch gewinnen die individuellen Empfindungen und Verarbeitungsweisen der einzelnen Erkrankten an Bedeutung für die Behandlung des chronisch erkrankten Menschen. Faktisch bedeutet dies, dass diese Quelle eine innere Harmonie anvisiert. Jegliche Stressoren sind hiernach zu vermeiden oder durch einen anderen Umgang mit diesen in Nicht-Stressoren umzuwandeln. Erika

1.1 Sinnhaftigkeit von Diabetikerschulungen

Schuchardt (Schuchardt, 1993, S. 21–41) entwickelte für chronisch Kranke zum Beispiel eine Verarbeitungsspirale, die das Phänomen der individuellen Verarbeitung von chronischen Krankheiten/Behinderungen erhellt und zugleich ein Ziel, die Annahme der Krankheit, vorgibt. Hierdurch wird der Blick in der Behandlung von chronisch kranken Menschen auf zwei Ebenen gelenkt, der physiologischen und psychischen Ebene. Für die Schulung von Diabetikern bedeutet dies, dass neben der Aufklärung über die pathophysiologischen Störungen und den Verhaltensstrategien zur verbesserten Stoffwechselregulation auch Hilfestellungen zur psychischen Annahme der Krankheit gewährt werden sollten. In der Schulung ist somit eine Auseinandersetzung über die individuelle Bedeutsamkeit im Umgang mit dieser Erkrankung sinnhaft. Diese Perspektive kann unter Umständen mit der ersten Sinnquelle in ein Spannungsverhältnis geraten, wenn z. B. die Gewichtsreduktion zwar physiologisch sinnvoll, aber psychologisch krankmachend (nicht gewollt, evtl. wegen defizitärer Lebenslust) erlebt wird. Die individuelle Folge eines Klienten ist hieraus die Überwindung einer inneren Anspannung zwischen Rationalität und Emotionalität. Genießt er, dann weiß er, dass er sich nicht „richtig" verhält; genießt er nicht, leidet er unter dem Verzicht und dem damit verbundenen Lebensgewinn.

3. Beide Anschauungen betrachten das Krankheitsgeschehen als einen individuellen Vorgang, d. h., weiß der Klient sich zu verhalten und kann er mit der Krankheit umgehen, dann wäre das Behandlungsziel erreicht. Hier erscheint Krankheit als ein Prozess, der in einem Menschen abläuft bzw. stattfindet. Unter sozialwissenschaftlichen Aspekten (vgl. Corbin, Strauss, 1993) wird die chronische Krankheit auch als ein soziales Phänomen aufgefasst, dass durch seine Erscheinung das Miteinander in der Gemeinschaft stark beeinflusst. Die individuelle Bedeutung der Krankheit wird somit um die soziale Bedeutsamkeit von Krankheit im zwischenmenschlichen Bereich erweitert. Der Kranke wie auch die Personen seines direkten Umfeldes (Familienangehörige, Freunde, Kollegen) müssen sich mit der chronischen Krankheit des Betroffenen auseinandersetzen. Diese biographische Arbeitsleistung, die auch die psychische Auseinandersetzung mit der Krankheit beinhaltet, führt dazu, dass die eigene Identität und die Beziehung auf ihre Gestaltung des Gemeinsamen neu definiert wird (Lebensziel, -inhalt und -erfüllung). So können Freunde sich abwenden, langjährige Beziehungen sich verändern und neue Bekanntschaften entstehen. Kurz gesagt: die Beeinträchtigung führt zu einem andersartigen Miteinander innerhalb der Lebensgemeinschaft. Verkompliziert wird diese biographische Arbeit noch durch die krankheitsbedingten und alltäglich neu zu erbringenden Arbeitsleistungen. Die Krankheit kann dazu führen, dass der Erkrankte, Familienmitglieder und Freunde aufgrund der Erkrankung neue Tätigkeiten erlernen und kontinuierlich ausführen müssen (z. B. das Insulinspritzen, die BZ-Messung). Des Weiteren sind die vielfältigen Alltagsaufgaben im Haushalt (Einkaufen, Finanzmittel verwalten, Wäsche versorgen, Kochen, Hausreinigung, die Einbeziehung professioneller Dienstleistungsanbieter usw.) ggf. im Beruf neu zu organisieren und durchzuführen, weil der chronisch Erkrankte seinen vorher wahrgenommenen Aufgaben nicht mehr nachkommen kann. Diese Quelle bedeutet für die Schulung von Diabetikern, auch ein Angebot zu gewährleisten, wodurch es dem Klienten möglich wird, sich mit seiner biographischen, krankheitsbedingten und alltäglichen Arbeit auseinanderzusetzen. Demnach sind die Einblendungen von individuellen Lebensumständen (wie z. B. allein lebend oder in einer Familie, Schichtarbeit oder Rentnerdasein, vorhandene Fähigkeiten oder Abhängigkeiten zur

Bewerkstelligung des Alltags) wesentliche Faktoren, bevor Handlungsempfehlungen gegeben werden können. Man stelle sich vor, dass einem gehbehinderten, alleine lebenden Menschen empfohlen wird, vor dem Essen sein Insulin zu spritzen. Dieser Anweisung folgend, stellt dieser dann fest, dass er kein Brot mehr im Hause hat und er die Wohnung nicht verlassen kann, weil draußen Schnee liegt. Diese und viele mögliche andere Beispiele belegen, dass die Lebensumstände und die individuellen Möglichkeiten des Klienten und seines Umfeldes unterschiedlichste Bewältigungsmöglichkeiten erfordern. Eine sinnvolle Schulung beachtet daher unter dieser Sinnquelle, dass es keine Patentlösung für alle gibt, sondern dass jedes Lösungsangebot auf seine Zumutbarkeit für den Einzelnen und seine Umgebung geprüft werden muss. Der Lehrende bedarf zur Ausübung dieses Beratungsanteils in der Schulung der Fähigkeit zum individuellen Fallverstehen. Hier zählt nicht die Kategorie richtig oder falsch, sondern zumutbar/angemessen oder nicht zumutbar/unangemessen.

Vor diesem Hintergrund der drei Sinnquellen für Diabetikerschulungen kann zusammenfassend der Schulungssinn (1.2) darin gesehen werden, dass die Diabetikerschulung einen Beitrag dazu leisten sollte, dass sich der chronisch Erkrankte und ggf. seine nächsten Angehörigen über die Erkrankung Diabetes mellitus mit ihren bio-psychosozialen Auswirkungen bewusster auseinandersetzt, damit ihnen die Möglichkeit eröffnet wird, den neuen Lebensabschnitt erfüllter zu gestalten. Der Sinn von Diabetikerschulungen stellt somit ein umfassendes Angebot zur Verbesserung der jetzigen Lebenssituation des Erkrankten in seinem Umfeld dar. Verändert sich seine Lebenssituation bzw. sein Umfeld gravierend, bedeutet dies, dass evtl. eine erneute Schulung notwendig wird. Die Schulung an sich erfordert eine Integration von Lehre, Aufklärung über den pathophysiologischen Kontext der Erkrankung, Beratung und der Erarbeitung fallspezifisch angemessener Verarbeitungs- und Verhaltensweisen.

1.2 Vorbereitung einer Schulungsstunde

Sich auf eine Schulungsstunde vorzubereiten bedeutet, eine bevorstehende und zu bewältigende Situation vorzudenken. Hierdurch soll die eigentliche Durchführung erleichtert und verbessert werden. Voraussetzung für ein derartiges planungsvolles Vorgehen ist, dass die Ziel-Inhaltsperspektive (was will ich erreichen?) und der zu gestaltende Mitteleinsatz (wie komme ich am besten dorthin?) reflektiert und aufeinander bezogen werden.

Merke: Vor den Maßnahmen kommt das Ziel!

Damit kann die Vorbereitung einer Schulungsstunde in zwei eng miteinander verbundene Teilbereiche getrennt werden:

1. Die Klärung der Ziel-Inhalts-Dimension (was will ich erreichen?) und
2. die Methodenorganisationsgestaltung (wie komme ich am besten zum Ziel?)

1.2 Vorbereitung einer Schulungsstunde

1.2.1 Was will ich in der Schulungsstunde erreichen?

Der einzelne Dozent in der Diabetikerschulung stellt sich mehr oder weniger bewusst die Frage: „Was will ich mit meiner Stunde erreichen?" Anfänger problematisieren diese Frage häufiger und intensiver als sog. Profis, sprich, erfahrene Dozenten. Letztgenannte haben diese Auseinandersetzung schon verinnerlicht und ihre Handlungsweisen erfolgen vor dem Hintergrund eines geklärten Verständnisses. Das Problem der Profis kann durch zwei Sätze auf den Punkt gebracht werden:

a) Wissen ist Macht!
b) Wissen macht blind!

Hiervon ist ableitbar, dass wenn der Erfahrene sich nicht mehr mit aktuellen Geschehnissen bewusst auseinandersetzt, sondern sozusagen nur noch aus seiner Repertoirekiste agiert, die Gefahr besteht, dass die Zeit an ihm vorüberzieht. Die Folge hiervon kennt ein jeder: aus dem ehemaligen Lehrmeister wird ein Clown, der seine Rolle zwar gut spielt, aber er wird von keinem mehr richtig ernst genommen.

Aber nun zurück zur Frage: Wie kommt man zu seinem Stundenziel bzw. zu seinen Stundenzielen?

Zunächst wird in der Regel der Lehrende darüber informiert, welches Thema (evtl. unter welcher Zielsetzung), in welcher Zeiteinheit, an welchem Tag unterrichtet werden soll. Diese Angaben können dem Schulungs-Curriculum[1] entnommen werden oder/und sie werden dem Lehrenden durch den Koordinator der Schulungswoche mündlich mitgeteilt und erläutert. Die Angaben über die Zusammensetzung der Schulungsgruppe (z. B. 15 Personen im Alter zwischen 45 und 68 Jahren, Diabetes mellitus Typ II, Überwiegend „b-ler") runden die Informationssammlung ab. Jetzt erst wird der Lehrende gefordert zu entscheiden, ob er das Thema beherrscht oder ob eine inhaltliche Auffrischung noch erforderlich ist. Da die Lehrenden in der Diabetikerschulung zumeist nur Themen unterrichten, die ihnen geläufig sind, kann primär zunächst davon ausgegangen werden, dass die Lehrenden „im Stoff stehen" und somit die Sachanalyse hier zu vernachlässigen ist. Die zentrale Frage der Lehrenden, die als Spezialisten in ihrem Gebiet zu bezeichnen sind, lautet: Was soll ich der Gruppe anbieten? Der Spezialist muss Prioritäten setzen und das Wissen in einem nicht fachterminologischen Sprachmodus und in einer anderen inhaltlichen Systematik vermitteln. Hierzu ist zunächst eine bewusste Zielsetzung erforderlich.

Solange kein verbindlich vereinbartes Schulungskonzept vorliegt, ist davon auszugehen, dass durch die individuelle Sinngebung des Lehrenden die Schwerpunkte der Schulungsstunde bestimmt werden.

Bei einem pathophysiologischen Krankheitsverständnis der Variante A könnte das Stundenziel bei einer Hypo-Stunde wie folgt formuliert sein: „Die Schulungsteilnehmer/innen sollen die Frühwarnzeichen benennen und diagnostisch sichern, mögliche Ursachen aufzählen, prophylaktische und therapeutische Maßnahmen bei einer Hypoglykämie durchfüh-

---
[1] Der Curriculumbegriff ist hier von der DDG vorgegeben und wird synonym mit dem Lehrplan-Begriff (Zielangabe, Themenangabe und Zeitvorgabe) verwendet.

ren können". Hat der Lehrende darüber hinaus eine psychosomatische Perspektive, dann kann das Stundenziel in der Variante B noch durch die Komponente „die Schulungsteilnehmer sollen die Möglichkeit erhalten, über ihre Erfahrungen und Probleme im Umgang mit einer Hypoglykämie zu berichten, damit eine bewusste psychische Verarbeitung eingeleitet werden kann" erweitert werden. Bei der Variante C kann diese Zielsetzung noch eine sozialwissenschaftliche Ergänzung erfahren: „Wie erleben die nächsten Angehörigen einen solchen Zustand, worauf müssen sie vorbereitet sein und welche Techniken sollten von ihnen beherrscht werden?" oder bei alleine lebenden Menschen: „Wie könnten diese sich organisieren, so dass die entsprechenden Hilfsmaßnahmen eingeleitet werden?"

Aus diesen Beschreibungen wird ersichtlich, dass die einzelne Schulungsstunde unter Berücksichtigung der Sinndimensionen von Krankheit über drei Zieldimensionen und drei Inhaltsquellen sich erstrecken kann (siehe Tabelle 1).

Tabelle 1: Zieldimensionen und Inhaltsquellen zur Diabetikerschulung

Sinndimensionen von Krankheit	Zieldimension für die Diabetikerschulung:	Inhaltsquellen für die Diabetikerschulung:
Medizinisches (naturwissenschaftliches) Verständnis	Informiertheit über das pathophysiologischeGeschehen, die Prophylaxen und dieBefähigung zur Durchführung der Eigentherapie	Medizinisches Fachwissen über das Thema *(allgemeine Sachebene mit Verstehens- und/oder Ausführungsleistung)*
Psychosomatisches Verständnis	Einleitung einer verbesserten individuell-psychischen Verarbeitung	Gefühle, Erfahrungen, Probleme im Umgang mit dem Thema *(individuelle Erlebnisebene*
Sozialwissenschaftliches Verständnis	Verbessertung der Rahmenbedingungen und interaktiven Strukturen (a: materieller Art; b: zwischenmenschlicher Bereich; c: Befähigung von Angehörigen	Einblendung der individuellen Lebensverhältnisse und der Lebensgestaltungsmöglichkeiten der Klienten *(soziale Verträglichkeitsebene)*

Der Lehrende ist aufgefordert, seine Stunde entsprechend dieser Dimensionierung vorzubereiten. Zur Vereinfachung dieses Vorgangs wurde ein Frageraster entwickelt (siehe Abbildung 1). Durch die Beantwortung der Fragen gewinnt der Lehrende eine erste Gesamtübersicht über die mögliche Inhaltlichkeit einer Diabetikerschulungsstunde. Hierdurch entsteht eine komplexe allgemeine Sichtweise auf die Chronizität des Diabetes mellitus. Der einzelne Erkrankte kann darüber hinaus noch ganz andere Sichtweisen, Probleme und Fragestellungen entwickeln, so dass trotz sorgfältigster Vorbereitung des Lehrenden die Gesamtheiten der individuellen Möglichkeiten nicht vorgedacht werden können. Diese Zuschreibung führt unweigerlich zu der Notwendigkeit einer zweigeteilten Ziel-Inhaltsdimension, d. h., dass der Lehrende zunächst klären muss „was er will oder was er denkt, was die Schulungsgruppe unbedingt wissen bzw. können sollte" und zweitens den Teilnehmern Raum gibt, ihre Anliegen vorzubringen.

> **Raster zur Inhaltsbestimmung einer Diabetikerschulungsstunde**
>
> *1. Allgemeine Sachebene:*
> 1.1 Welche Sachinhalte muss der Schulungsteilnehmer unbedingt wissen/verstehen?
> 1.2 Welche Technik(en) sollte der Schulungsteilnehmer nach der Stunde beherrschen?
>
> *2. Individuelle Erlebnisebene:*
> 2.1 Welche Grundbedürfnisse werden durch das Thema berührt?
> 2.2 Wird von dem Klienten ein von seinen Gewohnheiten abweichendes Verhalten erwartet?
> 2.3 Welche Schwierigkeiten hätte ich bzw. kann ich mir hierbei vorstellen?
> 2.4 Welche Erfahrungen, Probleme und Wünsche könnten die Teilnehmer im Bezug auf das Thema haben?
>
> *3. Soziale Verträglichkeitsebene:*
> 3.1 Welche Bedeutung/Folgen könnte das Schulungsthema für die Alltagsbewältigung haben?
> 3.2 Welche materiellen Bedingungen müssen vorhanden sein, damit im häuslichen Umfeld „empfehlungsgemäß" gehandelt werden kann?
> 3.3 Welcher Personenkreis kann den Diabetiker unterstützen? Wie sieht die Qualifikation hierfür aus?
> 3.4 Wie und wo kann der Klient im häuslichen Umfeld Hilfestellungen zu Punkt 3.1 und 3.2 erhalten?

Abbildung 1: Raster zur Ermittlung einer Inhaltsübersicht einer Schulungsstunde

Der lehrerzentrierte Anteil wird durch eine Schwerpunktsetzung des Lehrenden aus der Gesamtübersicht entwickelt. Für ihn stellt dieser Ziel-Inhaltsbereich einen unverzichtbaren Schulungsbestandteil dar. Das Regulativ, damit man nicht seinem Steckenpferd frönt, ist die Begründbarkeit der Aussagen vor dem Kriterium der individuellen Verhaltenssteuerung, d. h. gewährleisten diese unverzichtbaren Informationen einen Beitrag zur Verbesserung der Lebenssituation der Klienten. Bei der Fußpflegestunde stellen z. B. die Informationen zur Durchführung der Fußpflege (verbotene und erlaubte Materialien) und die Aufzählung möglicher Frühwarnzeichen einer Komplikation, die einen Arztbesuch erforderlich machen, einen unverzichtbaren Stundenbestandteil dar. Die Aufzählung und Erläuterung der möglichen Komplikationen sind nicht verhaltenssteuernd und somit nicht erforderlich.

Der zweite Kernbereich ist insofern offen, weil die einzelnen Teilnehmer hier ihre speziellen Fragestellungen unterbringen können. Der Lehrende macht einerseits somit Vorgaben und andererseits geht er mit der Gruppe. Dieses spezielle Vorgehen, die Balance zwischen Belehren und Beraten, erfordert eine bestimmte methodische Vorgehensweise, die es nun gilt zu betrachten.

1.2.2 Methodenorganisationsgestaltung

Nach der Ziel-Inhaltsvorbestimmung für eine Diabetikerstunde ist in der Planung nun das Wie zu klären. Es geht also um die Methodenorganisationsgestaltung. Die einzelne Diabetikerschulungsstunde, die meistens 90 Minuten dauert, kann in drei Phasen gegliedert werden:

- die Eröffnungsphase
- eine Vermittlungsphase und
- die Abschlussphase

Eröffnungsphase

In der *Eröffnungsphase* sollen eine Vorstellungsrunde und eine Auftragsklärung stattfinden. In der Vorstellungsrunde geht es vor allem darum, dass Beziehungen hergestellt werden. Der Lehrende als auch die Teilnehmer sollten sich kurz namentlich vorstellen. Der Dozent sollte danach den Rahmen der Stundengestaltung klären. Hierzu gehört, dass er die zeitliche Vorgabe und das Thema, mit seinen lehrerzentrierten Grobstrukturen, den Teilnehmern bekannt gibt. Damit der Lehrende die Teilnehmerinteressen berücksichtigen kann, ist die am Teilnehmer orientierte Auftragsklärung sehr bedeutsam. Diese Auftragsklärung beinhaltet die auf Themen bezogene Ermittlung der strukturellen Bedingungen und Möglichkeiten (s. Tabelle 2) und Zielvorstellungen des einzelnen Schulungsteilnehmers.

Während die Bedingungen und Möglichkeiten der Schulungsteilnehmer als eine Art Beobachtungsfolie des Lehrenden zur Einschätzung der Schulungsteilnehmer fungieren, werden die Teilnehmerinteressen durch drei Fragen direkt ermittelt:

1. Haben Sie schon persönliche Erfahrung mit dem Schulungsthema? Wenn ja, welche (Erfahrung)?
2. Stellt das Schulungsthema ein aktuelles oder geschichtliches Problem für Sie dar (Problem)?
3. Welche persönlichen Wünsche verbinden Sie mit diesem Thema (Wunsch)?

Tabelle 2: Bedingungen und Möglichkeiten der Schulungsteilnehmer

Bedingungen und Möglichkeiten der Teilnehmer	Assessment-Hintergrundfragen
Auseinandersetzungsbereitschaft	Ist der Teilnehmer bereit, sich mit Neuem auseinanderzusetzen (Kunde), will er nur mal schauen (Besucher), oder will er nur klagen können (Klagender)?
Verhaltensänderungsbereitschaft	Inwieweit ist der Teilnehmer in der Lage und willens, Verhaltensweisen konsequent zu verändern?
Umsetzungsleistung a) Verstehensleistung b) Handhabungsleistung	a) Inwieweit ist der Teilnehmer geistig in der Lage, Informationen zu verarbeiten? b) Was kann der Teilnehmer noch praktisch leisten?
Sozialverträglichkeit – räumliche Gegebenheiten – finanzielle (materielle) Gegebenheiten – familiäre Situation	Welche (räumlichen, finanziellen/materiellen und personellen) Möglichkeiten hat der Schulungsteilnehmer?

Durch die Ermittlung der an die Teilnehmer gebundenen Erfahrungen, Probleme und Wünsche zu dem Thema der Schulungsstunde kann der Lehrende den lehrerzentrierten Teil mit

1.2 Vorbereitung einer Schulungsstunde

diesem Beratungsanteil in der Vermittlungsphase kombinieren. Die Teilnehmerinteressen sollten in einem Stundenprotokoll vom Lehrenden schriftlich festgehalten werden, damit er im weiteren Verlauf der Schulungsstunde diese Fragen Personen zugeordnet abarbeiten kann (siehe Abb. 2). Die Anfertigung des Stundenprotokolls erhält hierdurch die Funktion einer Strukturierungshilfe.

Diabetiker-Schulungsstundenprotokoll

I. Eröffnungsteil:
Thema: _____
Zeit: _____
Schulender: _____

Teilnehmer/in	Erfahrung	Problem	Wunsch
1.			
2.			
3.			

II. Vermittlungsteil

III. Abschlussphase:

Teilnehmer/in	Ideen, das Erlernte zu Hause umzusetzen
1.	
2.	
3.	

Abbildung 2: Schulungsstundenprotokoll

Vermittlungsphase

Die zweite Phase der Schulungsstunde, die ca. 60 Minuten umfasst, beinhaltet den Belehrungs- und Beratungsteil. Methodisch kann dieser Vermittlungsteil in zwei Verlaufskategorien eingeteilt werden. Die Art und Weise der Auseinandersetzung mit dem Schulungsgegenstand, kann (a) primär theoretisch (Informationsvermittlungsstunde) oder (b) primär praktisch (Einübungsstunde) sein. Geht es bei (a) darum, dass die Teilnehmer sich kognitiv mit Inhalten auseinandersetzen, soll bei (b) eine Fertigkeit (neu) eingeübt werden. Bei beiden Kategorien kommt es aber vor allem darauf an, dass der zu vermittelnde Inhalt von den Teilnehmern verstanden bzw. praktisch beherrscht wird. Schulz von Thun (vgl. Fittkau, Müller-Wolf, von Thun, 1997) entwickelte hierzu vier, scheinbar selbstverständliche Verständlichkeitsverstärker:

1. Einfachheit
2. Gliederung
3. Prägnanz
4. Stimulans

Die Kunst bei der Vermittlung eines Gegenstandes ist hiernach, dass der Lehrende dahingehend befähigt ist, Sachverhalte nicht kompliziert auszudrücken (= Einfachheit), sein Vorgehen in eine schlüssige Form (= Gliederung) so gekleidet durchzuführen, dass die Teilnehmer das Wesentlichste (= Prägnanz) interessant, spannend und humorvoll, evtl. unter Einsatz anschaulicher Medien vermittelt (= Stimulanz) vermittelt bekommen. Dieser sich nicht selbständig einstellende Vorgang erfordert zur Entwicklung des Wesentlichen eine umfassende Betrachtung des Schulungsthemas (siehe Abb. 1) und die Gabe, während der Schulung Gewünschtes bzw. Erwartetes herauszuhören. Die Gliederung einer Schulungsstunde sollte bei einer primär praktischen Befähigung nicht verkopft werden, d. h. das Vormachen (auch von erfahrenen Diabetikern) und Nachmachenlassen oder das Ausprobierenkönnen (Versuch und Irrtum) sollte im Vordergrund stehen. Über das Tun hinausführende Hinweise können während der Übung individuell oder am Ende zusammenfassend allen Teilnehmern mitgeteilt werden. Bei den primär theoretischen Schulungsstunden ist nicht von der Fachsystematik (Definition, Symptome, Ursachen, Diagnostik, Therapie) auszugehen, sondern von dem Erleben, dem möglichen Erleben oder den Gewohnheiten der Teilnehmer. Das angestrebte lehrerzentrierte Schulungsziel ist hiervon ausgehend so zu vermitteln, dass eine augenscheinliche Plausibilität entsteht. Zur Unterstützung einer guten Verstehensleistung können neben einer einfachen und bildhaften Sprache noch durch weitere Medien (Folie, Tafel, Wandkarte, Flip-Chart) eingesetzt werden. Zu bedenken ist hierbei, dass sie so gestaltet sind, dass Personen mit Sehstörungen das Medium auch erkennen können (großes und deutliches Schriftbild) und nicht mit Inhalt überfrachtet ist. Hier zählt: weniger ist meist mehr und ein Bild sagt mehr als 1000 Worte. Anders formuliert: diese gedankliche Planungsarbeit in der Vermittlungsphase bedeutet für den Lehrenden zu entscheiden, wie er diese Stundenteile aufbaut (zuerst-danach-zuletzt), welche Materialien und Medien er einsetzt (diese müssen dann auch verfügbar sein) und welche adressatenorientierte Sprache er verwenden möchte. Diese vielfältig zu treffenden Entscheidungen bedürfen einer Wissensgrundlage und dem Wissen um die eigene Wirkung auf Schulungsteilnehmer. Zur Vertiefung dieser beiden Kompetenzen kann ein Seminar „Lehrertraining" hilfreich sein.

Abschlussphase

In der dritten Phase, der Abschlussphase, findet insofern eine Feed-back-Runde statt, als dass der Lehrende mit den Teilnehmern darüber ins Gespräch kommen sollte, welche Idee/Absicht jeder Teilnehmer für sich jetzt sieht, Inhalte der Schulungsstunde zu Hause umzusetzen. Hierdurch wird jeder Teilnehmer aufgefordert, das, was für ihn in der Stunde bedeutsam war, zu benennen. Der Lehrende sollte diese Absicht wiederum im Stundenprotokoll[2] (s. Abb. 2) festhalten. Fand diese Ergebnissicherung statt, kann die Stunde dann mit einer Dankes- und Verabschiedungsformel beendet werden.

---

2   Die durch alle Schulungsstunden gesammelten Ideen der Umsetzung könnten dem Schulungsteilnehmer am Ende der Schulungswoche als seine eigene Verhaltensanweisung mitgegeben werden. Das Besondere hieran ist, dass es sich nicht um die Anweisungen von Fremdpersonen handelt, sondern dass diese eigenen Überlegungen eine andere Art der Einhaltungsverpflichtung beinhaltet. Des Weiteren können diese Ergebnisse bei Folgeberatungen thematisiert und aktualisiert werden.

1.3 Schlussbetrachtung

Das Schulen chronisch Erkrankter erfordert die Verbindung zweier unterschiedlicher, miteinander in Verbindung stehender Handlungslogiken:

(a) das Lehren und (b) das Beraten. Die Berücksichtigung beider Spezifika in jeder Schulungsstunde führt zu einer allgemeinen Informationsvermittlung und einer der speziellen Lebenssituation des Klienten angemessenen Lehrangebotsgestaltung. Somit geht es bei den Schulungen von chronisch Erkrankten darum, mit dem Klienten eine für ihn zumutbare Strategie zu erarbeiten, die seiner Mentalität, seiner Lebenssituation und seinen (materiellen, pragmatischen, sozialen und geistigen) Möglichkeiten entspricht. Hierdurch entsteht für den Klienten die Chance, den Verlauf der chronischen Erkrankung mit seinen möglichen pathophysiologischen, psychischen und sozialen Folgen für ihn und sein Umfeld erträglicher zu gestalten. Gesundheit, definiert als ein Zustand von Abwesenheit einer körperlichen Erkrankung, ist nicht mehr herstellbar. Somit kann der Sinn der Diabetikerschulung darin bestehen, dass die Betroffenen lernen, sich mit ihrer Lebenssituation insoweit auseinanderzusetzen, dass sie den prolongierten Verlauf ihrer Erkrankung im Einklang zwischen Rationalität, Emotionalität und Sozialität bringen können. Dies bedeutet, dass der chronisch Kranke ständig aufgefordert ist, sich auf einem Kontinuum zwischen prognostisch günstig oder ungünstig, Erhaltung bzw. Steigerung der Lebensqualität oder Verlust von Lebensqualität sowie der sozialen Verträglichkeit oder Unverträglichkeit/Unzumutbarkeit auseinanderzusetzen. Die Schulung dient hier als ein Hilfsmittel zur bewussteren Entscheidungs- und Verhaltensfindung zwischen den Polaritäten des chronisch Erkrankten und dient der Hilfe zur Selbsthilfe.

Zur Herstellung eines solchen Schulungsangebots bedarf es einiger Rahmenbedingungen (Curriculum, Schulungsräume mit mediellen Möglichkeiten) und einer speziellen Qualifizierung der Lehrenden. Mit den (vorläufigen) didaktischen Überlegungen zur Gestaltung einer Diabetikerstunde entstand eine Reflexionsfolie, die dem Lehrenden dazu dienen kann, dass er sein Schulungshandeln systematischer vorbereiten kann. Diese Überlegungen könnten die Grundsteine für das Fundament des Diabetikerschulungshauses sein. Diese Steine sollten dann durch den Mörtel des Lehrertrainings fest miteinander verbunden werden. Hierauf aufbauend könnte das Haus des Schulungshandelns, durch die gewonnenen Erfahrungen und die Fachgespräche, sicher auf-, um- und ausgebaut werden.

Literatur

Corbin, J. M.; A. L. Strauss: Weiterleben lernen, Chronisch Kranke in der Familie; Piper-Verlag, München 1993

Fittkau, B.; H.-M. Müller-Wolf; S. Schulz von Thun: Kommunizieren lernen (und umlernen); Georg Westermann Verlag, 1997

Klafki, W.: Didaktische Analyse als Kern der Unterrichtsvorbereitung; in: Roth, H. et al. (Hrsg.): Auswahl – grundlegende Aufsätze aus der Zeitschrift „Die Deutsche Schule"; Hermann Schroedel-Verlag, Hannover, 1964, S. 5–34

Klafki, W.: Zur Unterrichtsplanung im Sinne kritisch-konstruktiver Didaktik; in: Adl-Amini/Künzli (Hrsg.): Didaktische Modelle und Unterrichtsplanung; Juventa-Verlag, München 1980, S. 11–48

Peterßen, W. H.: Handbuch der Unterrichtsplanung (Grundfragen, Modelle, Stufen, Dimensionen); Ehrenwirth-Verlag, München 1982

Richtlinien der Deutschen Diabetes-Gesellschaft: Qualitätsrichtlinien und Qualitätskontrollen von Behandlungseinrichtungen für Typ-II-Diabetiker; in: Diabetologie-Information, Heft 1 (1997) 38–45

Schorch, G.: Unterrichtsplanung und Unterrichtsvorbereitung; in: Roth, L. (Hrsg.): Pädagogik, Handbuch für Studium und Praxis; Ehrenwirth-Verlag, München 1991, S. 704–714

Schuchardt, E.: Warum gerade ich? Behinderung und Glaube (Pädagogische Schritte mit Betroffenen und Begleitenden); Burckhardthaus-Laetare Verlag, Gelnhausen 1993

Schulz, W.: Ein Hamburger Modell der Unterrichtsplanung – Seine Funktion in der Alltagspraxis –; in: Adl-Amini/Künzli (Hrsg.): Didaktische Modelle und Unterrichtsplanung; Juventa-Verlag, München 1980, S. 49–87

2 Das Curriculum zur Diabetikerschulung im Spannungsfeld zwischen administrativer Notwendigkeit und schulungsprozessfördernder Bedeutsamkeit

Die Deutsche Diabetes-Gesellschaft hat 1997 mit ihren Qualitätsrichtlinien zur Durchführung von Diabetikerschulungen ein verbindliches Rahmenwerk für die Einrichtungen, die die Bezeichnung „Behandlungseinrichtung für Typ-I- oder/und für Typ-II-Diabetiker nach den DDG-Richtlinien" führen möchten, geschaffen. Diese namentliche Ausweisung ist an ein Anerkennungsverfahren durch die DDG gebunden. Des Weiteren werden die so ausgewiesenen Einrichtungen alle drei Jahre allen Ärzten öffentlich bekannt gegeben. Hierdurch stellt die DDG den anerkannten Behandlungseinrichtungen ein „Gütesiegel" aus. Folglich geht die DDG davon aus, dass mit der Veröffentlichung gleichzeitig auch eine Empfehlung an die niedergelassenen Ärzte verbunden ist, die besagt, dass sie ihre Patienten zur Diabetikerschulung nur noch an diese Gütesiegel-geprüften Behandlungseinrichtungen überweisen sollten. Die nicht akkreditierten Einrichtungen erfahren hierdurch eine statusbedingte, qualitative Abwertung. Die DDG-Norm stellt somit ein berufsständisches Regulativ dar, dessen Entsprechung mit einer bestimmten Qualitätseinhaltung verbunden ist.

Aufbauend auf die Qualitätsrichtlinien der DDG, wird ein besonderes Augenmerk auf das geforderte Instrument „Curriculum" gelegt. Mit dem Titel „Das Curriculum zur Diabetikerschulung im Spannungsfeld zwischen administrativer Notwendigkeit und schulungsprozessfördernder Bedeutsamkeit" wird schon darauf hingewiesen, dass dieses Instrument unterschiedlich genutzt werden kann. Ausgehend von der Frage, welches Schulungsverständnis ein Diabetikerschulungsteam hat, wird die Erstellung, Einführung, Überprüfung und gegebenenfalls auch eine Curriculumrevision dargestellt. Grundlage dieser Überlegungen bilden sowohl gesundheitsfördernde Konzepte (Theorien der Gesundheitsförderung), die in Verbindung mit curricularen Überlegungen stehen, als auch Erkenntnisse der Organisationsentwicklung.

2.1 Was beinhalten die Qualitätsrichtlinien der DDG?

Die Qualitätsrichtlinien von Behandlungseinrichtungen für Typ-I- und Typ-II-Diabetikern nach der Deutschen Diabetes-Gesellschaft (vgl. Richtlinien der Deutschen Diabetes-Gesellschaft, 1997, S. 38-45) beinhalten Angaben zu strukturellen (= vorzuhaltenden) Voraussetzungen, prozessuale Angaben zur Intention und Durchführung der Diabetikerschulungen und evaluative Maßnahmen zur Überprüfung des Schulungserfolges.

Zu den wichtigsten strukturellen Voraussetzungen zählen:

- Die Einrichtungen zur Behandlung und Schulung für Typ-I- und Typ-II-Diabetiker müssen von einem DDG-Diabetologen geleitet werden. Das Schulungsteam setzt sich

aus einem Arzt, einer Diabetesassistentin/DDG *oder* einer Diabetesberaterin/DDG *und* einer Diätassistentin zusammen.
- Die Schulungen stehen unmittelbar in Verbindung zur ärztlichen Behandlung von Diabetikern und erfordern eine quantitative Mindestnorm. Für Einrichtungen der Behandlung von Typ-II-Diabetikern werden jährlich mindestens 400 ärztliche Behandlungsfälle und 100 zu schulende Klienten gefordert. Die Typ-II-Einrichtungen müssen im Jahr vor Antragstellung mindestens 60 Patienten mit Typ I Diabetes mellitus geschult haben.
- Es muss mindestens ein nur für diesen Zweck eingerichteter Schulungsraum zur Verfügung stehen. Darüber hinaus ist der Raum mit einer Projektionsmöglichkeit (Overheadprojektor) auszustatten.
- Die Schulung soll, außer bei Kindern und Jugendlichen unter 20 Jahren, in geschlossenen Gruppen bis zu 12 Personen stattfinden. Geschlossen bedeutet hier, dass die gesamte Schulungsgruppe von Anfang bis zum Ende an dem Programm teilnimmt.
- In der Einrichtung muss eine exakte Blutglukosebestimmung möglich sein.
- Die Schulungen müssen nach einem verbindlichen Curriculum mit Stundenplan durchgeführt werden.

Durch das Behandlungs- und Schulungsprogramm sollen mögliche Folgeschäden, die durch einen Diabetes mellitus entstehen können, verhindert und die Lebensqualität der Klienten nach Möglichkeit wenig eingeschränkt werden. Somit kann, „ausgehend von einem ganzheitlichen Patientenbild und durch Respektierung der individuellen Behandlungsziele und Bedürfnisse (Empowerment) ... eine optimale Therapiequalität erreicht werden" (Richtlinien, 1997, S. 38). Dies erfordert von den Schulenden, dass sie ihre Klienten nicht nur themenbezogen in einer bestimmten Zeiteinheit (z. B. 20 Stunden für Typ-I-Diabetiker) informieren und technisch unterweisen, sondern die Betroffenen sollen lernen, ihre Therapie und ihr Leben selber zu „gestalten" (Richtlinien, 1997, S. 41).

Die Überprüfung der Ergebnisqualität soll eine kontinuierliche Verbesserung des Schulungshandelns bewirken. Sie erfordert die Anwendung zweier Verfahren. Das erste Verfahren stellt die Hospitation dar. Hierbei geht es darum, dass die eigene Einrichtung und das Schulungshandeln durch einen qualifizierten Mitarbeiter eines anderen Teams begutachtet (passive Hospitation) wird, und dass ein Mitarbeiter des eigenen Teams in einer anderen Einrichtung das Schulungshandeln (aktive Hospitation) beobachtet. Durch diesen gegenseitigen Begutachtungsvorgang können die Unterschiede in der Schulungskonzeption und den strukturellen Voraussetzungen deutlich werden, die dann zu einem internen Veränderungsprozess führen können. Das zweite Verfahren, die Evaluation, ergänzt das erste Auditierungsverfahren dadurch, dass der Erfolg der Schulungen durch eine Erhebung patientenbezogener Daten bestätigt wird oder bei einem ungünstigen Ergebnisausfall eine Konzeptionsänderung des Schulungsprogramms auslösen kann. Die Feststellung der Effizienz einer Schulungskonzeption ruht hiernach auf zwei Säulen, der Selbst- und der Fremdbeobachtung.

Die Richtlinien der DDG stellen durch ihre strukturellen und prozessualen Forderungen eine systemsteuernde Qualitätsnormierung dar. Diese Qualität soll durch die Selbst- und Fremdbeobachtung gesichert oder verbessert werden. Ungeachtet der Problematik, wie die Einrichtungen die strukturellen Voraussetzungen zur Schulung von Diabetikern finanzieren können und welche konkreten Probleme in einer derartigen Selbst- und Fremdbeobachtung liegen, ist vor dem Hintergrund einer Curriculumkonstruktion zunächst das geforderte Schulungsverständnis zu klären, d. h. mit welcher Haltung die Schulenden ihre Klienten schulen wollen. Hierzu bieten die Richtlinien der DDG einmal den eingeklammerten Begriff des „(Empowerment)" (Richtlinien, 1997, S. 38 u. 41) und andererseits die Entwicklung eines lernzielorientierten Curriculums (Richtlinien, 1997, S. 42) an. Da hinter beiden Begriffen eine bestimmte Einstellung zum Lehrgeschehen steht, gilt es im nächsten Schritt, mögliche Schulungsverständnisse zu klären.

2.2 Welche Schulungsverständnisse zur Schulung von Diabetikern können voneinander unterschieden werden?

Das Schulungsverständnis beinhaltet die Vorstellung davon, was durch die Schulung von Diabetikern erreicht werden soll bzw. kann. Dies ist von der Rollenzuschreibung zwischen dem Lehrenden (Experten) und dem Klienten, der Vorstellung von der Theorieführung und Gestaltung der Lehr-Lern-Prozesse und dem intendierten Schulungserfolg abhängig. Die Gesamtheit der Einstellungen der Lehrenden zu diesen Punkten bildet dann das Schulungsverständnis des Schulungsteams ab. Bei einem nicht geklärten Schulungsverständnis der Lehrenden untereinander besteht für die Klienten eine hohe Verunsicherungsgefahr, weil hierdurch doppeldeutige Botschaften beim Klienten entstehen können. Zur Vermeidung dieser Irritationen und zur Verbesserung des Schulungserfolges ist die Herstellung eines gemeinsamen Schulungsverständnisses unverzichtbar. Im nächsten Schritt werden deshalb drei mögliche Schulungsverständnisse vorgestellt.

2.2.1 Das normative Schulungsverständnis
2.2.2 Das Schulungsverständnis von der klientenorientierten Selbstbestimmtheit
2.2.3 Das Kontingenz-Kompetenz-Schulungsverständnis

2.2.1 Das normative Schulungsverständnis

Das normative Schulungsverständnis zeichnet sich besonders dadurch aus, dass es einen Experten, den Lehrenden, gibt, der dem Klienten genau sagen kann, was er zu machen und zu unterlassen hat. Sein Gültigkeitsanspruch resultiert aus seinem Fachwissen. Er beansprucht und nimmt einen Expertenstatus ein. Die Kommunikation zwischen Lehrenden und Klienten ist asymmetrisch. Der Lehrende überführt den Klienten in eine Rolle des aktiv Zuhörenden, der die Informationen des Experten aufnehmen, verarbeiten und sich hiernach verhalten sollte. Der Klient hat somit die Möglichkeit, sich den Weisungen gemäß oder abweichend zu verhalten. Normativ ist somit die Verhaltenserwartung des Experten an den Klienten, z. B.: „du musst abnehmen".

In dem Lehr-Lern-Prozess steht die fachlich begründete und aufklärende Informationsvermittlung des Klienten im Zentrum des Geschehens. Hierbei wird davon ausgegangen, dass der Klient, wenn er das Wissen hat, sich entsprechend verhält. Die Wissensvermittlung erscheint unter dieser Perspektive als ein Technologieproblem. Wenn der Lehrende weiß, wie er sein Wissen klientenorientiert und verständlich vermitteln kann, wird der Erfolg sich schon einstellen. Diese lerntheoretische, behavioristische Sichtweise entspricht der lernzielorientierten Didaktik (vgl. Perterßen, 1983, S. 71 ff. und Kron, 1993, S. 102 ff.). Grundlage dieses Modells ist die Vorstellung, dass durch eine zu gestaltende Inputphase der gewünschte Output herstellbar ist. Der Mensch selbst bildet eine black-box und tritt nicht in Erscheinung. Hierbei verkennt dieses Modell die Tatsache, dass das Gelehrte noch nicht gewusst ist und dass das Gelernte noch lange nicht getan wird und des Weiteren, dass Einstellungen und Erkenntnisse nicht lehrbar sind.

Betrachtet man in diesem Zusammenhang z. B. die Aufklärungskampagnen zu Grippeschutzimpfungen oder zu den Vorsorgeuntersuchungen, die auf das „Health-Belief-Modell" (vgl. Bundeszentrale für gesundheitliche Aufklärung, 1996, S. 73 ff. und Leppin, 1994, S. 38 ff.) rückführbar sind, so dienen hier die Informationen dazu, bestimmte gewünschte gesundheitsfördernde Verhaltensweisen in der Bevölkerung zu produzieren. Unverkennbar hierbei ist, dass diese Verhaltensweisen nur kurzfristig für akute Anlässe von den Klienten gezeigt werden müssen. In der Übertragung dieses Modells auf eine langfristig zu bewirkende Verhaltensänderung des Klienten, so wie diese beim Diabetes mellitus augenscheinlich angezeigt ist, muss dieses Modell zu einem sehr hohen Prozentsatz scheitern. Denn neben einer Einsichtigkeit, also dem Wissen von und den Möglichkeiten sich entsprechend verhalten zu können, ist eine dauerhafte Verhaltensänderung vor allem von einer emotionalen Überzeugung, begleitet von einem dringenden Wunsch sich zu verändern, abhängig. Paulus (vgl. Paulus, 1993, S. 263) kommt z. B. zu der Erkenntnis, dass eine dauerhafte Verhaltensänderung die Beachtung mehrerer Ebenen des Menschen umfassen muss. Hiernach ändert ein Individuum sein Verhalten, wenn:

- ihm aus Selbsterkenntnis und Selbstbewusstsein heraus (dies – Anmerkung W. H.) zu tun notwendig erscheint (Bewusstwerdungsmodell);
- es seinen eigentlichen, zentralen Bedürfnissen und Kompetenzen entsprechend tun möchte (Entfaltungsmodell);
- ihm selbst aus eigenem Sinn- und Wertempfinden als sinnvoll erscheint (Sinnfindungsmodell);
- es aufgrund einer organisch empfundenen Erfahrung als richtig empfindet (Erfahrungskongruenzmodell);
- sich ihm aus der Teilhabe an einem umfassenden Bewusstsein als nahe liegend erweist (transpersonales Modell)."

Somit erfordert eine dauerhafte Verhaltensänderung des Klienten nicht nur eine Einstellungsänderung (ja, ich möchte abnehmen), sondern gleichzeitig auch einen intensiven Veränderungswillen, der das Zurückfallen in gewohnte Verhaltensweisen (z. B. die Flasche Bier am Abend) verhindert (vgl. Leppin, 1994, S. 76 ff.).

Faktisch ist somit die informationstheoretische (= lernzielorientierte), normative Einflussnahme auf den Klienten zur Entwicklung dauerhafter Verhaltensänderungen selten erfolgreich, weil elementare Komponenten des menschlichen Handelns nicht genügend berücksichtigt werden (vgl. Bundeszentrale, 1996, S. 75 f.). Darüber hinaus besteht bei dem normativen Schulungsverständnis in der langfristigen Beziehungsgestaltung zwischen dem Experten und dem Klienten die Gefahr der Entwicklung eines erwarteten Erwartungs-Abhängigkeitsverhältnisses, d. h. dass der Klient sein Verhalten an dem ausrichtet, von dem er annimmt, dass sein Gegenüber dies von ihm erwartet. Und so kann es dann zu dem Satz kommen: „aber, ich habe mich wirklich an Ihre Vorschriften gehalten!" Die Beziehung zwischen Klienten und Experten wird hierdurch für beide Parteien künstlich komplex (d. h. jeder überlegt zuerst, was der andere von einem möglicherweise erwartet, und versucht daraufhin zu antworten) und rollenfixiert unpersönlich (d. h. nicht die Person an sich ist bzw. wird gefragt, sondern der Rollenträger, also die Meinung des Experten bzw. des Unmündigen/Unwissenden (vgl. Watzlawick, 1997, S. 21–47).

Zusammenfassend kann das normative Schulungsverständnis als ein informationstheoretisches (= lernzielorientiertes) Modell bezeichnet werden, bei dem davon ausgegangen wird, dass wenn der Experte weiß, wie sich der Klient zukünftig verhalten sollte, er diesen nur mit den entsprechenden Informationen zu füttern braucht, um dies zu erreichen. Ob dieses Schulungsverständnis gemeint ist, wenn in den DDG-Richtlinien von einem lernzielorientierten Curriculum (Richtlinien, 1997, S. 42) gesprochen wird, ist nicht belegbar, weil eine pädagogische Aussage zu der konkreten Ausgestaltung dieses Ansatzes nicht erfolgt. Von daher kann davon ausgegangen werden, dass die DDG zumindest ein normatives Schulungsverständnis nicht ausdrücklich fordert.

2.2.2 Das Schulungsverständnis von der klientenorientierten Selbstbestimmtheit

Ausgehend von der Erkenntnis, dass sich das gesundheitsfördernde Verhalten nur aus der Innerlichkeit eines Individuums entwickeln kann und damit nicht lehrbar ist, wird der Blick auf das Schulungsverständnis von der klientenorientierten Selbstbestimmtheit eröffnet. Dieses Schulungsverständnis stammt aus der amerikanischen Gemeindepsychologie und wird in der einschlägigen Literatur auch als das Empowerment-Konzept (vgl. Blättner, 1994, S. 86 ff.) bezeichnet. Es beschreibt eher eine Entwicklungsgestaltung als denn eine Handlungsanweisung. Kernpunkt dieses Entwicklungsprogramms ist die Umkehrung der Machtverhältnisse zwischen dem Experten und den Klienten. Die Klienten stehen hier im Mittelpunkt des Geschehens und bilden die Akteure. Dieses Prinzip wird am deutlichsten in den sog. Selbsthilfegruppen gelebt. Hierbei versuchen die Betroffenen durch eine Gruppenbildung und die intensive Auseinandersetzung mit dem Problemfeld ihre individuelle und gesamtgesellschaftliche Situation zu verbessern. So genannte Experten, d. h. selber nicht Betroffene, aber professionell Wissende, nehmen hier die Rolle des in bestimmten Punkten Angefragten ein. Ihre Meinung dient nur als ein Mosaikstein im Entscheidungsfindungsprozess der Gruppe. Der Lehr-Lern-Prozess wird bei dem klientenorientierten Selbstbestimmungsverständnis alleine von der Gruppe bestimmt. Hierbei versucht die Gruppe, sich selber zu helfen und ihre Situation selbsttätig zu verbessern. Voraussetzung hierfür ist, dass sich die Mitglieder freiwillig zusammenfinden und sich eigenständig organisieren. Hierbei kann der professionelle Experte als Initiator fungieren, muss sich danach aber wieder zurücknehmen oder gar herausziehen.

In der Konsequenz eines klientenorientierten Selbstbestimmungs-Schulungsverständnisses (Empowerment-Konzepts) hat das Schulungsteam den Betroffenen einen Raum zur Gruppenfindung und die Materialien zur Gestaltung ihres Gruppenprozesses zur Verfügung zu stellen und ggf. für Anfragen zur Verfügung zu stehen. Dies steht aber in einem diametralen Gegensatz zu den Richtlinien der DDG. Diese beinhalten ja, dass ein geordneter Lehr-Lern-Prozess zur Therapieoptimierung stattfinden soll. Hieraus folgt, dass das Empowerment-Konzept nur eine der Schulung nach- bzw. vorgeschaltete (und somit begleitende) Konzeption ist. Diese Form, die eine formal-inhaltliche Kooperation zwischen Schulungsteam und regionalen Selbsthilfegruppen beinhaltet, ermöglicht somit die Chance einer kontinuierlichen Verbesserung des Gesundheitshandelns einzelner Personen und Gruppen im Umgang (biographisch, als auch in der Bewältigung der Alltagsaufgaben, vgl. Corbin, Strauss, 1993) mit den Folgen von Chronizität und den sozialen Problemstellungen der Betroffenen in unserer Gesellschaft (am Arbeitsplatz, in der Schule, mit Krankenkassen etc.).

Bezogen auf den einzelnen Erkrankten kann das Empowerment-Konzept dahingehend ausgelegt werden, dass der Klient die Fähigkeiten besitzt bzw. erlernen sollte, sich, ohne Fremdhilfe bedienen zu müssen, sein Leben mit dem Diabetes selbständig zu gestalten. Dieses zweite Verständnis von Empowerment war wohl der Hauptgedanke der DDG, als sie den Begriff des Empowerments (vgl. Richtlinien, 1997, S. 28 u. 42) eingeklammert in ihren Richtlinien erwähnten. Dieser Ansatz leitet nahtlos in das Kontingenz-Kompetenz-Schulungsverständnis über.

2.2.3 Das Kontingenz-Kompetenz-Schulungsverständnis

Der Begriff „Kontingenz" stammt aus der Systemtheorie und bedeutet, dass eine Vielzahl von Verhaltensweisen in Bezug auf ein Ereignis möglich, aber auch, dass einige Verhaltensweisen ausgeschlossen sind. Wenn z. B. davon gesprochen wird, dass man zum Metzger einkaufen gehen möchte, weiß man nicht, welche konkreten Wurst- und Fleischwaren eingeholt werden, aber man weiß auch, dass keine Elektroartikel, Kosmetika etc. besorgt werden. Der Leitgedanke der Kontingenz „sich auf einem Kontinuum der Möglichkeiten verschiedenartig verhalten zu können" schließt eine normierte Verhaltenserwartung (des Experten) aus. Für das Schulungsverständnis von Diabetikern heißt dies, dass dem Klienten ein Spektrum von Möglichkeiten, sich zu verhalten, eröffnet werden muss. Hierdurch erhält er die Chance, neue Verhaltensweisen kennen zu lernen und sich vor dem Hintergrund seiner Lebenssituation/Lebensweise für eine Möglichkeit (kognitiv, emotional und sozial zumutbar) zu entscheiden, selbst unter der Prämisse, dass er seine Situation nicht verändern möchte. Dieser Entscheidungs- und Handlungsvorgang, sich so und nicht anders zu verhalten, bedarf einer Kompetenzbildung. Kompetentes Handeln heißt, sich für das eine und gegen das andere, nach einem Auseinandersetzungsprozess über die Vor- und Nachteile, bewusst zu entscheiden. Von daher wird auch der Begriff Kontingenz-Kompetenz-Schulungsverständnis abgeleitet. Hierbei stehen mögliche Handlungsweisen eines Menschen zur Erhaltung der individuellen Stabilität im Vordergrund, d. h. man fragt nicht nach den Defiziten, sondern nach seinen Handlungsmöglichkeiten, die, nach seiner Meinung und Empfindung, zu einer verbesserten Lebensweise und Lebenssituation beitragen können.

Eine Kompetenzanbahnung zur kompetenten eigenbestimmten Gestaltung der Lebensführung, die evtl. mit einer dauerhaften Verhaltensänderung einhergeht, erfordert unter Respektierung des Mehrebenen-Modells nach Paulus (siehe Punkt 2.2.1.) einige zentrale Voraussetzungen:

a) das Zutrauen dem Klienten gegenüber, eigene Entscheidungen treffen zu können;
b) den Aufbau einer kongruenten und wertschätzenden Beziehungsgestaltung[3], d. h. der Klient kann ohne Furcht vor Sanktionen seine Meinung, Empfindung und Einschätzungen aufrichtig äußern;
c) eine klientenanschlussfähige Präsentation der Schulungsinhalte, d. h. die Umarbeitung der Fachinhalte vor dem Hintergrund der Denk-, Empfindungs- und Handlungsfähigkeit, -möglichkeit, -bereitschaft des Klienten, so dass er weiß und spürt, was das Thema mit seinem möglichen zukünftigen Verhalten/Leben zu tun hat;
d) die Bearbeitung vieler Möglichkeiten von Verhaltensweisen zur Gesundheitsförderung, damit er alternative Bewältigungsstrategien spezieller Situationen kennen lernt;
e) den Aufbau eines Betrachtungswinkels auf die Verhaltensmöglichkeiten des Klienten und nicht auf seine „Defizite" (vgl. Bundeszentrale, 1996, S. 96 ff. und Blättner, 1994, S. 70 ff.), d. h. was will und kann der Klient vor dem Hintergrund seiner Lebensgestaltung leisten.

Unter diesen Voraussetzungen nimmt der lehrende Experte den zu schulenden Klienten als mündigen Menschen mit all seinen Verstrickungen und Widersprüchlichkeiten wahr, führt eine symmetrische Kommunikation durch, verzichtet auf Patent-Ratschläge und entwickelt mit den Klienten eine Angebotspalette möglicher Verhaltensweisen, ohne eine hiervon zu präferieren. Zentral ist somit im Kontingenz-Kompetenz-Schulungsverständnis das, was der Klient zu seiner Gesunderhaltung tun kann und will. Die theoretische Grundlage eines solchen Schulungsverhaltens stellt das salutogenetische Modell dar. Es ist heute das wohl einflussreichste Modell der modernen Medizinsoziologie und Gesundheitspsychologie und wurde von Antonovsky begründet. Hierbei treten die vorhandenen Defizite in den Hintergrund und die Frage nach den möglichen Verhaltensweisen zur Förderung der Gesundheit in den Vordergrund. Dies könnte z. B. für die Ernährungsstunde bedeuten, dass nicht die Übergewichtigkeit und die Gewichtsabnahme im Vordergrund steht, sondern die Frage, wie ernähren sie sich und wie kann das Genussvolle gefördert und dabei das Gewicht gehalten werden (vgl. die Anmerkungen von Marcus Siebolds zur Adipositologie in diesem Buch). Durch die Betrachtung der vielfältigen Möglichkeiten sich zu verhalten, wird der Lehr-Lern-Prozess zu einem Ermöglichungsverfahren, sich neu zu bestimmen. Damit wird von einer Belehrbarkeit im Sinne von „Wissen gleich Tun" und „Verhalten ist herstellbar" Abstand genommen und eher das Modell der geisteswissenschaftlichen Bildung zugrunde gelegt. Durch die Präsentation von gehaltvollen Inhalten wird dem Individuum hierbei einerseits etwas deutlich, verständlich und andererseits liegt es an ihm, sich seine Welt

---
3 Vgl. personenzentrierte Beziehungskonzepte, z. B. nach Rogers

zu gestalten und sich in ihr zu verhalten (Selbstbestimmungsfähigkeit; vgl. Klafki, 1991, S. 15–40). Aus dieser individuellen Gestaltungsverantwortung kann der Klient nicht entlastet werden. Der Lehrende hingegen ist für die Gestaltung des gehaltvollen Lehr-Lern-Angebotes im Sinne der Kontingenz-Kompetenzentwicklung verantwortlich.

Fazit zu den Schulungsverständnissen:

Die Klärung des Schulungsverständnisses in einer Behandlungseinrichtung ist der erste Schritt zur Entwicklung eines Curriculums. Dieses kann nicht verordnet, sondern nur über Kommunikation der am Schulungsprozess beteiligten Personen entwickelt werden. Hierbei ist zur Herstellung einer Orientierungsfähigkeit darauf zu achten, dass die Positionen zum Rollenverständnis der beteiligten Personen, zum Bildungsverständnis und zum beabsichtigten Schulungserfolg klar und unmissverständlich erarbeitet und formuliert werden. Gelingt dies nicht, entsteht ein nichts sagender und nicht handlungsleitender Papiertiger. Hierdurch verpasst sich die Einrichtung ein Profil, ein Corporate-Identidy, das als Handlungsregulativ und Sicherheitsfunktion nach Innen und als Markenzeichen nach Außen wirkt (vgl. Gärtner, 1994, S. 138 ff.).

Bevor auf die Erstellung eines Curriculums eingegangen werden kann, sollten zunächst zwei Fragen beantwortet werden:

– Was ist ein Curriculum und welche Funktion hat es im Schulungsprozess?
– Welche Personen sollten an der Curriculumerstellung beteiligt werden?

2.3 Was ist ein Curriculum und welche Funktion hat es im Schulungsprozess?

Das Curriculum ist, wenn es erstellt worden ist, ein Schriftstück und beinhaltet Aussagen über die Gestaltung einer Schulungswoche. Hierbei wird die Schulungswoche in Lehr-Lern-Sequenzen unterteilt und so aufeinander bezogen, dass das generelle Schulungsziel erreichbar erscheint. Die einzelnen Lehr-Lern-Sequenzen werden dann mit einer Zielvorgabe, einer näheren inhaltlichen Bestimmung, einer Zeitvorgabe und ggf. mit einer Methoden- und Medienanregung ausstaffiert (vgl. Kaiser, 1981, S. 240 ff. und Kron, 1993, S. 293 ff.).

Der einzelne Lehrende gebraucht dieses Exemplar als Informationsquelle zur Gestaltung seines Stundenentwurfs und somit als Planungshilfsinstrument. Zunächst muss der Lehrende die schriftliche Informationsquelle Curriculum decodieren, d.h. in seine Denk- und Verstehensleistung überführen (s. Abb. 1) und kann dann erst seine Schulungsstunde planen (vgl. in diesem Buch: W. Heffels, Didaktische Überlegungen zur Gestaltung einer Diabetiker-Schulungsstunde). Die Planung einer Schulungsstunde umfasst somit zwei Transformationsschritte, das Verstehen des Curriculums und die Passung zwischen dem verstandenen decodierten Curriculum und der konkreten Stundeninhalte (vgl. Kron, 1993, S. 320 ff.). Somit ist das Curriculum zwar eine Struktur- und Planungshilfe für jeden Lehrenden, aber die Umsetzung des Curriculumgedankens in konkretes Schulungshandeln ist durch die Transformationsleistungserbringung der Lehrenden nicht gesichert. Zur Reduktion der

Transformationsverzerrung dient zuallererst das Schulungsverständnis, das dem Curriculum voranzustellen ist. Des Weiteren könnten die Lehrenden ihre Stundenkonzeptionen im Schulungsteam (sog. Stundenwerkstatt) zur Disposition stellen (= Teamexploration). Hierdurch können drei Effekte genutzt werden: Erstens, die am Prozess beteiligten Personen kennen die konkreten Inhalte aller Kollegen und nicht nur die Themen der Stunden. Hierdurch sind Verweisungsmöglichkeiten und Synergiegewinne herstellbar. Zweitens, dadurch dass mehrere Personen einen Blick auf die Stundenkonzeption werfen, kann eine vielschichtigere und umfassendere Beleuchtung des Themas entwickelt werden, wie dies bei nur einem denkenden Menschen möglich ist. Drittens kann diese inhaltliche Auseinandersetzung zu einem vertieften Teamverständnis und Anwendungshilfe zur Umsetzung des Schulungsverständnisses (vor allem bei einem Newcomer) dienen.

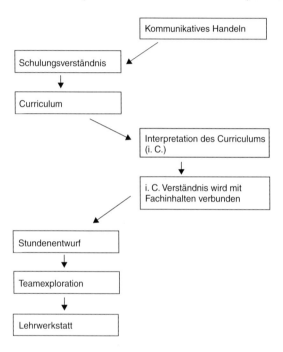

Abbildung 1: Prozessbeschreibung der Entwicklung einer Stundenkonzeption

2.4 Wer sollte an der Curriculumentwicklung beteiligt werden?

Die Curriculumentwicklung stellt einen Vorgang zwischen Personen dar, dessen Ziel es ist, einen in systematischer Weise vorgedachten Schulungsverlauf schriftlich so zu strukturieren und zu formulieren, dass das gewünschte Schulungsverständnis realisierbar erscheint. Aber welche Personen und Berufsgruppen sollten hieran mitwirken und somit die Curriculumkommission bilden?

Grundsätzlich ist davon auszugehen, dass alle an der Schulung beteiligten Personen hieran mitwirken sollten. Jedoch stellt sich dann die Frage, wie viele Personen ein solcher Kreis umfassen würde und ob in diesem Kreis noch effektiv gearbeitet werden kann. Betrachtet man ein hospitalisiertes Schulungsverfahren, dann können die Akteure in zwei Felder eingeteilt werden. Im zentralen Kreis (siehe Abbildung 2) sind die Personen und Berufgruppen vertreten, die die Schulungsstunden gewährleisten, also die Lehrenden. Hierneben sind die Beteiligten selbst, also die Diabetiker, auch sinnvoller Weise in irgendeiner Form in diese Kommission zu integrieren (z. B. durch ein Mitglied einer regionalen Selbsthilfeorganisation und/oder engagierte ehemalige Schulungsteilnehmer).

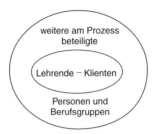

Abbildung 2: Schulungszirkel

Im äußeren Schulungszirkel sind die Personen und Berufsgruppen vertreten, die indirekt am Schulungsprozess beteiligt sind, wie z. B. Krankenschwestern und Krankenpfleger. Wenn diese auch keinen direkten Schulungsauftrag haben, so verstärken, ergänzen und vertiefen (oder im negativen Sinne - hemmen) sie doch den Schulungsprozess. Insofern sollte als Mindestnorm, vor allem aufgrund der Realisierbarkeit des Curriculums in fest gefügten organisationellen Kontexten gelten, dass mindestens von jeder Berufsgruppe der direkt und indirekt beteiligten Personen einer, als Stellvertreter für alle anderen, integriert wird. In der Stellvertreterfunktion haben diese Personen dann die Funktion, ihre Berufsgruppe mit ihrem Fachwissen in der Curriculumkommission zu vertreten und anderseits Teilergebnisse bzw. konkrete Fragestellungen innerhalb ihrer Berufsgruppe zu thematisieren.

2.5 Wie erstellt man ein Curriculum?

Ausgehend von den drei oben dargestellten Schulungsverständnissen kann die Erstellung und Formulierung eines Curriculums völlig unterschiedlich aussehen.

Bei dem normierten Schulungsverständnis, dessen Grundlage die fachwissenschaftliche Informationsvermittlung darstellt, kann davon ausgegangen werden, dass die jeweiligen Fachvertreter ihre unverzichtbaren Inhalte benennen und ggf. mit den Anwesenden diskutieren. In einem weiteren Schritt müssten dann die Inhalte auf die vorhandenen Zeitbudgets verteilt und in eine sachlogische Reihe aufeinander bezogen werden (z. B.: Montagvormittag – Begrüßung durch den Stationsarzt und Was ist Diabetes, Montagnachmittag – Stoffwechsel-Selbstkontrolle usw.). Diese Themen können dann noch in einer Fleißarbeit mit

Zielen und Methodenanmerkungen veredelt werden. Steuerungsrelevant für den Lehrenden sind jedoch nur die Themenangabe und das vorhandene Zeitkontingent. Das Curriculum steuert somit nur die Themenvorgabe und nicht das Lehrgeschehen. Damit erhält das Curriculum den Charakter einer administrativen Notwendigkeit. Denn, hätte die DDG kein Curriculum gefordert, wäre es auch nicht (unbedingt) erforderlich.

Die Curriculumentwicklung für ein klientenorientiertes Selbstbestimmungs-Schulungsverständnis würde bedeuten, dass es drei Elemente enthalten würde: a) die Gruppe ist über ihre selbstverantwortliche Gestaltung der Schulungswoche aufgeklärt; b) Hinweise zur Eigenorganisation sind auf Wunsch der Gruppe zu geben und c) die Initiatoren gewährleisten, dass sie der Gruppe einen Raum, genügend Lehrmaterial (Bücher, Übungsmaterial) zur Verfügung stellen und sie als Ansprechpartner für spezielle Fragen der Gruppe zur Verfügung stehen.

Da diese Vorgehensweise aber nicht mit den DDG-Richtlinien kompatibel sind, braucht dieses Verfahren auch hier nicht weiter problematisiert zu werden. Denn die Etablierung einer Selbsthilfegruppe kann nicht die Aufgabe einer Diabetikerschulungsveranstaltung sein, wohl aber die Unterstützung von und eine kooperative Zusammenarbeit mit Selbsthilfegruppen.

Das Kontingenz-Kompetenz-Schulungsverständnis erfordert eine gegenüber den beiden vorgenannten Konzeptionen gänzlich andere Herangehensweise. Faktisch steht hierbei nicht das Fachwissen einzelner Disziplinen im Vordergrund, sondern die von Diabetikern zu bewältigenden realen Alltagssituationen. Hieraus lassen sich zwei unterschiedliche und miteinander in Beziehung zu bringende Elemente ableiten. Einerseits müssen die elementaren bzw. exemplarischen Alltagssituationen, die von Diabetikern zu bewältigen sind, eruiert und andererseits darauf untersucht werden, welche konkreten Kompetenzen zur ihrer Bewältigung benötigt werden. Dieser komplexe Vorgang soll nun kurz erläutert werden.

Saul R. Robinsohn (vgl. Robinsohn, 1975, S. 45 ff.) geht davon aus, dass es bei der Curriculumerstellung darum geht, bedeutsame Lebenssituationen ausfindig zu machen, sie so zu analysieren, dass die zur Bewerkstelligung dieser Situation notwendigen Qualifikationen (= Kompetenzen) offenkundig werden. In weiteren Schritten müssen dann die Inhalte bestimmt werden, die für die entsprechende Kompetenzentwicklung notwendig sind. Diese auf konkrete Verwendungssituationen zu beziehende Modellvorstellung bedarf zunächst der Klärung des Situationsbegriffes und der Bestimmung der benötigten Kompetenzen.

„Situationen", so schreibt A. Kaiser, „sind Orte, an denen menschliche Handlungsfähigkeit gefordert ist, an denen sie sich äußert, an denen sie sich bewährt oder scheitern kann" (vgl. Kaiser, 1985, S. 35). Die Grundmomente einer Situation sind damit die Situationserkennung, das Handeln an sich, der Zweck der Handlung und der Ortsbezug. Plastisch kann dies am Beispiel der Hypoglykämie dargestellt werden. Im Krankenhaus (Ortsbezug) muss der Diabetiker merken, dass er eine Hypoglykämie entwickelt (= Situationserkennung) und dann das Pflegepersonal verständigen (die konkrete Handlung), dass dann alles weitere veranlasst (Zweck der Handlung, damit die Hypo. verschwindet). An einem anderen Ort (z. B. zu Hause), sind andere Handlungsschemata gefordert, um die Situationen der Hypoglykämie (z. B. beim Sport, beim Liebesakt oder am Arbeitsplatz) zur Herstellung des

Handlungszwecks (Beseitigung der Hypoglykämie) zu erreichen. Die hierfür benötigten Kompetenzen können unterschiedlich sein und reichen von der Eigenbefähigung bis hin zur Fremdbefähigung nächster Angehöriger oder der Installierung einer Notrufanlage. Somit könnte das Kontingenz- Kompetenzraster für die Situationsbewältigung einer Hypoglykämie wie folgt aussehen:

Tabelle 1: Raster zur Bestimmung einer kompetenten Situationsbewältigung

Generelle Situation ist die Hypoglykämie	Kompetenzen: Situationserkennung	Alternative Handlungsschemata
Zweck: Vermeidung und Behandlung der Hypoglykämie Spezifiziert nach dem Ort: – zu Hause/am Tag (alleine lebend oder in einer Gemeinschaft) – zu Hause/in der Nacht – am Arbeitsplatz – usw,	a) zur Vermeidung und b) bei Auftreten der Hypoglykämie	a) zur Vermeidung und b) bei Auftreten der Hypoglykämie

Neben dem Problem der Situationsanalyse und der damit einhergehenden Kompetenzbestimmung besteht die Hauptschwierigkeit darin, die für die Diabetiker bedeutsamsten Situationen, die sie beängstigen und von ihnen zu bewältigen sind, zu bestimmen. Neben den technisch zu meisternden Situationen (Insulineigentherapie, Stoffwechselselbstkontrolle, Fußpflege) treten dann noch weitere Situationen auf, die von Diabetikern gemeistert werden müssen (wie z. B. die neu zu gestaltende Alltagsorganisation, die Auseinandersetzung mit einem neuen Lebensentwurf für sich und in Verbindung mit seinen Sozialpartnern usw). Die Ermittlung, Analyse und Prioritäteneinstufung der für die Diabetiker bedeutsamsten Situationen erfordert eine Beteiligung der betroffenen Personengruppe selbst. Nur sie sind in der Lage, uns zu sagen, welche besonderen Situationen sie fürchten bzw. verunsichern. Von daher ist ein geschlossenes Curriculum, indem die Lehr-Lern-Sequenzen festgelegt sind, unbrauchbar. Das Curriculum muss die Bearbeitung der speziellen Situationskontexte der Gruppe ermöglichen. Von daher ist das Curriculum offen zu formulieren, d. h. die zu lehrenden Situationen können variiert werden, d. h. eine Vielzahl von Situations-Kontexten können angeboten, müssen aber nicht alle gelehrt werden. Die Gruppe der zu schulenden Teilnehmer kann somit Prioritäten setzen.

Unter dieser Perspektive erscheint der Satz in den DDG-Richtlinien „Schulung ist mehr als Wissensvermittlung und technische Unterweisung. Die Betroffenen müssen die Möglichkeit haben, die Therapie so zu gestalten, dass Lebensbedingungen berücksichtigt, Lebensgewohnheiten und persönliche Ziele verwirklicht werden können" (Richtlinien, 1997, S. 41), in einem ganz anderen Licht. Das Curriculum für die Diabetiker-Schulung wird unter dem Kontingenz-Kompetenz-Schulungsverständnis zu einem Strukturangebot an die Lehrenden. In der Planung (vgl. in diesem Buch: Heffels, Didaktische Überlegungen) und Durchführung ihrer Schulungsstunde sollen sie dazu beitragen, dass die Schulungsteilnehmer Hilfestellungen zur kompetenten individuellen Lebenssituationsbewältigung erhalten. Hierbei ist das Hauptaugenmerk darauf gerichtet, was der Betroffene tun kann, um zukünftige Situationen unter Beachtung seiner Lebensbedingungen und seiner Lebensgewohnheiten zu verbessern.[4] Diese Anbahnung einer solchen Selbstbestimmungsfähigkeit, d. h. das kompetente sich so und nicht anders in bestimmten Situationen zu verhalten, soll das Curriculum abbilden. Unter dieser Prämisse stellt das Curriculum keine administrative Notwendigkeit, sondern eine pädagogische Bedeutsamkeit im Sinne einer Stützfunktion für die Lehrenden dar. Der Lehrende erhält eine situationsanalytische Vorgabe mit dem Ziel, gewünschte, gewollte und zu leistende Handlungsschemata zur Bewältigung bestimmter Situationen mit den Schulungsteilnehmern zu erarbeiten. Hierbei ist nicht das spezifische Fachwissen führend, sondern die Verhaltenskomponente zur Situationsbewältigung. Das spezifische Fachwissen steht sozusagen im Hintergrund und dient unter Umständen nur zur Begründung einer Handlungsweise.

2.6 Was erfolgt, nachdem das Curriculum erstellt worden ist?

Nachdem die Curriculumkommission das Curriculum erstellt hat, gibt es noch zwei weitere Meilensteine zu erreichen, die Verständnisherstellung und die Evaluation.

1. Die Verständnisherstellung zwischen allen direkt und indirekt beteiligten Personen am Schulungsprozess und den curricularen Aussagen soll dazu beitragen, dass das Schulungsverständnis in konkretes Handeln der Beteiligten überführt wird. Dies kann bei den direkt beteiligten Personen durch eine einführende informative Dozentenkonferenz erfolgen. Hieran anschließend sollten in einer sog. Lehrwerkstatt die Stundenentwürfe der einzelnen Lehrenden besprochen werden. Beide Instrumente (Dozentenkonferenz und Lehrwerkstatt) fungieren als konkrete Umsetzungshilfen zur Erreichung des Schulungsverständnisses und dem vernetzten Agieren im Schulungsprozess (jeder weiß, was der andere macht). Die indirekt am Prozess Beteiligten bedürfen der Information über die Inhalte, die im Schulungsprozess vermittelt werden. Hierdurch erhalten die indirekt beteiligten Personen die Möglichkeit, den Schulungsprozess zu unterstützen. Diese Informiertheit kann über eine innerbetriebliche Fortbildungsveranstaltung, Informationsschriften, eine Einladung zur Teilnahme an einer Schulungswoche und vielfältige Gesprächsformen (Teambesprechungen auf Station, informelle Gespräche) hergestellt werden.

2. Die kontinuierliche Fortentwicklung des Schulungsangebotes über die Evaluation geht von der Überlegung aus, dass das Curriculum und das konkrete Schulungsangebot einer Prozesshaftigkeit unterliegt. Ein einmal hergestellter Status soll nicht konserviert, sondern

---

4 Vgl. Ottawa-Charta zur Gesundheitsförderung III, 1989. Hierin wird das Handlungskonzept zur Förderung der Gesundheit u. a. durch zwei Sichtweisen gekennzeichnet: a) die Umorientierung von der Verhütung der Krankheit hin zur Förderung von Gesundheit und damit zu der Frage, wo und wie Gesundheit hergestellt wird (salutogenetische Perspektive); b) eine Orientierung an Kompetenzen, Schutzfaktoren und Ressourcen (statt an Risiken und Defiziten wie bei der Prävention von Krankheiten). Hierbei stellen die Lebenswelt- und Alltagsorientierung und der Prozesscharakter der Gesundheitsförderung zwei wesentliche Elemente/Prinzipien der Gesundheitsförderung dar.

durch neuere Erkenntnisse verbessert werden. Hierbei soll das, was sich als bewährt herausgestellt hat und was sich nicht bewährt hat, verändert werden. Grundlage für die Herbeiführung dieser Veränderungen sind die Evaluationsergebnisse. Neben dem Evaluationsverfahren, das von der DDG gefordert wird, sollten noch weitere Erhebungen (vor allem bei dem Kontingenz-Schulungsverständnis) stattfinden. Sie dienen dazu, herauszufinden, ob die Veranstaltungen für die Schulungsteilnehmer verständlich waren, ob sie konkrete Hilfen zur Alltagsbewältigung erfahren, wie sie die Schulungsatmosphäre empfunden haben und ob noch andere Situationen oder weitere Themen hätten besprochen werden sollen. Diese Abfrage kann auf freiwilliger Basis von allen Schulungsteilnehmern nach Abschluss der Schulungswoche stattfinden. Darüber hinaus sollte nach einem Zufallsprinzip und nur bei einem geringen Prozentsatz der Schulungsteilnehmer ein halbes bis ein Jahr später eine weitere Abfrage erfolgen. Hierbei könnten durch Fragen nach der rückschauenden Beurteilung der Schulung und den zu bewältigenden Alltagssituationen, in denen sie sich noch unsicher fühlten, weitere Anregungen zur verbesserten Schulungsgestaltung ermittelt werden. Diese standardisierten Fragebögen sollten kontinuierlich ausgewertet und ihre Ergebnisse in der Curriculumkommission besprochen werden. Die Gesamtheit dieser systematisierten Feed-backs kann zu einer sukzessiven Verbesserung des Schulungsprogramms beitragen.

2.7 Resümee

Die DDG-Richtlinien zur Diabetikerschulung stellen einen wichtigen Meilenstein in der Behandlung und zur sekundären Prävention von des an Diabetes mellitus Erkrankten dar. Schulungen unterliegen hiernach einer bestimmten strukturellen Mindestnorm. Die Ausgestaltung des Schulungsprozesses und der Zielrichtung werden in diesen Richtlinien nur tendenziell angedeutet und eröffnen somit den Behandlungseinrichtungen einen sinnvollen Spielraum.

In Anlehnung an die allgemeinen Erkenntnisse einer modernen Organisationsentwicklung und der curriculumtheoretischen Vorstellungen wurde der Weg zur Entwicklung eines Schulungscurriculums und dessen Revision in einer flussdiagrammähnlichen Reihenfolge dargestellt. Hierin wurde zunächst die Bildung eines gemeinsamen Schulungsverständnisses, die Bildung einer Curriculumkommission, die Einführung des Curriculums, die Bildung einer Stundenwerkstatt und die Überprüfung des Schulungserfolges und damit des Curriculums systematisch besprochen.

Der Kernpunkt, um den es bei der Curriculumarbeit geht, ist der, ob das Curriculum nur als ein Strukturerfüllungsinstrument dient, oder ob hierdurch das Schulungshandeln in eine bestimmte Richtung beeinflusst werden soll.

Als Strukturerfüllungsinstrument, d. h. als administrative Notwendigkeit zur Erfüllung der DDG-Richtlinien, sollte diesem Instrument nicht viel Arbeitszeit gewidmet werden, weil das Schulungshandeln hierbei nur durch die Themen- und Zeitvorgabe der einzelnen Schulungsstunde im Curriculum gesteuert wird. Die konkreten Schulungsinhalte, die Ziele der einzelnen Stunden und vor allem das Schulungsverständnis wird bei dem normativen

Ansatz durch das Curriculum nicht berührt, so dass hierbei von einem gesteuerten Befähigungsprozess der Schulungsteilnehmer nicht grundsätzlich ausgegangen werden kann.

Soll jedoch die Diabetikerschulung eine Befähigung der Teilnehmer zur besseren, d. h. Lebensqualität erhaltenden und präventiven Bewältigung ihres Alltagslebens führen, wird das Curriculum zu einem bedeutsamen, den Schulungsprozess fördernden Instrument. Hierbei wurde davon ausgegangen, dass neben der Entwicklung eines definierten Kontingenz-Kompetenz-Schulungsverständnisses eine Curriculumkommission etabliert werden muss. Sie erstellt, implementiert und revidiert das Curriculum. Ergänzend zum Curriculum wurden noch weitere Strategien zur Sicherstellung der Umsetzung des Bildungsauftrages als notwendig thematisiert: die Stundenwerkstatt und die Informationssicherstellung der indirekt am Schulungsprozess beteiligten Personen.

Die Diabetikerschulung erfordert grundsätzlich eine andere professionelle Handlungslogik als eine reine körperbezogene Behandlung eines chronisch Erkrankten. Im Zentrum steht hierbei nicht das stellvertretende Handeln, ich bin Experte und weiß was für dich gut ist, sondern die Befähigung anderer Menschen zum dauerhaften Gesundheitshandeln. Dieses Agieren basiert darauf, dass mit dem Einzelnen und der Gruppe annehmbare Handlungsstrategien zur Alltagsbewältigung entwickelt werden müssen, d. h. dass das Entwickeln und Fördern individuell vorhandener Ressourcen die Grundkategorie des pädagogisch professionellen Handelns darstellt. Ein derartiges Handeln der Lehrenden bedarf daher einer besonderen Befähigung.

Vor diesem jetzt dargestellten Gesamthintergrund scheinen die Notwendigkeit der Entwicklung einer institutionalisierten Schulungskonzeption und die Qualifizierung der Schulenden die wesentlichsten Grundvoraussetzungen für ein erfolgreiches Schulungshandeln zu sein. Die Gewährleistung dieser Grundgrößen zur Aufgabenbewältigung erfordert darüber hinaus die Bereitstellung der notwendigen Strukturmerkmale von Seiten des Trägers einer solchen Behandlungseinrichtung (wie z. B. Freistellung von Arbeitszeiten für die Schulungsvorbereitung, Konzeptionsentwicklung usw.). Hier sollte gelten, wer ein Schulungszentrum haben möchte, muss den Prozessgestaltern auch die Strukturen für eine qualifizierte Arbeit sicherstellen.

Literatur

Blättner, B.: Gesundheitsförderung und Gesundheitsbildung – aktueller Stand der Diskussion – Literaturrecherche zur Vorbereitung des Kongresses „anders leben lernen" vom 13-16. November 1994; in: Die Volkshochschulen (Hrsg.): Beiträge der Erwachsenenbildung zur Gesundheitsförderung; dgw M. Klaibor, Hamburg 1994, S. 86 ff.

Bundeszentrale für gesundheitliche Aufklärung (Hrsg.): Leitbegriffe der Gesundheitsförderung; Peter Sabo Verlag, Schwabenheim a. d. Selz, 1996

Corbin, J. M.; A. L. Strauss: Weiterleben lernen, Chronisch Kranke in der Familie; Piper-Verlag, München 1993

Gärtner, H. W.: Zwischen Management und Nächstenliebe, zur Identität des kirchlichen Krankenhauses; Matthias-Grünewald-Verlag, Mainz 1994

Kaiser, A.; R. Kaiser: Studienbuch Pädagogik; Verlag Athenäum, 1981

Kaiser, A.: Sinn und Situation – Grundlinien einer Didaktik der Erwachsenenbildung; Klinkhardt-Verlag, Bad Heilbrunn/Obb. 1985

Klafki, W.: Neue Studien zur Bildungstheorie und Didaktik; Beltz Verlag, Weinheim und Basel 1991

Kron, F. W.: Grundwissen Didaktik; Ernst Reinhardt Verlag, München–Basel 1993
Leppin, A.: Bedingungen des Gesundheitsverhaltens – Risikowahrnehmung und persönliche Ressourcen; Juventa Verlag, Weinheim und München 1994
Mühlum, A.; S. Bartholomeyczik; E. Göpel: Sozialwissenschaft, Pflegewissenschaft, Gesundheitswissenschaft; Lambertus Verlag, Freiburg i. B. 1997
Oelkers, J.: System, Subjekt und Erziehung; in: Oelkers, J. und H. E. Tenorth (Hrsg.): Pädagogik, Erziehungswissenschaft und Systemtheorie; Beltz Verlag, Weinheim und Basel 1987
Ottawa-Charta zur Gesundheitsförderung III; in: 40 Jahre Gesundheitserziehung in der Bundesrepublik Deutschland: Rückblick – Ausblick – Perspektiven; Bundesvereinigung für Gesundheitserziehung e. V. (Hrsg.), Bonn 1989
Paulus, P.: Selbstverwirklichung und psychische Gesundheit; Göttingen 1993
Peterßen, W. H.: Lehrbuch der allgemeinen Didaktik; Ehrenwirth-Verlag, München 1983
Richtlinien der Deutschen Diabetiker-Gesellschaft; in: Diabetologie Information 1 (1997) 38-45
Robinsohn, S. B.: Bildungsreform als Revision des Curriculums, 5. Auflage; Luchterhand-Verlag, 1975
Schreyögg, G.: Organisation, Grundlagen moderner Organisationsgestaltung; Verlag Gabler, Wiesbaden 1996
Watzlawick, P.: In Systemen denken, handeln und behandeln, Theoretische Grundlagen der systemischen Therapie; in: Hesse, J. (Hrsg.): Systemisch-lösungsorientierte Kurztherapie; Vandenhoeck & Ruprecht, Göttingen 1997